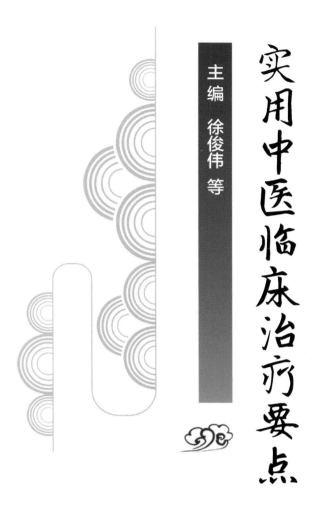

主编 徐俊伟 等

# 实用中医临床治疗要点

U0194892

河南大学出版社
HENAN UNIVERSITY PRESS

·郑州·

**图书在版编目（CIP）数据**

实用中医临床治疗要点 / 徐俊伟等主编 . — 郑州：
河南大学出版社 , 2021.3
ISBN 978-7-5649-4016-4

Ⅰ . ①实… Ⅱ . ①徐… Ⅲ . ①中医治疗法 Ⅳ .
① R242

中国版本图书馆 CIP 数据核字 (2021) 第 050173 号

**责任编辑：** 孙增科
**责任校对：** 聂会佳
**封面设计：** 陈盛杰

---

**出版发行：** 河南大学出版社

地址：郑州市郑东新区商务外环中华大厦 2401 号
邮编：450046
电话：0371-86059750（高等教育与职业教育出版分社）
　　　0371-86059701（营销部）
网址：hupress.henu.edu.cn

**印　刷：** 广东虎彩云印刷有限公司
**版　次：** 2021 年 3 月第 1 版
**印　次：** 2021 年 3 月第 1 次印刷
**开　本：** 880mm × 1230mm　1/16
**印　张：** 12.75
**字　数：** 413 千字
**定　价：** 76.00 元

---

# 编 委 会

# 前　言

中医学作为人类自然科学和社会科学的结晶，它更倾向于生物学和人类生命的科学，同时也是一门研究人体生理、病理，以及疾病的诊断、防治、保健的学科。它传承着中华民族几千年的文化和历史，是中华民族传统医学瑰丽的宝藏和民族人文学科的丰碑。中医学是在古代朴素的唯物论和自发的辩证法思想指导下，通过长期实践，逐步发展形成的独特的医学理论体系。在科学技术高速发展的现代社会，人们的思想观念和生活方式都发生了很大的改变，中医药学的发展同样需要不断自我完善才能与时俱进。因此，了解和掌握中医学的基础知识和临床诊疗技能，无疑可以丰富临床诊疗手段，提高临床疗效。为此，我们总结了历代中医发展的精粹和当代科研新成果，编写了此书。

本书首先介绍了中医学哲学与生理观、中医病因病机与辨证，以及诊法等方面的知识；接着展开了肺系疾病、心脑疾病、肝胆疾病，以及脾胃疾病的论述；最后介绍了泌尿系统疾病、甲状腺及甲状旁腺疾病、肾上腺疾病，以及针灸推拿科常见疾病与治疗。本书内容丰富，通俗易懂，具有很强的实用性和可操作性，适合广大基层中医工作者以及中医学在校学生阅读。

由于编写内容涉及专业知识较多，尽管我们在编写的过程中反复校对、多次审核，但书中难免有不足之处，望各位读者不吝赐教，提出宝贵意见，以便再版时改正。

编　者

2020 年 12 月

# 目 录

# 第一章　中医学哲学与生理观

　　哲学是人们通过对各种自然和社会知识的概括和总结，而升华成为关于一般运动规律的理性认识。阴阳五行学说是我国古代哲学思想的一部分，也是对中医学影响最为深刻的唯物论和辩证法思想之一。学习中医学首先要理解和掌握这些哲学思想的基本内涵。

　　阴阳五行学说是阴阳学说和五行学说的合称。就其产生的年代而言，阴阳在前，五行在后。至春秋战国时期，两种理论日趋成熟并被逐渐相提并论，统称为阴阳五行学说。

　　我国古代医学家在长期医疗实践中，将阴阳五行学说运用于医学领域，借以阐述人体的生理功能和病理变化，并用以指导临床的诊断、治疗、养生和健体，使其成为中医学理论体系的一个重要组成部分。它对中医学理论体系的形成和发展有着深远的影响。

## 第一节　阴阳学说

　　阴阳，是中国古代哲学的基本范畴。阴阳学说认为：世界是物质的，物质世界是在阴、阳二气的相互作用下滋生、发展和变化着的。《素问·阴阳应象大论》中说："清阳为天，浊阴为地；地气上为云，天气下为雨。"宇宙间一切事物都包含着相互对立的阴和阳两个方面，而宇宙间一切事物的发生、发展和变化，都是阴与阳对立统一、矛盾运动的结果。所以，《素问·阴阳应象大论》说："阴阳者，天地之道也，万物之纲纪，变化之父母，生杀之本始，神明之府也。"认识世界的关键在于分析既相互对立，又相互统一、相反相成的两种势力，即阴与阳之间的相互关系及其变化规律。

　　阴阳学说作为中国古代哲学思想，渗透到中医学的各个领域，影响着中医学的形成和发展，指导着临床医疗实践，成为中医的理论支柱而贯穿于中医学的生理、病理、诊断、治疗，以及中药、方剂学等各个方面。

### 一、阴阳学说的主要内容

#### （一）基本概念

　　阴阳，是对自然界相互关联的某些事物和现象对立双方的概括。它既可以代表两个相互对立的事物，也可以代表同一事物内部所存在的相互对立的两个方面。

　　阴阳的原始含义是指日光的向背。向日为阳，背日为阴。由于阳为向日，即山阜朝向太阳，意味着山的南面阳光普照，温暖明亮；而由于阴为背日，即山阜背向太阳，意味着山的北面月光清澈，寒冷阴暗。

　　古人在长期生活实践中，注意到自然界存在许多既密切相关，又属性相对的事物或现象，如寒与热、明与暗、动与静等。其中，最明显的就是由于向日与背日而使事物或现象具有性质迥异的特点，因此，萌生了"阴"与"阳"的初始概念。其中，"阳"指向日所具有的特点，"阴"则是从背日所具有的特点中抽象而出的。

"阴阳者，有名而无形。"（《灵枢·阴阳系日月》）可见，虽有"阴阳"这一确定的名称和含义，但它们并不专指某些具体事物或现象，而是用来分析、认识多种事物或现象的特点及其相互关系的。因此，阴阳是既抽象又规定了具体属性的哲学范畴。

我们要用哲学的眼光，分析事物的阴阳关系，注意以下三方面的因素：①阴阳的普遍性，自然界万事万物间都存在阴阳关系；②阴阳的相关性，用阴阳分析事物或现象，应该是在同一范畴内来讨论；③阴阳的相对性；各种事物或现象的阴阳属性不是绝对的、一成不变的，在一定条件下是可以相互转化的。

**（二）阴阳的属性特征**

古人从"向日""背日"这一原始的阴阳含义展开，通过取类比象，进一步推衍、引申，把具有与"向日"特征相类似的事物或现象皆归属于"阳"；而把与之相反的事物或现象都归属于"阴"。如：以天地而言，天为阳，地为阴；以水火而言，水为阴，火为阳；以动静而言，静者为阴，动者为阳；以气温而言，炎热为阳，寒冷为阴；以人体的生命状态而言，具有推动、温煦、兴奋等作用及相应特征的为阳，具有凝聚、滋润、抑制等作用及相应特征的为阴。

可见，阴阳并不局限于某一特定的事物。一般可将其概括为：凡是运动的、外在的、上升的、温热的、明亮的、无形的、兴奋的、功能亢进的属"阳"；凡是相对静止的、内在的、下降的、寒冷的、晦暗的、有形的、抑制的、功能减退的属"阴"。

**（三）阴阳之间的相互关系**

阴阳学说的核心是阐述阴阳之间的相互关系并通过这些关系来认识自然界万物生长、发展和变化的内在机制及规律。阴阳之间的关系是错综复杂的，其主要表现在以下几个方面。

1. 阴阳的对立制约

阴阳的对立制约，古人称之为阴阳相反。具有两层含义：一方面指阴阳属性都是对立的、矛盾的，如上与下、左与右、天与地、动与静、出与入、升与降、昼与夜、明与暗、寒与热、水与火等等；另一方面则是指在相互对立的基础上，阴阳还存在着相互制约的关系，对立的阴阳双方相互抑制，相互约束，表现出阴阳平和、阴强则阳弱、阳胜则阴退等错综复杂的动态联系。以人体的生理功能而言，功能亢奋为阳，功能抑制为阴，两者相互制约，才能维持人体功能的动态平衡。在病理过程中也广泛存在这种相互关系，致病因素和抗病因素相互制约，相互对抗，正弱则邪进，正盛则邪退，邪正之间始终体现出阴阳的对立制约关系。

2. 阴阳的互根互用

阴阳的互根互用关系，古人称为阴阳相成，也具有两层含义：一是指凡阴阳皆相互依存、互为根本的关系，即阴和阳的任何一方都不能脱离对方而单独存在，阴阳双方互为另一方存在的前提条件。如热为阳，寒为阴，没有热，也就无所谓寒，阳（热）依阴（寒）而存，阴（寒）依阳（热）而在。二是指在相互依存的基础上，在一定范围内，双方表现出相互间不断滋生、助长、互用的特点。如在人体中，气和血分别属于阳和阴，气能生血、行血、统血，故气的正常，有助于血的生成和正常运行；血能藏气、生气，血的充沛又可资助气充分发挥其生理功能。因此，《医贯砭·阴阳论》中说："阴阳又各互为其根，阳根于阴，阴根于阳；无阳则阴无以生，无阴则阳无以化。"

3. 阴阳的消长平衡

消，即减少、消耗；长，即增多、增长。阴阳的消长是指在某一事物中，阴阳双方相对或绝对的增多、减少变化，并在这种"阴消阳长"或"阳消阴长"的变化中维持着相对的平衡。阴阳的消长平衡，符合"运动是绝对的，静止是相对的；消长是绝对的，平衡是相对的"规律。这种此消彼长的动态变化称为阴阳消长。正是由于阴阳消长使阴阳彼此之间保持着相对的动态平衡，才维持了人体的生命活动和事物的正常发展变化，即"阴平阳秘，精神乃治"（《素问·生气通天论》）。

阴阳消长的基本形式有两类：一类是阳消阴长或阴消阳长；另一类是阴阳俱长或阴阳俱消。阳消阴长或阴消阳长的形式与阴阳的对立制约关系密切。就人体的生理活动而言，各种功能活动（阳）的产生，必然要消耗一定的营养物质（阴），这就是"阳长阴消"的过程；而各种营养物质（阴）的化生，又必然要消耗一定的能量（阳），这又是"阴长阳消"的过程。阴阳之间的这种消长变化仅是量的多少变化而已，并没有质的改变。也就是说,阴阳双方在量的消长变化上没有超出一定的限度,没有突破阴阳协调的界限。否则,如果只有"阴消阳长"而没有"阴长阳消",或仅有"阳消阴长"而无"阴消阳长",就破坏了阴阳的相对平衡,形成阴阳的偏盛或偏衰,导致阴阳的消长失调,在人体即是病理状态,甚至危及生命,导致"阴阳离决,精气乃绝"(《素问·生气通天论》)的危象。所以,尽管中医治病方法很多,但总的治疗原则只有一个,即"谨察阴阳所在而调之,以平为期"(《素问·至真要大论》)。目的就是恢复阴阳消长运动过程中的动态平衡。

阴阳俱长或阴阳俱消的形式与阴阳的互根互用关系密切。例如,就人体内的气、血而言,气属阳,血属阴,气血双方均可因一方的不足而引起另一方的耗损,出现气血俱虚,即阴阳俱消,如气虚至极无力生血可致血虚(气虚血亦虚,阳消阴亦消);血虚至极无力载气也可造成气虚(血虚气亦虚,阴消阳亦消)。

4. 阴阳的相互转化

阴阳的相互转化是指阴阳对立的双方在一定的条件下,可以向其各自相反的方向转化,即阴可以转化为阳,阳也可以转化为阴。阴阳不仅是对立统一的,有时也表现为由量变到质变的过程。如果说"阴阳消长"是一个量变的过程,那么"阴阳转化"就是一个质变的过程。阴阳转化是事物运动变化的基本规律。当阴阳消长过程发展到一定程度,超越了阴阳正常消长变化的限度(阈值),事物必然向其相反的方向转化。阴阳的转化,必须具备一定的条件,这种条件中医学称之为"重"或"极"。故曰:"重阴必阳,重阳必阴","寒极生热,热极生寒"。

在人体新陈代谢的生理过程中,营养物质(阴)不断地转化为功能活动(阳),而功能活动(阳)又不断地转化为营养物质(阴),这就是阴阳转化的具体表现。实际上,在人体生命活动中,物质与功能之间的演变过程是阴阳消长和转化的统一,即量变和质变的统一。而在病变的发展过程中,阴阳的转化是经常可见的,如某些急性传染病的患者,往往表现为高热、面赤、烦躁、脉数有力等一派阳热之象;若疾病进一步发展,热度极重,人体正气大量耗损,则可突然出现体温下降、面色苍白、四肢厥冷、精神萎靡、脉微欲绝等一派阴寒危象。这种病证变化就是由阳热(实)证转化为阴寒(虚)证,这是由阳转阴。如抢救及时、治疗得当,则正气来复,四肢逐渐转暖,阳气渐生,病情又可转危为安,这就是由阴转阳。

需要指出的是,阴阳的相互转化是有条件的。阴阳双方必须在一定条件的作用下,才会向着各自相反的方向转化。阴阳的消长(量变)和转化(质变)是事物发展变化过程中密不可分的两个阶段,阴阳消长是阴阳转化的前提,而阴阳转化是阴阳消长的结果。

5. 阴阳的交感相错

阴阳的交感相错本质上是对上述阴阳相互关系的综合描述。阴阳交感是万物得以产生和变化的前提条件。"阴阳者,万物之能始也"(《素问·阴阳应象大论》),"阴阳相错,而变由生"(《素问·天元纪大论》),说的就是阴阳交感是万物化生的根本条件。从现代观点看来,也就是说天地之间各种因素的相互作用产生了自然界的万物,没有这种相互作用,便不会有自然界的生长轮回。在生物界,"男女精,万物化生"(《周易·系辞》)。由于雌雄间的交媾,新的个体才得以产生。在生命的整个过程中,也有赖于自身阴阳两个方面的相互作用和相互维系,一旦"阴阳离决,精气乃绝",生命活动便告终止。

## 二、阴阳学说在中医学中的应用

阴阳学说促进了中医学理论体系基本框架的形成,并贯穿于中医学理论的各个领域,用来说明人体的组织结构、生理功能、病理变化,指导养生健身和临床的诊断、治疗与疾病的预防。

### (一)说明人体的组织结构

中医学认为,人体是一个有机的整体,人体内部充满着阴阳对立统一的关系,所以《素问·宝命全形论》说:"人生有形,不离阴阳。"人体的一切组织结构都可以根据其所在部位、功能特点来划分其阴阳属性。就大体部位而言,上部为阳,下部为阴;体表为阳,体内为阴。就背腹而言,背为阳,腹为阴。就四肢内外侧而言,四肢外侧为阳,内侧为阴。就皮肤筋骨而言,皮肤在外为阳,筋骨在内为阴。就脏腑而言，六腑"传化物而不藏"为阳，五脏"藏精气而不泻"为阴。就五脏本身而言，心、肺居于胸腔，位置在上为阳，肝、脾、肾居于腹腔，位置在下为阴。具体到某一脏还可继续再划分阴阳，如心有心阴、心阳之分，肾有肾阴、肾阳不同，等等。

总之，人体组织结构的上下、内外、表里、前后各部分以及内脏之间，无不包含着阴阳的对立统一。

**（二）说明人体的生理功能**

中医学认为：人体的正常生命活动，是阴阳相互对立的双方相互制约、相互促进，保持一种对立统一协调关系的结果。如以功能和物质而言，功能属阳，物质属阴。人体生理活动以物质为基础，物质的运动变化产生生理功能，而生理活动又不断促进着物质的新陈代谢。物质与功能的关系，是阴阳消长平衡的关系，是阴阳对立统一的关系。从整体而言，阴阳相互调节，使机体具有内环境的相对稳定性和对外环境的不断适应性，从而维持着人体正常的生理活动。如果阴阳不能相互为用而分离，人体就要患病，甚至死亡。《素问·生气通天论》中说："阴平阳秘，精神乃治；阴阳离决，精气乃绝。"

人体的一切生理功能都可以用阴阳来概括。故《素问·生气通天论》说："人之本，本于阴阳。"

**（三）说明人体的病理变化**

中医学认为：人体内阴阳之间的消长平衡是维持正常生命活动的基础；反之，阴阳失调，则是一切疾病发生、发展、变化的基本原理之一。因此，中医把疾病的产生及其病理过程，看成是各种原因引起的机体内部阴阳偏盛或偏衰的过程，即阴阳失调，也就是说阴阳失调是疾病产生的基础。

疾病的发生、发展取决于正气和邪气两方面因素的相互作用。所谓正气，是指整个机体对疾病的抵抗能力；所谓邪气，泛指各种致病因素。正气和邪气均可用阴阳的属性来划分。它们彼此之间的关系，也可以用阴阳的消长失调来概括说明。正气分阴阳，包括阴液和阳气两部分；邪气也有阴邪和阳邪之分，如六淫致病因素中的寒、湿为阴邪，风、暑、热（火）、燥为阳邪。总之，疾病发生的过程就是正邪相互斗争引起机体阴阳失调的过程，概括起来主要有以下四类。

1. 阴阳偏盛

所谓阴阳偏盛，是指阴或阳任何一方过于亢盛，超过正常水平而发生的疾病。一方太盛必然导致另一方的损伤。故《素问·阴阳应象大论》指出："阴盛则阳病，阳盛则阴病。阳盛则热，阴盛则寒。"

（1）阳盛则热："阳盛"，即致病因素为阳邪亢盛。"热"，指阳邪致病的病变性质。"阳盛则热"，是指由阳邪亢盛所致的疾病性质是热证。由于阳邪亢盛，阳长则阴消，而阳盛必然导致体内的阴液被耗伤，所以又称"阳盛则阴病"。

（2）阴盛则寒："阴盛"，即致病因素为阴邪亢盛。"寒"，指阴邪致病的病变性质。"阴盛则寒"，是指由阴邪亢盛所致的疾病性质是寒证。由于阴邪亢盛，阴长则阳消，故阴盛必然导致体内的阳气被损伤，所以又称"阴盛则阳病"。

2. 阴阳偏衰

所谓阴阳偏衰，是指阴或阳任何一方过于虚衰，使阴或阳某一方低于正常水平而发生的疾病。一方不足必然导致另一方的相对亢盛。故《素问·调经论》指出："阳虚则外寒，阴虚则内热。"

（1）阳虚则寒："阳虚"，指人体的阳气不足。"寒"，是因为阳气不足导致的病变性质。"阳虚则寒"，指因人体阳气不足所致的疾病，其性质为（虚）寒证。这是因为人体的阳气不足，阳虚不足以制阴，故阴相对偏盛而出现（虚）寒证。

（2）阴虚则热："阴虚"，指人体的阴液不足。"热"，是因为阴液不足导致的病变性质。"阴虚则热"，指因人体阴液不足所致的疾病，其性质为（虚）热证。这是因为人体的阴液不足，阴虚不足以制阳，故阳相对偏盛而出现（虚）热证。

需要说明的是，阳盛则热与阴盛则寒所形成的病证是实证。而阴虚则热与阳虚则寒所形成的病证属虚证。前者属亢奋、有余的病理状态，后者属虚弱、不足的病理状态。两者有着本质的区别。

3. 阴阳互损

即阴阳任何一方虚损到一定程度，都会导致另一方的不足，包括阴损及阳和阳损及阴两方面。即阴虚到一定程度时，不能化生、滋养阳气，进一步出现阳虚的现象，称为"阴损及阳"。阳虚至一定程度时，不能化生阴液，进一步出现阴虚的现象，称为"阳损及阴"；无论是"阴损及阳"还是"阳损及阴"，最后都可导致"阴阳两虚"，形成阴阳互损的病理改变。在阴阳互损的病变过程中，是有先后、主次区别的。

4. 阴阳的转化

人体阴阳失调所出现的病理变化，在一定条件下，可以相互转化。即阴证可以转化为阳证，阳证可以转化为阴证。故《素问·阴阳应象大论》中指出："重阴必阳，重阳必阴"，"重寒必热，重热必寒"。

**（四）用于疾病的诊断**

中医认为：疾病发生、发展及变化的本质在于阴阳失调。阴阳学说用于疾病的诊断，就是运用阴阳来归纳疾病的各种征象，概括说明病变的部位、性质及各种证候的属性，从而作为中医辨证总的纲领。故《素问·阴阳应象大论》中说："善诊者，察色按脉，先别阴阳。"

中医对疾病的诊断包括诊法和判断两大步骤。诊法，即了解疾病的方法，通过望、闻、问、切"四诊"进行。判断，即确定疾病的性质，它是通过辨证来进行的。临床上常用的"八纲辨证"就是各种辨证的纲领，而阴阳又是"八纲辨证"中的总纲。例如，从"四诊"收集的症状、体征等临床资料来看，凡色泽鲜明者属阳，晦暗者属阴；凡声音洪亮者属阳，低微者属阴；凡发热、口渴、便秘者属阳，畏寒、口不渴、便溏者属阴。根据"四诊"收集的病史资料，通过分析、判断，可以掌握病症的阴阳属性，正确诊断疾病性质。

**（五）用于疾病的治疗**

由于疾病发生的根本原因在于阴阳失调，所以中医治疗的基本原则是调整阴阳，补其不足，泻其有余，从而恢复阴阳的相对平衡。其内容包括确定治疗原则、归纳药物性能和具体运用。

1. 确定治疗原则

（1）阴阳偏盛，损其有余：用于阴或阳的一方偏盛、亢奋的病理变化，其关键是邪气盛，且尚未导致正气不足，此时属单纯的实证，故治疗时应损其有余，也称"实者泻之"。如阳盛所致的热证，采用寒凉的药物清泻其热，称为"热者寒之"；阴盛所致的寒证，采用辛热的药物温散其寒，称为"寒者热之"。

（2）阴阳偏衰，补其不足：用于阴或阳的一方虚损、不足的病理变化，其关键是正气虚，故治疗时补其不足，也称"虚则补之"。如阳虚不能制阴而造成阴盛者，属虚寒证，扶阳益火，采用补阳的药物以消退阴翳，谓之"阴病治阳"；阴虚不能制阳而造成阳盛者，属虚热证，滋阴壮水，采用养阴的药物以抑制阳亢，谓之"阳病治阴"。

无论是阴阳偏盛，损其有余；还是阴阳偏衰，补其不足，都只是调补阴阳的大原则，具体应用还需具体情况具体对待。若阴阳两虚，则应阴阳双补；若邪盛正虚同在，则应泻补兼施。对于阴阳偏衰的治疗，也有人提出阴中求阳、阳中求阴的治法。总之，治疗的基本原则是损其有余，补其不足。阳盛者泻热，阴盛者祛寒，阳虚者扶阳，阴虚者补阴，以使阴阳偏盛偏衰的异常状态恢复到平衡协调的正常状态。

2. 归纳药物性能

疾病有阴阳属性之别，药物亦有阴阳属性之分。因此，根据不同的治疗方法，选用适当的药物治疗疾病，才能收到良好的效果。

药物的性能主要靠它的性、味和升降浮沉来决定，而药物的性、味和升降浮沉，又都可用阴阳属性来归纳说明。

（1）药性：主要指寒、热、温、凉四种药性，又称"四气"。其中寒、凉属阴，能够减轻或消除热证的药物一般属于寒性或凉性，如黄芩、栀子等；温、热属阳，能够减轻或消除寒证的药物，一般属于温性或热性，如附子、干姜等。

（2）五味：主要指酸、苦、甘、辛、咸五味。其中辛味发散，甘味益气，故辛、甘属阳；酸味收敛，苦味泻下，咸味润下，故酸、苦、咸属阴。

（3）升降浮沉：升指上升，降指下降，浮为浮散，沉为重镇。一般具有升阳发散、祛风散寒、涌吐、开窍等功效的药物，多上行向外，其性升浮，故为阳；具有泻下、清热、利尿、重镇安神、潜阳熄风、消积导滞、降逆、收敛等功效的药物，多下行向内，其性沉降，故为阴。

总之，治疗疾病就是根据病症的阴阳偏盛偏衰情况，再结合药物的阴阳属性，选择相应的药物，以纠正由疾病引起的阴阳失调状态，从而达到治愈疾病的目的。

### （六）用于指导预防疾病

阴阳学说认为，人体内部阴阳平衡，并能与天地间阴阳变化保持协调一致，就能够祛病延年。因此，预防疾病的基本原则就是调理阴阳。如春夏季节阳热偏盛，人体既要注意防暑降温，又要注意保护阳气，以便为秋冬阴气偏盛时所用；秋冬自然界阴寒偏盛，人体既要防寒保暖，又要注意保护阴液，以便为春夏阳气偏盛时所用。正如《素问·四气调神大论》指出："夫四时阴阳者，万物之根本也。所以圣人春夏养阳，秋冬养阴，以从其根。"

# 第二节　五行学说

五行学说也属我国古代哲学范畴。它认为宇宙间的一切事物都是由木、火、土、金、水5种物质所构成。事物的发展变化都是这5种物质不断运动和相互作用的结果。将这5种物质的属性和相互间的"生、克、乘、侮"规律运用到中医学领域，借以阐述人体脏腑的生理、病理及其与外在环境的相互关系，从而指导临床诊断和治疗。

## 一、五行学说的主要内容

### （一）基本概念

五行学说中的"五"，指自然界中木、火、土、金、水5种基本物质；"行"，是运动、变化、运行不息的意思。五行指木、火、土、金、水5种物质的运动变化。五行学说是指自然界的一切事物都是由木、火、土、金、水5种物质构成的，根据五行间的相互关系，并以这5种物质的特性为基础，对自然界的事物、现象加以抽象、归纳、推演，用以说明物质之间的相互滋生、相互制约，不断运动变化，从而促进事物发生、发展规律的学说。

### （二）五行的特性

五行的特性是在古人对这5种物质朴素认识的基础上，进行抽象、推演而逐渐形成的。如：水具有滋润、下行的特性，凡具有润泽、寒凉、向下特性的事物或现象归属于水；火具有炎热、向上的特性，凡具有温热、升腾特性的事物或现象归属于火；木具有伸展、能屈能伸的特性，凡具有升发、伸展、易动特性的事物或现象归属于木；金具有能柔能刚、变革、肃杀的特性，凡具有清静、沉降、变革、肃杀、收敛特性的事物或现象归属于金；土具有生长、生化的特性，凡具有长养、变化、承载特性的事物或现象归属于土。由此可见，五行的特性虽然来源于5种物质本身，但又超越了这5种物质。在中医学中，五行已不再单纯指木、火、土、金、水这5种具体物质本身，而是5种物质不同属性的抽象性概括，它脱离了这5种物质本身的具体性质，具有更广泛、更抽象的含义。

### （三）事物的五行归类

五行学说对事物属性的归类推演，是以天人相应为指导思想，以五行为中心，将自然界的各种事物和现象以及人体的脏腑组织、生理现象、病理变化，做了广泛的联系和研究，并应用直接归类或间接推理演绎的方法，按照事物的不同性质、作用与形态，分别归属于木、火、土、金、水五行之中，借以阐述人体脏腑组织之间的生理、病理的复杂关系，以及人体与外界环境之间的相互关系。

1. 直接归类法

如某事物具有与木类似的特性，该事物就被归属于木行；而另一事物具有与火类似的特性，就被归属于火行。以方位为例，中国内地东面沿海，为日出之地，富有生机，与木的升发、生长特性相类似，故将东方归属于木；南方气候炎热，植物繁茂，与火的炎上特性相类似，故归属于火；西部高原为日落之处，其气肃杀，与金特性相类似，故归属于金；北方气候寒冷，无霜期短，虫类蛰伏，与水的寒凉、向下和静藏特性相类似，故归属于水；中央地带，气候适中，长养万物，统管四方，与土特性相类似，故归属于土。如以五脏为例，肝之性喜舒展而主升，故归属于木；心推动血液运行，温煦全身，故归于火；脾主运化，为机体提供营养物质，故归于土；肺主宣肃而喜清清，故归于金；肾主水而司封藏，故归于水。

2. 间接推断演绎法

自然界还有许多事物和现象无法以直接归类的方法纳入五行之中。鉴于此，古人运用间接推断演绎的方法进行推演。例如，长夏较潮湿，长夏属土，湿与长夏密切关联，所以湿也随长夏而被纳入土；秋季气候偏干燥，秋季属金，燥与秋季密切关联，所以燥也随秋季而被纳入金，等等。再以人体为例，肝属木，根据中医理论，肝与胆相表里，肝主筋，肝开窍于目，所以，胆、筋、目等便随肝属木而被纳入木；心属火行，心与小肠相表里，心主脉，心开窍于舌，故小肠二脉、舌等也被归于火，等等。

需要强调的是，用五行的特性对事物属性进行归类，并不是说事物属性就是木、火、土、金、水本身。如木具有升发、伸展的特性，肝归属于木，是指肝具有疏通、舒展、调达、升发的特性，而且说明了肝与其他脏腑组织器官、情志及自然界多种事物或现象在属性上的某些内在的联系。当然，无论是直接归类或是间接推演，目的是为了说明同一行中的事物或现象之间存在着较为密切的关系。可以说事物的五行归类具有一定的合理性，但也存在一定的局限性和机械性。

**（四）五行的生克乘侮关系**

五行学说不是静止地、孤立地将事物归属于木、火、土、金、水，而是以五行之间的相生和相克关系，来探讨和阐述事物之间的相互联系，即彼此间相互协调平衡的整体性和统一性。同时，还以五行之间的异常制约即相乘和相侮，来探索和阐述事物之间协调失衡时的相互影响。

1. 相生

所谓相生，是指五行中某一行事物对另一行事物具有滋生、助长和促进的作用。五行相生的次序是：木生火，火生土，土生金，金生水，水生木。五行这种相生关系依次滋生，循环无端。

在相生关系中，任何一行都有"生我""我生"两方面的关系，《难经》将之喻为"母"与"子"的关系。生"我"者为母，"我"生者为子。所以，五行的相生关系，又叫"母子关系"。以木为例，生"我"者水，则水为木之母；"我"生者火，则火为木之子，以此类推。

2. 相克

所谓相克，也称相胜，是指五行中某一行事物对另一行事物具有抑制、约束、削弱等作用。《素问·宝命全形论》指出："木得金而伐，火得水而灭，土得木而达，金得火而缺，水得土而绝，万物尽然。"五行相克的次序是：木克土，土克水，水克火，火克金，金克木。五行这种相克关系也是往复无穷的。

相生相克是事物相互关系中不可分割的两个方面。没有生，就没有事物的发生和生长；没有克，就不能维持事物在发展变化中的平衡和协调。五行之间处于相互化生、相互制约的制化调节状态，称为"五行制化"。所以，五行制化作为相关复杂事物内部的相互联系和调控机制，既推动了事物的不断运动变化和发展，又保持了事物的相对协调平衡。

3. 相乘

所谓相乘，即乘虚侵袭，也就是相克太过，超越了正常的制约关系。如正常情况下木克土，它们维持着相对平衡状态，当木过度亢盛，或由于土本身不足，木因土虚而乘之，木对土的克制就会超过正常水平，两者间正常的制约关系遭到破坏。相乘与相克虽在次序上相同，但相克是五行正常的制化关系，而相乘则是正常制约关系遭到破坏而出现克制太过的异常现象。

4. 相侮

相侮，即恃强凌弱之意。如正常情况下，金克木，当木过度亢盛，金不仅不能制约木，反而被木所克制；或由于金本身虚弱，木因其虚而反侮金，相侮的次序与相克相反。需要说明的是，相克是五行正常的制约关系，而相侮则是正常制约关系遭到破坏而出现反克的异常现象。

## 二、五行学说在中医学中的应用

五行学说在中医学中的应用，主要体现在三个方面：一是以五行的特性来分析研究机体的脏腑、经络等组织器官的五行属性；二是以五行之间的生克制化来分析研究机体的脏腑、经络各生理功能之间的相互关系；三是以五行之间乘侮来阐释病理情况下的相互影响。因此，五行学说在中医学中不仅用于理论上的阐释，而且也具有指导临床诊疗工作的实际意义。

**（一）说明人体五脏的生理功能**

五行学说将人体的内脏分属于五行，以五行的特性来说明五脏的生理功能。木性曲直，枝叶条达，具有向上、向外、生长、舒展的特性；而肝也喜条达舒畅，恶抑郁遏制，肝主疏泄，所以肝属于木。火性温热，其势炎上，具有蒸腾、炎热的气势；而心禀阳气，所以心属于火。土性敦厚，具有生化万物的特性；脾运化水谷，营养机体，脾是气血生化的源泉，故脾属于土。金性清肃，收敛；而肺也具有清肃之性，肺气具有肃降功能，所以肺属于金。水性润下，有寒润、下行、闭藏的特性；而肾主闭藏，有藏精、主水等功能，所以肾属于水。

五行学说不但将人体的组织结构分属于五行，而且还把自然界的五气、五味、五色、五方、五季等与人体的生理系统联系起来，认为同一行的事物之间有着同气相求的关系，体现了人与自然的相关性和统一性。

**（二）说明人体脏腑间的相互关系**

中医学不仅用五脏与五行的分属阐明了五脏的功能特性，而且还运用五行生克制化的理论说明了脏腑生理功能的内在联系。五脏之间既有相互滋生的关系，又有相互制约的关系。

五脏相互滋生：肝藏血以济心之阴血，故肝生心（木生火）；心阳温煦有助脾之运化，故心生脾（火生土）；脾运化精微上输于肺，故脾生肺（土生金）；肺金清肃下行以助肾纳气、主水，故肺生肾（金生水）；肾藏精以滋养肝之阴血，故肾生肝（水生木）等。

五脏相互制约：肝之疏泄可以疏达脾气，令其不致壅塞，以助脾之运化，故肝制约脾（木克土）；脾之健运可以防止肾水泛滥，故脾制约肾（土克水）；肾水滋润上乘可防心火之亢烈，故肾制约心（水克火）；心阳温煦可防止肺金清肃太过，故心制约肺（火克金）；肺的肃降可防止肝之升发太过，故肺制约肝（金克木）等。

**（三）说明人体脏腑间的病理影响**

五行学说也用以说明在病理情况下脏腑间的相互影响。如本脏之病可以传至他脏，他脏之病也可传至本脏。中医学把这种脏腑间病理上的影响称为传变。以五行学说来说明五脏疾病的传变，可以分为母子（亦称相生）关系的传变和乘侮（亦称相克）关系的传变。

1. 相生（母子）关系的传变

包括母病及子和子病犯母两个方面。

（1）母病及子：是指疾病的传变从母脏传及子脏。如肾属水，肝属木，水能生木，故肾为母脏，肝为子脏，若肾病及肝，即是母病及子。临床上常见的水不涵木，就属母病及子的范围。这是由于机体肾水不足，不能滋养肝木，从而形成肝肾阴虚，肝阳上亢所致。

（2）子病犯母：又称子盗母气，是指疾病的传变从子脏传及母脏。如肝属木，心属火，木能生火，故肝为母脏，心为子脏。心病及肝，即是子病犯母。临床上常见的心肝火旺，就属于子病犯母的范围。这是由于心火旺，累及肝脏，引动肝火，从而形成心肝火旺。

2. 乘侮（相克）关系的传变

包括相乘和相侮（即反侮）两个方面。

（1）相乘是相克太过为病。相克太过有两种情况：一种是由于一方的力量过强，而致被克的一方受到过分克伐。另一种是由于被克的一方本身虚弱，不能承受对方的克伐，从而出现克伐太过的病理现象。如以木和土的相克关系而言，前者称为木乘土，后者称为土乘木。这两类相克太过的原因虽然不同，但其结果均可导致一方太过和一方不及。临床上常见的肝气横逆犯胃、犯脾，均属于相乘致病的范围。

（2）相侮即反克而致病。相侮致病也有两种情况：一种是由于一方太盛，不仅不受克己的一力'所克制，而且对克己的一方进行反克；另一种是由于一方的虚弱，丧失克制对方的能力，反而受到被克一方的克制，从而也导致反克的病理现象。这两种相侮的原因虽然各不相同，但其结果都是一方不足和一方太过。临床上常见的木火刑金，肝火犯肺，就属于反克的病理变化。

**（四）指导疾病的诊断和治疗**

当内脏病变导致功能紊乱和相互关系失调时，可以反映到体表相应的组织器官，出现色泽、声音、形态、脉象等多方面的异常变化。正如《灵枢·本脏》篇所说："有诸内者必形诸外。"由于疾病的发生与脏腑功能失常有关，并使脏腑间生克制化关系异常导致疾病的传变，所以根据五行的生克制化乘侮规律，可以指导临床治疗，通过调整脏腑间的相互关系达到控制疾病转变的目的。具体运用有以下两个方面。

1. 控制疾病的传变

在病变的过程中，一脏之病常可波及他脏而使疾病发生传变。因此，治疗时除需要对病变的脏腑进行治疗、处理外，还应在五行生克制化理论指导下，调整各脏腑之间的相互关系，防止疾病的进一步传变，并促使已病的脏腑尽快恢复。例如，肝气太盛，常常乘犯脾土。所以，在治疗肝病的同时，应注意健脾益胃，防止肝病传脾，从而利于肝病的治疗。故《难经·七十七难》中说："见肝之病，则知肝当传之与脾，故先实其脾气。"

2. 确定治则和治法

根据五行生克制化理论制定的治疗原则和治法，通常有如下两大类。

（1）根据五行相生规律确定的治疗原则和具体治法有"虚则补其母"和"实则泻其子"两类。

①运用"虚则补其母"治则的常见治法

滋水涵木法：又称滋肾养肝法或滋补肝肾法，即通过滋肾阴以养肝阴的方法。适用于肾阴亏损而肝阴不足以及肝阳偏亢之证。

培土生金法：又称补脾养肺法，即通过培补脾气以益肺气的方法。适用于脾胃虚弱，不能滋养肺脏而肺虚脾弱之证。

金水相生法：又称补肺滋肾法或滋养肺肾法，即通过肺肾同治以纠正肺肾阴虚状态的治法。适用于肺虚不能输布津液以滋肾；或肾阴不足，精气不能上滋于肺，而致肺肾阴虚者。

益火补土法：又称温阳健脾法，即通过温阳以补助脾胃的方法。适用于肾阳不足，无力温煦脾阳而致脾失运化者。

②运用"实则泻其子"治则的常见治法

肝旺泻心法：通过清心火来泻肝火的方法，适用于肝火旺盛且心火上炎的心肝火旺证。

肾实泻肝法：通过清肝火来泻相火的方法，适用于相火妄动，肝火亢盛之证。

（2）根据五行相克规律确定的治疗原则和具体治法：由于引起相乘相侮的原因，不外乎一脏过强，功能亢进；或另一脏偏弱，功能不足。因此，据此制定的治疗原则就是"抑强"和"扶弱"。所谓"抑强"，指抑制功能过亢之脏；所谓"扶弱"，即扶助虚弱之脏。无论是"抑强"还是"扶弱"，都是为了纠其偏颇，使彼此间重新恢复相对的平衡状态。

①运用"抑强"治则的常见治法

抑木扶土法：又称疏肝健脾法、平肝和胃法或调理肝脾法，指通过疏肝健脾治疗肝旺脾虚的一种方法。适用于木旺乘土，木不疏土之证。

佐金平木法：又称泻肝清肺法，指通过清肃肺气以抑制肝木的一种治疗方法。适用于肝火偏盛，影响肺气清肃之证。

泻南补北法：又称泻火补水法或泻火滋阴法，指通过泻心火以滋肾水的治疗方法。适用于肾阴不足，心火亢盛之证。

②运用"扶弱"治则的治法

培土制水法：又称温肾健脾法，指通过温运脾阳或温肾健脾以治疗水湿停聚为病的一种方法。适用于脾虚不运，水湿泛滥或肾阳虚衰，不能温煦脾阳，脾不制水，水湿不化而致的水肿胀满之证。临证以健脾为主、温肾为辅，或是温肾为主、健脾为辅，应视病情而定。

五行学说不仅可以指导临床诊疗活动中的药物治疗，也同样可以指导针灸疗法和其他治疗方法。由于五行学说存在一定的机械性，不能完全阐述清楚五脏、六腑间复杂的生理和病理关系，因此，临床应当从实际情况出发，把握疾病传变的规律，具体情况，具体分析、对待，不可机械套用。

# 第三节　脏腑

脏腑是人体内脏的总称，包括五脏、六腑、奇恒之腑。五脏是指心、肝、脾、肺、肾；六腑是指胆、胃、大肠、小肠、膀胱、三焦。奇恒之腑是指脑、髓、骨、脉、胆、女子胞。此外，人体生理功能的运作，还需要更小的组织器官的协调和谐，一般归纳为形体、官窍等。中医脏腑理论还包含了脏腑与形体官窍的联系。

脏腑学说（或称脏腑理论），是研究人体脏腑组织器官的形态结构、生理功能及其相互关系的学说。古人称之为藏象理论。藏，指藏于内的五脏六腑；象，是征象，指脏腑功能活动的外在表现。藏象，即人体脏腑的生理活动及其病理变化所表现在外的现象。脏腑理论是中医长期临床实践的经验总结。人们通过反复观察生理病理情况下的外在现象，推测总结出了内在脏腑的功能，形成了脏腑学说。脏腑学说不仅可以用来描述人体解剖和生理功能，而且贯穿于中医病理、诊断和指导临床诊治的全过程。所以脏腑学说是中医理论的核心。中医脏腑学说的特点是以五脏为中心的整体观，认为人体是以心为主宰，五脏为中心，结合六腑、奇恒之腑，以气血津液为物质基础，通过经络联系形体官窍，而组成的一个有机整体（见表1-1）。从而体现了人体的结构与功能、物质与代谢、局部与整体、人体与自然环境的统一。

由于脏腑在人体内的部位不同，形状各异，它们的生理功能也不相同，脏与腑都有着各自的功能特点。

一般来说，五脏多为实质性脏器，它们的共同生理功能主要是化生、贮藏精气，以藏为主。而六腑则多为中空的管腔性脏器，它们共同的生理功能主要是受纳和传化水谷，并且有排泄糟粕的功能，以泻为主。《素问·五脏别论》说："五脏者，藏精气而不泻……六腑者，传化物而不藏。"这说明了五脏与六腑各自的生理功能和基本区别。

表 1-1　脏腑分类与组织器官的联系

| 五脏 | 六腑 | 五体 | 五官九窍 |
| --- | --- | --- | --- |
| 心 | 小肠 | 脉 | 舌 |
| 肝 | 胆 | 筋 | 目 |
| 脾 | 胃 | 肌肉 | 口 |
| 肺 | 大肠 | 皮毛 | 鼻 |
| 肾 | 膀胱（三焦） | 骨 | 耳、前后阴 |

奇恒之腑是特殊的腑，是指脑、髓、骨、脉、胆、女子胞六种组织器官。从外形看，它们多似"腑"，但其生理功能却类似"脏""藏精气而不泻"。有些奇恒之腑还有着双重属性，例如，胆既是腑，又是奇恒之腑。胆既有贮藏胆汁的功能，又可排泄胆汁，有着藏和泻的双重作用。但是，胆排泄的是精汁，并非糟粕，所以又将其归纳到奇恒之腑的范畴（见表1-2）。

表 1-2　脏腑特点分类

| 脏腑分类 | 组成 | 结构和功能特点 |
| --- | --- | --- |
| 五脏 | 心、肝、脾、肺、肾 | 多为实质性脏器，其共同生理功能。其主要是化生和贮藏精气 |
| 六腑 | 胆、胃、大肠、小肠、三焦、膀胱 | 多为中空管腔性脏器，其共同生理功能主要是受盛和传化水谷 |
| 奇恒之腑 | 脑、髓、骨、脉、胆、女子胞 | 外形似腑，但生理功能却类似于脏，故称为奇恒之腑（其中胆的属性有交叉重复） |

需要说明的是，中医有许多脏腑与现代医学的脏器名称相同，但由于理论体系不同，两者的概念及其各自所包含的内容及生理特点也有很大的差别。一般而言，现代医学的脏器是一个解剖学的实体概念，而中医的脏腑虽然也有一定的解剖学内涵，但更主要的是对其生理病理学概念的综合描述。如现代医学的"脾"是指解剖学中的脾脏及其功能，而中医的"脾"却代表了人体大部分的消化器官，除了具有消

化系统的大部分功能外，还兼有造血、管理血液运行、免疫等多方面的生理功能。因此，中医的"脾"与现代医学的"脾"有着本质上的区别，临床上不可将两者混淆。

# 一、五脏的主要功能与系统连属

## （一）心

心位于胸中，有心包护卫于外。其经脉下络小肠，与小肠相表里。主要生理功能有主血脉和主神明。

1. 心的主要生理功能

（1）心主血脉：心主血脉有心主血和心主脉两方面的含义。一方面，心气有推动血液在脉管中运行以营养全身的功能，是人体血液运行的动力和主导器官；另一方面，脉管是血液运行的通路，与心脉直接相连，互相沟通，血液在心气的作用下，在脉管中不停地流动，周而复始，循环往复。心、脉、血三者共同组成全身循环系统，在这个系统中心起主导作用。心气使血液运行，脉管搏动，全身五脏六腑、形体官窍才能得到血液的濡养以维持人体的生命活动，所以心气的盛衰和血脉的充盈变化可以从脉搏的变化上反映出来。若心气旺盛、血脉充盈，则脉搏节律均匀、和缓有力；若心气不足、血脉空虚，可出现脉细弱或节律不整。故在心、脉、血三者中，心居重要的主导地位。

（2）心主神明（或称心藏神）：神明即神志，是指人的精神、意识、思维活动及其外在表现。从现代医学的观点来看，主要指人的大脑功能，是大脑对客观外界事物的反映。中医在长期的临床实践和对正常人体的观察中，发现神志活动与心的功能密切相关，从而认为主管神志是心的主要生理功能。这一点，人们早在2000年前就已经认识到了，《灵枢·大惑论》说："心者，神之舍也。"究其原因，一般解释为：血液是神志活动的物质基础，心主血，故心又能主神志。《灵枢·营卫生会篇》说："血者，神气也。"这点也可以在临床上得到证实：当一个人心血充盈时，则神志清楚、思维敏捷；若心血不足，则会因心神失养而出现头昏、失眠、健忘、心慌等症；若病邪犯心，可因心主神志的功能失常而出现昏迷、谵妄等症状。

2. 心的系统连属（表1-3）

**表1-3　心的系统连属**

| 系统连属 | 生理意义 | 病理影响及诊断意义 |
| --- | --- | --- |
| 心在志为喜 | 心的生理功能与情志的"喜"有关 | 喜乐过度，则又可使心神受伤 |
| 心在液为汗 | 血又为心所主，汗血同源 | 汗出过多，易伤心之阴血 |
| 心在体合脉 | 全身的血脉都属于心 | 诊脉可以了解心病 |
| 其华在面 | 面部由心血荣养 | 面部的色泽可以反映心血状况 |
| 心开窍为舌 | 心经通于舌，舌由心血所养 | 对舌的观察，可以了解心主血脉和主神志的生理功能状态 |

（1）心开窍于舌：心与舌有经络相通，心的气血上通于舌，故心与舌的关系密切。若心的功能正常，则舌体柔软红润，活动自如，并可辨知五味。反之，心的病变就可从舌象上反映出来，并依此指导诊断，如常见的舌体颜色改变，或者出现瘀斑、瘀点、舌体糜烂、运动失灵等。由于心的生理功能和病理变化能影响到舌，故称"心开窍于舌"。正因为心与舌有以上密切的联系，所以舌的病变，我们通常也是通过调整心的功能来治疗。如清心火可以治疗舌体溃烂，化痰开窍可以治疗舌强语謇等。

（2）心在体合脉，其华在面：脉是指血脉。心合脉，是指全身的血脉都属于心。华，是光彩之意。其华在面，是指心的生理功能是否正常，可以从面部的色泽变化显露出来。由于头部血脉极其丰富，所以心气旺盛，血脉充盈，面部红润有光泽，若心气血不足，则可见面色淡白、晦滞；心血瘀阻则面色青紫。

（3）心在志为喜：是指心的生理功能与情志的"喜"有关。喜，是人对外界信息引起的良性反应，喜有益于心主血脉等生理功能。但是喜乐过度，则又可使心神受伤。故《素问·阴阳应象大论》中有"喜伤心"之说。

（4）心在液为汗：由于汗为津液所化生，血与津液又同出一源，《伤寒论》中就有"汗血同源"

之说，而血又为心所主，这样就有了"汗为心之液"之称。心主神明，人在精神紧张或受惊时也会出汗，所以《素问·经脉别论》说："惊而夺精，汗出于心。"心在液为汗的说法，其最大的意义在于，血虚证在临床运用发汗法（中医治法的一种）要慎重。《伤寒论》中就曾告诫说："夺血者无汗。"

附：心包

心包又称心包络，是心脏外面的包膜，具有保护心脏的作用。由于心包络具有保护心脏的作用，故当邪气侵犯到心时，则心包当先受病，其临床表现主要是"心主神明"的功能异常：如高热引起的神昏谵语等症，称为"热入心包"实际上，心包受邪所表现的病症与心是一致的，故在辨证和治疗上也大体相同。

**（二）肺**

肺位于胸中，上连气管、咽喉，开窍于鼻。肺的经脉下络大肠，与大肠相表里。其主要生理功能有：主气、司呼吸，主宣发、肃降，通调水道。

1. 肺的主要生理功能

（1）肺主气、司呼吸：肺主气包括两方面，一是指肺主呼吸之气，即由肺吸入自然界的清气，呼出体内的浊气，进行气体交换，故肺是体内外气体交换的场所；二是指肺主一身之气，这是因为肺不仅参与了人体宗气的生成，而且能调节人体全身之气。宗气是水谷精气与肺所吸入的清气结合而成，有营养和温煦人体、促进呼吸的作用，因此肺气充足与否不但对呼吸功能，而且对全身组织器官的功能活动都有着重要影响。

（2）肺朝百脉、主治节：肺朝百脉中的"百脉"指周身众多的血脉，"朝"是朝向、聚会的意思。肺朝百脉之意即全身的血脉会聚于肺，肺与百脉的这种紧密的联系实现了2个功能：①通过肺呼吸过程实现了清浊之气的气体交换。现代医学也认为：肺通过动、静脉与全身循环系统相连，空气进入肺后，在肺泡毛细血管的血液中进行气体交换，氧气从肺泡进入血液，二氧化碳从血液进入肺泡，肺的这种"吐故纳新"的过程也就是中医理论中肺朝百脉、肺司呼吸的过程。②肺具有协助心主持血液循环的功能。血液运行的基本动力在于心气的推动，但同时还依赖于肺气的推动和调节。肺朝百脉的功能，正是强调了肺气对血液运行的促进作用。如果肺气壅塞或虚弱，不能助心行血，就会累及心主血脉的生理功能，导致血脉运行不畅，甚至血脉瘀阻，出现心悸、胸闷、唇舌青紫等症。

治节，即治理调节。指肺脏具有治理调节全身脏腑及其功能的作用。

（3）主宣发、肃降：宣发，是指肺气向上升腾和向外周布散的作用。肺主治节肃降，是指肺气向下通降和使呼吸道保持洁净的作用。

肺主宣发的生理作用主要有3个方面：一是通过肺的气化作用，将体内的浊气排出体外；二是通过肺气的扩散运动，将脾转输而来的水谷精微布散至全身，外达皮毛；三是通过卫气的宣发、皮毛的开合作用，将汗液排出体外。若肺气的宣发功能异常，则可出现呼气不利、胸闷、鼻塞、喷嚏、咳嗽、无汗等症。

肺主肃降的生理作用也有3个方面：一是使肺能充分吸入自然界清气；二是将吸入的清气和脾转输的津液和水谷精微向下布散全身，将代谢产物和多余的水液下输肾和膀胱，变为尿液排出；三是肃清肺和呼吸道内的异物，以保持呼吸道通畅和洁净。如果肺的肃降功能失常，就会出现咳喘、咯痰、呼吸不畅，甚见咯血等症。

肺的宣发和肃降作用相辅相成、相互配合、相互影响，只有肺的宣发、肃降功能正常，气道才能通畅，呼吸才能平和，肺才能正常进行气体交换。

（4）通调水道：肺主通调水道是指肺的宣发和肃降运动中对体内水液输布、运行和排泄起着疏通和调节作用。人体内水液的运行主要靠肺、脾、肾三脏来完成，通过肺的宣发将津液布散全身，并调节皮毛的开合，使代谢后的水液以汗的形式排出；通过肺的肃降又将水液向下输送，在肾和膀胱的作用下，变成尿液而排出体外。

肺位于上焦，清代唐容川《血证论》说："肺为水之上源，肺气行则水行。"如肺气不能宣降，水道失于通调，便可导致水液潴留，发生水肿。

2. 系统连属（表1-4）

（1）肺主皮毛：皮毛包括皮肤、汗腺、毫毛等组织，为一身之体表，依赖于肺所宣发的卫气和津液的温养和润泽，是机体抵抗外邪的第一道屏障。《素问·五脏生成》篇说："肺之合皮也，其荣毛也。"肺的功能正常，则皮肤有光泽，毛发致密，抗病能力强。反之，肺气虚，则抗病能力弱，多汗，易感冒，皮毛枯槁等。

**表1-4　肺的系统连属**

| 系统连属 | 生理意义 | 病理影响及诊断意义 |
| --- | --- | --- |
| 肺在志为悲忧 | 悲忧类情志活动与肺的功能相关 | 肺病容易产生悲忧的情绪变化，悲忧也易伤肺 |
| 肺在液为涕 | 润泽鼻窍 | 肺病可见涕的异常 |
| 肺在体合皮毛 | 肺所宣发的卫气和津液的温养和润泽 | 皮毛受邪也可影响肺 |
| 其华在毛 | 肺所宣发的卫气和津液的温养和润泽 | 毛的色泽可以反映肺的状况 |
| 肺在窍为鼻 | 鼻的嗅觉与喉部发音都是肺气的作用 | 肺病可致鼻的异常，鼻的观察，可以了解肺的生理功能状态 |

（2）肺开窍于鼻：鼻是人气体出入的通道，与喉相通，与肺关联，故称鼻为肺窍。鼻的通气、嗅觉功能，喉的发音等都受肺气的影响，若肺的功能正常则鼻的通气功能好，嗅觉灵敏，喉的发音响亮而清晰。《灵枢·脉度》说："肺气通于鼻，肺和则鼻能知臭香矣。"

由于肺开窍于鼻，肺与鼻、喉的关系如此密切，故外邪入侵多从鼻、咽喉、呼吸道侵犯人体，肺有病变时常见有鼻塞流涕、嗅觉失灵、咽喉不利、声音嘶哑，甚至喘促、鼻翼扇动等症状。鼻部疾病，中医亦常从肺治疗。

（3）肺在志为悲忧：悲忧类情志活动与肺的功能相关，属于非良性刺激的情绪反映。它对人体的主要影响是耗伤肺气，若悲忧过度，可出现呼吸气短等肺气不足的现象。反之，肺的功能不足，机体对外界非良性刺激的耐受力下降，容易出现悲忧的情绪表现。

（4）肺在液为涕：涕是鼻内的分泌物，有润泽鼻窍的作用，鼻为肺窍，故其分泌物也属肺。肺的功能正常，鼻涕润泽鼻窍而不外流，若肺寒则鼻流清涕，肺热则鼻流黄涕，肺燥则鼻干。

**（三）脾**

脾位于中焦，在膈之下，"形如刀镰"。脾与胃同，共为后天之本。其经脉络于胃，与胃相表里。主要生理功能有脾主运化、主升清脾、主统血。

1. 脾的主要生理功能

（1）脾主运化、主升清：运化是消化、吸收、转输的意思。脾主运化，包括运化水谷精微和运化水液两方面。一方面，饮食物经胃初步消化，由脾再进一步消化并吸收其营养物质，转输到心、肺，通过经脉运送至全身，供人体生理活动的需要。另一方面，水液部分亦由脾吸收、转输，在肺、肾、膀胱等脏器的共同协作下，保持人体水液代谢平衡。因此脾对水液的吸收、转输和排泄是人体水液代谢的重要环节。脾的运化功能正常，则人体营养充足，反之，若脾的运化功能异常，可因营养缺乏导致面色萎黄、消瘦乏力、腹泻、消化不良等，或因水湿滞留，导致泄泻、水肿等。

升，即上升、升举之意。清，即水谷精微之意。脾主升清指脾通过其运化功能将水谷精微上升到心、肺、头、目，经心、肺的气血运行营养全身。脾的升清功能正常，水谷精微、营养物质才能正常吸收和输布。脾的升清是与胃的降浊相对的。同时脾气的升举还有防止机体内脏下垂的作用，若脾气虚，失去升清功能，则可见头晕、神疲乏力、腹胀腹泻，若脾气下陷，可见久泻脱肛、各种内脏下垂。

（2）脾主统血：统，有统摄、控制、管辖的意思，是指脾有统摄、控制血液在脉管中运行，使其不致溢出脉外的作用。这种功能主要是由脾气来完成。脾气充足则血液运行正常。若脾气虚弱，血失统摄，则血逸脉外，可见各种慢性出血的病症。如皮下出血、崩漏、便血、尿血等，称为脾不统血或气不摄血。

2. 系统连属（表 1-5）

**表 1-5　脾的系统连属**

| 系统连属 | 生理意义 | 病理影响及诊断意义 |
|---|---|---|
| 脾在志为思 | 正常的思考与脾的功能相关 | 脾的运化升清功能失常，可出现眩晕健忘等症。思虑过度，会影响脾气的升降出入 |
| 脾在液为涎 | 润泽口腔，助于食物的吞咽和消化 | 脾胃不和，则往往导致涎液分泌剧增，而发生口涎自出等现象 |
| 脾在体合肌肉、主四肢 | 全身的肌肉及四肢都需要依靠脾所运化的水谷精微来营养 | 若脾虚气弱，则四肢疲乏无力，甚或肌肉萎弱不用脾 |
| 其华在唇 | 口唇的色泽，与脾的运化功能有关 | 诊察唇的色泽可以反映脾的状况 |
| 开窍于口 | 饮食口味与脾运化功能有密切关系 | 询问口味，可以了解脾的生理功能状态 |

（1）主肌肉、四肢：全身的肌肉、四肢都依靠脾所运化的水谷精微来营养，若脾气虚弱，运化失常，则四肢无力，甚至肌肉萎缩。

（2）其华在唇，开窍于口：口腔是消化道的起点部分，其功能也由脾所司。脾的运化功能好，则食欲旺、口味香，营养好，口唇红润。反之则食欲差、口淡无味，饮食不香，唇淡少华。若脾有湿热，可出现口甜、苔腻，或口唇红肿，甚至口疮糜烂等。所以说，"脾开窍于口"，"其华在唇"。

（3）在志为思：思，即思考、思虑，是人体精神、意识、思维的一种状态。人们认识客观事物，处理问题就必须思考，因此思是一种正常的生理活动。正常情况下，人的思考活动对机体的正常生理无不良影响，但思虑过度、所思不遂，就会影响气的升降出入，导致气机郁结，脾运不健，脾失升清，出现不思饮食、脘腹胀闷、眩晕、健忘等症。

（4）脾在液为涎：涎为清稀的唾液，具有保护、润泽口腔的功能。进食时分泌多，有助于食物的吞咽和消化。《素问·宣明五气》篇说："脾为涎。"故脾的功能正常与否，直接影响涎的分泌。

**（四）肝**

肝位于腹腔，隔之下，右胁内。其经脉络于胆，与胆相表里。主要生理功能有肝藏血，主疏泄。

1. 肝的主要生理功能

（1）肝藏血：肝藏血是指肝具有贮藏血液和调节血量及防止出血的功能。人体各部分的血液常随着不同的生理状况而调节以适应人体生命活动的需要。当人在休息或睡眠时，机体的血液需求量减少，多余的血液回流并藏于肝脏；当劳动或工作时，机体的血液需求量增加，肝脏就调动贮藏的血液，供机体活动的需要。唐代王冰就已认识到："肝藏血，心行之，入动则血运于诸经，入静则血归于肝脏，肝主血海故也。"这充分说明了肝脏对人体血液有着重要的储藏和调节功能，特别是对外周的循环血量的调节起着重要作用。由于肝脏对人体血流量有调节作用，所以人体的各种活动、脏腑组织的各种生理功能，都与肝藏血有密切的关系。

肝藏血的另一个含义是肝可以维持血液的正常流动，不使其溢出脉外，即有防止出血的功能。若肝有病，藏血功能失常，不仅会引起血虚或出血，而且也能引起机体许多脏腑组织的血液濡养不足，发生病变。若肝血不足，不能濡养于目，则两目干涩昏花，甚至夜盲；若不能濡养于筋，则筋脉拘急，肢体麻木，屈伸不利等。

（2）肝主疏泄：疏泄即疏通畅达的意思，是指肝具有保持全身气机疏通畅达，通而不滞，散而不郁的作用。

①调节精神情志：肝有疏畅气机、调节情志的作用。人的情志活动是大脑对客观事物的反映。情志活动除了与心的功能有关外，还主要与肝的疏泄功能密切相关。

肝通过对气机的调节使人的心情舒畅，气血调和，全身各脏腑的功能正常。如果肝的疏泄功能异常，常表现为情志抑郁和亢奋两方面的病理变化。若肝气失于疏泄、气机不畅，则情志抑郁，常见有梅核气、胸闷叹息，沉闷不乐，多愁善感，胸胁、乳房、小腹等部位胀痛不适等症。若肝郁化火可出现面红目赤、性急易怒、头部胀痛，甚至昏厥等症。

②协调消化吸收：中医认为，消化功能主要归脾胃管辖，而脾胃的运化功能与肝的疏泄有密切联系。首先脾胃的功能需要脾的升清与胃的降浊功能的协调统一，完成水谷精微的运输、消化、吸收。而脾胃气机与肝的疏泄功能密切相关，肝的疏泄功能正常，全身气机疏通畅达，脾胃之气升降才能正常。因此，肝的疏泄功能是保持脾胃消化吸收功能正常与否的重要条件。消化还有赖于肝脏分泌的胆汁的帮助，肝气的疏泄功能正常，则有利于胆汁的排泄和饮食物的消化。若肝气失于疏泄，影响脾胃的消化功能，常会出现嗳气、胁胀、腹胀、口苦、消化不良等多种症状。

③维持气血运行：人体血的运行有赖于气的推动，气机调畅血才能正常运行。肝对气血运行的调节失常，可造成气血逆乱之吐血、咯血、呕血、崩漏，甚至晕厥等症。

④调节水液代谢：人体的水液代谢主要靠肺脾肾三脏和三焦通道气化，但是肝的疏泄功能关系到全身气机的畅通。因此，如果肝的疏泄功能正常，则水液代谢也易畅通；如果疏泄失调，则易因气滞而湿阻水停。临床治疗各种原因引起的水肿时，加用疏肝理气药物，可以提高疗效。

⑤调节生殖功能：肝的疏泄功能常影响人的性功能和生育功能。男子的排精、女子的排卵和月经来潮，都与肝的疏泄功能密切相关。疏泄功能正常则冲任二脉通利、气血调和、月经应时、孕育正常；若肝失疏泄，则气机不畅、气血不和、冲任失调，多见男子排精不畅，女子月经紊乱，排卵受阻，表现为痛经、闭经、不孕症、不育症。长期的精神压力，中医称为肝气不舒，还可以导致男性阳痿、女性性欲低下等性功能障碍。

2. 系统连属（表1-6）

表1-6　肝的系统连属

| 系统连属 | 生理意义 | 病理影响及诊断意义 |
| --- | --- | --- |
| 肝在志为怒 | 怒的情志活动由肝调控 | 肝病则易怒，怒又容易伤肝 |
| 在液为泪 | 泪有濡养、滋润、保护眼睛的功能 | 在病理情况下，则可见泪液的分泌异常 |
| 肝在体合筋 | 全身筋膜有赖于肝血的滋养 | 肝血不足则筋力不健，肝风则肢体麻木，抽搐 |
| 其华在爪 | 肝血充盛，则爪甲红润，坚韧明亮 | 肝血不足，则爪甲软薄，色泽枯槁，甚则变形、脆裂 |
| 肝开窍于目 | 目所以能视物，有赖于肝气之疏泄和肝血的濡养 | 肝的功能正常与否，常常反映于目系及其视物功能 |

（1）肝主筋，其华在爪：筋即筋膜，有连接和约束骨节、肌肉，主持运动等功能。在五脏中肝与筋的关系最为密切。《素问·痿论》说的"肝主身之筋膜"，是指筋膜有赖于肝血的滋养，只有肝血充足，才能使筋膜得到充分的濡养，使其维持正常的运动功能。若年老体衰，肝血不足，筋失所养，易导致筋膜不健、肢体麻木、痉挛、萎缩、动作迟缓等症。爪，即爪甲，包括指甲和趾甲，又称"爪为筋之余"。肝血充盛，则爪甲红润，坚韧明亮；肝血亏虚，爪甲失去肝血的滋养，出现爪甲软薄、枯萎、无光泽，甚至变形、脆裂，故称"其华在爪"。

（2）肝开窍于目，在液为泪：目又称"精明"，为视觉器官。人体五脏六腑的精气，通过全身血运，上注于目，由于肝藏血，肝血可以养目，所以肝与目的关系最为密切。《素问·五脏生成篇》说："肝受血而能视。"《灵枢·脉度篇》说："肝气通于目，肝和则目能辨五色矣。"肝开窍于目，泪从目出，故泪为肝之液。泪有濡润、保护眼睛的作用。在正常情况下，泪液的分泌只起濡润的作用而不外溢，而当异物侵入时，泪液即大量分泌，起到清洁眼球和排除异物的作用。当肝脏有病理改变时，则可见泪液的分泌异常。如肝之阴血亏损，则两目干涩；肝经风热，则迎风流泪；肝经湿热，则目眵增多。

（3）肝在志为怒：可以从两方面来理解肝与怒的关系。首先怒是人在情绪激动时的一种情志活动的反应形式。怒对人体的主要影响是造成气机逆乱。而肝主疏泄，其性主升主动，若突然大怒，或经常发怒，势必造成肝气升发太过而伤肝。反之，若肝气上逆或肝火上炎时，往往使人性情急躁，稍受刺激，就会发怒。

**（五）肾**

肾位于腰部，脊柱两旁，左右各一。其经脉下络膀胱，故肾与膀胱相表里。主要生理功能有：肾藏精，主人体的生长发育与生殖，主水，主纳气。

1. 肾的主要生理功能

（1）肾藏精，主人体的生长发育与生殖：精是构成人体和维持机体生命活动的基本物质。《灵枢·经脉》篇说："人始生，先成精。"

肾藏精，指肾对精气的闭藏，其作用是将精气藏于肾，促进肾中精气的不断充盈，防止精气从体内无故流失，为精气能在体内充分发挥其生理效应创造必要的条件。

肾藏精包括肾主人体的生长发育和生殖，以及调节机体代谢和生理功能活动两方面，肾中所藏之精，来源于先天之精，并得到了后天之精的不断充养。先天之精，即禀受于父母的生殖之精；后天之精，是机体从饮食中摄取的营养成分和脏腑生理活动过程中化生的精微物质。两者在肾中紧密结合而构成肾精。先天之精和后天之精之间相互依存、相互为用。后天之精赖先天之精的资助才能源源不断地摄取和化生，而先天之精又需后天之精不断地培育滋养才能发挥其正常的生理效应。

肾中精气的主要生理功能是促进机体的生长发育，并逐步具备生殖能力，以及调节机体的代谢和生理功能活动。

①促进机体的生长发育和生殖：肾中精气的盛衰决定着人体生、长、壮、老、已的自然规律。人从幼年开始，随着肾中精气的逐渐充盛，而出现"齿更""发长"等迅速生长现象。以后又随着肾中精气的不断充盛而产生了"天癸"。天癸是人体肾中精气充盈到一定程度时产生的一种精微物质，这种物质具有促进人体生殖器官发育成熟和维持人体生殖功能的作用。天癸的产生，标志着机体的性腺发育，进入青春期后，在女子表现为按期排卵、"月事以时下"，男子则出现"精气溢泻"的泄精现象，说明性功能逐渐成熟而具备了生殖能力。人到中年后，随着肾中精气的逐渐衰少，天癸也随之减少而渐渐耗竭，出现生殖功能逐渐衰退以至丧失生殖能力而进入老年期。

肾中精气的盛衰可通过观察人体齿、骨、发的生长状态来判断。当肾中精气不足时，就会出现种种相应的病理变化。如婴幼儿期可表现为生长发育不良，出现"五迟"（赢迟、行迟、齿迟、发迟、语迟），"五软"（头颈软、口软、手软、足软、肌肉软）以及"解颅"等病症；在青壮年阶段，可出现早衰的征象，如发鬓斑白、发落齿摇、神疲健忘、智力减退、动作迟缓、反应迟钝以及生殖功能低下或性功能障碍等；老年人则衰老得特别快。这些病理变化临床上称之为"肾精亏虚"。

②调节机体的代谢和生理功能活动：肾中精气之所以能够调节机体的代谢和生理功能活动，是由于肾中精气本身功能活动的两类生理效应，即肾阳和肾阴来实现的。

肾阳，具有激发、推动、温煦人体各脏腑组织器官的作用。在肾阳的作用下，人体的各种生理活动的进程加快，表现为全身阳气旺盛。所以说，肾阳旺则全身之阳皆旺，肾阳衰则全身之阳皆衰，肾阳亡则全身之阳皆亡，人亦死矣。所以肾阳对人体的生命活动至关重要。肾阴，对人体各脏腑组织器官具有滋养、濡润的作用。在肾阴的作用下，人体的各种生理活动的进程减慢，表现为全身阴凝静谧。所以说，肾阴足则全身之阴皆足，肾阴亏则全身之阴皆亏，肾阴亡则全身之阴皆亡，人亦死矣。所以肾阴对人体的生命活动也是至关重要的。

肾阴和肾阳的作用相反，它们既相互对立、相互制约，又相互依存，在机体内维持着相对平衡协调的状态，以调节人体的代谢和生理功能活动，若肾阴肾阳之间丧失了相对的动态平衡，导致任何一方的偏盛或偏衰，都会造成肾中精气不足的病理变化。如肾阳不足，肾阴则相对偏盛，可出现精神疲惫、畏寒肢冷、面色苍白、腰膝酸软、小便频数或失禁、生殖功能减退等肾阳虚所特有的表现。肾阴不足，肾阳则相对偏盛，可出现五心烦热、烦躁不安、头晕耳鸣、腰酸腿软、男子遗精早泄、女子梦交等肾阴虚所特有的表现。

由于肾中精气是人体生命活动的原动力，各脏阴阳之根本，所以当肾阴肾阳失调，出现偏盛偏衰时，就会导致其他各脏的阴阳失调。如肾阴虚不能濡养肝阴，则导致肝肾阴虚而肝阳上亢；肾阴虚不能上济于心，可导致心肾阴虚而心火上炎；肾阴虚不能濡养肺阴，则导致肺肾阴虚而燥热内生；肾阳虚不能温煦脾阳，可导致脾肾阳虚而内生寒湿或水湿泛溢；肾阳虚不能温煦心阳，可导致心肾阳虚而胸阳不振等。反之，其他脏腑的阴阳亏损，日久也必累及肾脏，耗损肾中精气，导致肾阴或肾阳的不足，故有"久病及肾"之说。

（2）主水：肾主水，是指肾具有主持和调节人体水液代谢的作用。肾的这一功能，主要是靠肾的气化作用来实现的，具体体现在以下两个方面：一是肾中精气对参与整个津液代谢过程的各个脏腑都具有调节作用。津液的生成、输布和排泄过程涉及多个脏腑，是在多个脏腑综合协调作用下完成的。其中每一个过程都是以肾中精气为原动力，在肾阴肾阳的调节下进行的。二是肾本身就直接参与津液的输布排泄过程。特别是尿液的生成和排泄，更直接与肾的气化功能相关，肾的气化功能正常，则开合有度，能分清泌浊，调节水液的排出量。开则尿液生成而得以排出；合则机体需要的水液得以保留而被重吸收。若肾中精气不足，气化功能失常，开合失调，造成全身水液代谢的异常，可出现尿少、尿闭、水肿或见小便清长、尿量明显增多等。医疗实践中，经常可以看到有些患者目眶暗黑，或颜面浮肿，这往往与肾主水的功能失调有关。

（3）主纳气：纳，有受纳、摄纳之义。肾主纳气是指肾具有摄纳肺所吸入之清气，防止呼吸表浅的作用。肾的这一功能实际上是其封藏作用在呼吸运动中的具体体现。呼吸运动主要由肺来完成，其中浊气的呼出主要靠肺的宣发作用，清气的吸入靠肺的肃降作用。但是，肺吸入之清气必须在肾的摄纳作用下归于肾中，才能发挥其生理效应。只有肾的纳气功能正常，吸入之清气，才能下达，呼吸才能均匀协调。如果肾的纳气功能减退，摄纳无权，吸入之清气不能下达于肾，就会出现呼吸表浅，气浮于上而出现气喘，呼多吸少，张口抬肩，动则尤甚等肾不纳气的症状。

2. 肾的脏腑系统连属（表1-7）

表1-7　肾的系统连属

| 系统连属 | 生理意义 | 病理影响及诊断意义 |
| --- | --- | --- |
| 肾在志为恐 | 恐，是一种恐惧、害怕的情志活动。与肾的关系密切 | 恐易伤肾 |
| 肾在液为唾 | 唾液中较稠厚的称唾。能润泽口腔 | 多唾或久唾可耗伤肾精 |
| 肾主骨生髓 | 肾精具有促进骨骼生长发育和滋生骨髓、脑髓和脊髓的作用 | 肾中精气不足，则髓海失养 |
| 其华在发 | 肾藏精，精又能化血，血以养发 | 发的生长与脱落、润泽与枯槁常是肾中精气是否充盈的表现 |
| 肾开窍于耳和二阴 | 肾开窍于耳，是指耳的听觉功能依赖肾中精气的充养，尿液的贮存和排泄需肾的气化才能完成，而人的生殖功能亦由肾所主 | 肾虚则听力下降排尿异常，大便溏泄生殖功能低下 |

（1）肾在体合骨，主骨生髓，其华在发：肾主骨生髓，是指肾中精气具有促进骨骼生长发育和滋生充养骨髓、脊髓和脑髓的作用。肾中精气充盈，精生髓以养骨，则能促进骨的生长发育，保持骨的坚韧性，并有利于骨骼的修复。脊髓上通于脑，脑为髓汇聚而成，故称"脑为髓海"。肾中精气充足，则髓得其滋生充养，脑髓充盈，发育健全，才能发挥其"精明之府"的生理功能，使人精力充沛，轻劲有力，耳聪目明，思维聪颖。若肾中精气不足，不能主骨生髓，可出现骨骼脆弱无力，甚或发育不全，造成小儿发育迟缓，骨痿软无力，不耐久立、劳作，或容易骨折等，肾精不能充养脑髓，髓海不足则神疲倦怠、耳鸣目眩、思维迟钝。

"齿为骨之余"，齿与骨同出一源，牙齿的生长更换和坚韧有力也依赖于肾中精气的充养。肾中精气充盛，则牙齿坚固洁白而不易摇动、脱落。肾中精气不足，则小儿齿迟，牙齿发黑，松动而不坚，甚或早期脱落。

发的生长，依赖于精气的滋养。肾藏精，精化血，精血充足，则发黑而润泽。由于发的生长和色泽反映了肾中精气的盛衰，故称发为肾之外候，又称肾"其华在发"。若肾中精气不足，则头发早白，或枯萎、易脱落。

（2）肾开窍于耳及二阴：耳为听觉器官，耳的听觉功能依赖肾中精气的充养。肾中精气充盛，髓海满盈，则听觉灵敏，故称肾开窍于耳。若肾中精气不足，髓海空虚，耳失所养，则可出现耳鸣、听力减退，甚至耳聋等症。

二阴，指前后阴。前阴有排尿和生殖的功能，后阴有排泄粪便的作用。尿液的贮存和排泄虽由膀胱所司，但必须依赖肾的气化才能完成，而人的生殖功能亦由肾所主。若肾中精气不足，开合失常，可出现遗精、早泄、遗尿、小便清长，或尿少、尿闭等症。大便的排泄亦与肾的气化作用有关。肾阳温煦脾阳，肾阴濡润肠道，则排便按时而润爽。若脾肾阳衰，可致泄泻、五更泄、冷秘或久泻滑脱诸症；肾阴虚则肠道失润，又可致大便秘结难解。由此可见，前阴的排尿、后阴的排便功能皆与肾有关。

（3）肾在志为恐：恐为肾之志。恐动于心而应于肾。恐是机体对外界刺激所产生的畏惧情绪反应。若长怀恐惧，或卒恐、大恐，可损伤肾，造成肾气不固，出现二便失禁、滑精等症。若当肾中精气亏损时，亦可出现时时恐惧的情志病变。

（4）肾在液为唾：唾为口津，是唾液中较为稠厚的部分。唾出于舌下，乃肾精所化，能滋润口腔，湿润水谷以利吞咽并助消化。由于唾为肾精所化，故在中医导引吐纳功法中，常主张舌抵上腭，待唾津盈满，然后徐徐咽下，有滋养肾中精气的作用。若肾中精气不足，肾阴亏虚，则口干咽燥，若久唾、多唾，则可耗损肾中精气。

# 二、六腑

## （一）胆

胆为六腑之一，又属奇恒之腑。胆呈囊形，附于肝之短叶间，与肝相连。肝和胆有经脉相互络属而为表里。胆的主要生理功能是：

### 1. 贮存和排泄胆汁

胆汁味苦，色黄绿，由肝之余气所化生，汇集于胆，在消化过程中向小肠排泄，以助脾胃运化，是脾胃运化功能得以正常进行的重要条件。由于胆汁来自肝脏，为清净之液，故称胆为"中精之府"。

胆汁依赖于肝的疏泄，注入小肠，以助饮食物的消化。所以，胆汁的分泌、排泄与肝的疏泄功能密切相关。肝的疏泄功能正常，胆汁排泄畅达，脾胃运化健旺。肝的疏泄功能失常，胆汁排泄不利，影响脾胃运化，可见胁下胀痛，厌食油腻，腹胀便溏；胆汁外溢，可出现黄疸；胆汁上逆，可见口苦，呕吐黄绿苦水。

### 2. 主决断

胆主决断，是指胆在人的意识、思维活动中具有正确地判断事物和做出决定的能力。胆附于肝，肝为将军之官而主谋虑，但要做出决断，还取决于胆。若胆气虚弱则见胆怯怕事、心悸不宁、失眠多梦、数谋虑而不能决等症。胆主决断是中医学的抽象认识，在治疗学上有一定的指导意义。

胆囊形态中空，不仅具有腑的生理功能，可以排泄胆汁，而且具有脏的功能特点，能够储藏精汁，一种器官具有两种属性，故又称胆为"奇恒之腑"。

## （二）胃

胃位于膈下，上口为贲门接食道，下口为幽门通小肠。胃分为上、中、下三部，分别称为上脘、中脘、下脘，统称胃脘。脾与胃通过经脉相互络属而互为表里。胃的主要生理功能是：

### 1. 胃主受纳和腐熟水谷

受纳，即接受、容纳之意；腐熟，即食物经过胃的初步消化，形成食糜之意。饮食经口、食道，容纳于胃，故称胃为"水谷之海"。胃将食物进行初步消化，即受纳和腐熟水谷的功能。胃的受纳和腐蚀水谷依靠的是"胃气"作用，胃气和降，才能消化食物。食物经小肠"分清泌浊"，清者被进一步消化吸收，浊者下移大肠，变为大便排出体外。吸收的精微物质由脾运化以营养全身，因此，人体后天营养的充足与否取决于脾胃的共同作用，故称脾胃为"后天之本"。如果胃的受纳和腐熟水谷的功能失常，可出现胃脘胀痛、纳呆厌食、嗳腐吞酸或多食善饥等症。

古代文献中也经常把脾胃的生化气血、营养机体的功能称为"胃气"，如《中藏经》说："胃气壮，五脏六腑皆壮也。"中医在观察病情时，非常重视胃气的情况，认为"有胃气则生，无胃气则死"，以胃气盛衰作为判断疾病预后的一个重要标准。显然这里的胃气与胃主受纳和腐熟水谷的胃气不是同一概念。一个名词，不同的场合其内涵不同，是中医学的特点和难点，学习时要加以注意。

2. 主通降

胃气以降为和，饮食物入胃，经胃的腐熟后，必须下行入小肠，进一步消化吸收，所以说胃主通降，以降为和。可见胃主通降描述的不是胃的其他生理功能，而是胃的生理特性。正是胃气以通为用，以降为和的生理特性，保证了水谷的不断下输和消化吸收。胃的通降作用还包括小肠将食物残渣下输大肠，传化糟粕的功能，故也称为胃的降浊。若胃失通降，浊气不降，不仅影响食欲，还可出现口臭、脘腹胀闷、便秘等症；若胃气上逆，则可见恶心、呕吐、呃逆、嗳气等症。故胃气以降为顺，以降为和。

**（三）小肠**

小肠位于腹中，上端接幽门与胃脘相连，下端接阑门与大肠相通，是一个回环叠积管状器官。心与小肠有经脉相互络属而互为表里。小肠的主要生理功能是：

1. 主受盛和化物

受盛，即接受；化物，即进一步消化和化生精微之意。小肠接受经胃初步消化的食物，将其进一步消化，转化为精微物质。若小肠的受盛化物功能失调，可出现腹胀、腹痛、腹泻等症。

2. 泌别清浊

小肠主泌别清浊，是指小肠在受盛、化物的同时，对消化后的饮食物进行分清别浊的生理功能。分清，主要是将水谷精微吸收；别浊，主要是将食物残渣输送到大肠。由于小肠在吸收水谷精微的同时，也吸收了大量水液，故又称"小肠主液"。小肠泌别清浊的功能，还与尿量有关。若小肠泌别清浊的功能失调，水走大肠，可致小便短少、大便稀溏或泄泻等症。

**（四）大肠**

大肠亦位居于腹中，其上口在阑门处与小肠相连，其下端即肛门。大肠亦为回环叠积的管状器官。肺与大肠有经脉相互络属而互为表里。大肠的主要生理功能是传化糟粕，排泄粪便。大肠接受经过小肠消化的食物残渣，再吸收其中的水液，使之形成粪便，经肛门排出体外，所以大肠是传导糟粕的通路。大肠功能失调，主要表现为传导失常和粪便的改变，如大肠湿热，气机阻滞，可见腹痛下痢、里急后重；大肠实热，热伤津液，可见便结；大肠虚寒，完谷不化，水谷杂下，可见腹痛、肠鸣、泄泻。

**（五）膀胱**

膀胱位于小腹中央，与肾互为表里。膀胱的主要生理功能是储尿和排尿。尿是人体水液代谢的产物，为津液所化，在肾的气化作用下生成尿液，下输膀胱，而排出体外。因此，尿液的形成和排泄需经过肾和膀胱共同的"气化"作用而完成。若肾或膀胱发生病变，气化不利，储尿、排尿功能障碍，可见尿频、尿急、尿痛，或小便不利、尿少、尿闭，或尿失禁、遗尿等症。

**（六）三焦**

三焦是上焦、中焦、下焦的合称，为六腑之一，是脏腑之外、躯体之内的整个体腔，其中运行着元气和津液。在人体五脏六腑中，唯有三焦最大，可包容其他脏腑，无脏与之相匹配，故又有"孤府"之称。三焦的主要生理功能是：

1. 通行元气

元气根源于肾，为人体生命活动的原动力。元气以三焦为通道而输布于五脏六腑，充沛于全身，以激发、推动人体各脏腑组织的生理功能。由于元气是脏腑气化功能的动力，因此，三焦通行元气的功能关系到全身的气化活动，所以说三焦主持诸气，总司人体的气化。

2. 运行水液

三焦具有疏通水道、运行水液的功能。人体的水液代谢是由肺、脾、肾以及胃、小肠、膀胱等脏腑共同协作完成的，但必须以三焦为通道，水液才能正常地升降出入。三焦运行水液的功能与三焦通行元气的功能密切相关，水液的运行全赖气的升降出入，气行则水行。如果三焦水道不够通利，则可造成水液输布代谢紊乱，而出现病理改变。

在中医学中，三焦的内涵比较多，除了这里介绍的六腑概念以外，还有作为辨证分型的三焦，以及作为部位概念的三焦，如对上焦心肺、中焦脾胃、下焦肝肾的部位划分及其描述，与六腑概念中的三焦就不同。学习时应加以鉴别。六腑中，上中下三焦的内涵为：

（1）上焦：指横膈以上部位，包括心、肺二脏。上焦的主要生理功能是宣发卫气、布散水谷精微与津液，以营养肌肤、毛发及全身脏腑组织，如雾露之溉，故称"上焦如雾"。

（2）中焦：中焦指横膈以下、脐以上的上腹部，包括脾、胃、肝、胆。中焦的主要生理功能是消化、吸收、输布水谷精微和化生气血，如酿酒时谷物的发酵腐熟，故称"中焦如沤"。

（3）下焦：下焦指脐以下的部位，包括肾、膀胱、小肠、大肠等脏腑。下焦的主要生理功能是调节水液运行、排泄尿液和糟粕，有如水浊不断向下疏通、向外排泄一样，故称"下焦如渎"。

# 三、奇恒之腑

奇恒之腑包括脑、髓、骨、脉、胆、女子胞，其共同的生理功能是贮藏精气。它们在形态上多与腑相似，属中空的管腔性器官，但又并非饮食物的消化通道；在功能上则"藏精气而不泻"，与脏相似。它们既不同于脏，又区别于腑，故被称为奇恒之腑。髓、骨、脉、胆前已论述，此处仅介绍脑与女子胞。

**（一）脑**

脑居颅内，由髓聚集而成，故称"脑为髓之海"。脑的主要生理功能是：

1. 脑主精神活动

人的精神活动包括思维意识和情志活动等，都与脑密切相关。脑的功能正常，精神意识、思维活动正常，表现为精神饱满，意识清楚，思维敏捷，记忆力强，语言清晰，情志正常。若脑有病变，脑主精神活动异常，可见记忆力差，意识不清，思维迟钝，精神情志异常。

2. 脑主感觉功能

脑主感觉的功能正常，则视物精明，听力聪颖，嗅觉灵敏，感觉正常。若脑病，感觉功能失常，则可出现视物不清，听觉失聪，嗅觉不灵，感觉迟钝。如髓海不足，可见头晕、目眩、耳鸣，甚至痴呆。

中医对脑的上述功能的认识比较迟，理论也不完善。因此，在临床运用时，精神活动、感觉功能障碍还应从心以及其他相关四脏来论治。

**（二）女子胞**

女子胞又称胞宫、子宫，位于小腹，是女子发生月经和孕育胎儿的重要器官。女子胞的主要生理功能是：

1. 主月经

女子胞是女性生殖功能发育成熟后产生月经的主要器官。月经来潮是一个复杂的生理活动过程，与肾中精气、冲任二脉及心、肝、脾三脏密切相关。幼年期，肾精未盛，天癸未至，子宫未发育成熟，冲任二脉未通，所以没有月经；到了青春期，天癸至，任脉通，太冲脉盛，子宫发育完全，月经按期来潮，并具有生殖能力；到50岁左右，肾中精气渐衰，天癸渐竭冲、任二脉气血渐少，进入绝经期。从这些生理现象可见女子胞主月经的功能，受天癸及冲任二脉的直接影响。此外，心主血，肝藏血、主疏泄，脾为气血生化之源而统血，心、肝、脾对全身血液的化生和运行有调节作用。因此，月经周期的变化与心、肝、脾三脏的生理功能亦密切相关。

2. 主孕育胎儿

月经正常来潮后，女子胞就具有生殖和养育胎儿的能力，受孕以后，胎儿在母体子宫中发育，女子胞就聚集气血以养胎，成为保护和孕育胎儿的主要器官，直至十月期满分娩。

此外女子胞还主生理性带下，分泌阴液，以润泽阴部。所以女子胞是妇女经、带、胎、产的重要器官。

# 第四节　气、血、津液

人体的生命活动，主要依靠脏腑的功能活动，而脏腑的功能活动又必须以气、血、津液为物质基础。它们是相互依存、相互为用的。在人体的各种活动中，这些物质被不断地消耗，同时又靠脏腑的活动而不断地得到化生和补充。

# 一、气

**（一）气的基本概念**

（1）气是人体内不断运动着的具有很强活力的精微物质，是构成人体和维持人体生命活动最基本的物质，如水谷之气、呼吸之气等。

（2）气是指脏腑的各种功能活动，如心气、肺气、脏腑之气、经络之气等。

**（二）气的生成**

气的来源有三个方面：一是来自父母的先天之精气；二是脾胃吸收的水谷精微；三是肺吸入的自然清气。

**（三）气的功能**

气的生理功能，主要有五个方面。

1. 推动作用

气是活力很强的精微物质，对人体的生长发育、各脏腑经络的生理活动、血的生成和运行、津液的生成与输布及排泄等，均起着推动和激发其运动的作用。若气的推动作用减弱，便可见生长发育迟缓或早衰、脏腑经络等组织器官功能减退、血行瘀滞、水液停聚等病变。

2. 温煦作用

气是人体热量的来源。人体正常体温的维持、脏腑经络等组织器官的生理活动、血的运行、津液的输布和排泄等，都要依赖气的温煦作用。若气的温煦作用失常，可出现体温低下，畏寒肢冷，血和津液运行迟缓等寒象，还可因气郁化火、气火偏旺，出现面红目赤、发热、烦躁易怒等热象。

3. 防御作用

人体内的气有防御功能，可保护机体，抵抗外邪。《素问·刺法论》说："正气存内，邪不可干，邪之所凑，其气必虚。"若气虚，则抵抗力下降，防御功能减弱，则易于感冒，易患各类疾病，且不易痊愈。

4. 固摄作用

气有控制血、津液、精等液态物质正常运行的功能。如统摄血在血管中运行，固摄汗液、尿液、精液及各种消化液等，防止精、血、津液的无故流失，还可同护内脏。若气的固摄功能减弱，可出现各类慢性出血、自汗、尿失禁、泄泻、滑精、早泄、带下及各种内脏下垂等。

气的固摄与推动作用，两者相反相成，相互协调，并按需要调控体内液态物质的正常运行、分泌和排泄。

5. 气化作用

气化是指在气的作用下所产生的各种生理变化。常表现为两个方面：一是指脏腑的某些功能活动，如脾的气化功能可将饮食物转换成水谷精微，肾的气化功能可主持调节水液，膀胱的气化功能表现在对尿液的贮存和排泄等；二是指精、气、血、津液之间的相互化生，如水谷精微变成气、血，精和血之间的相互化生，津液转换成汗液、尿液等都是气化作用的具体体现。

**（四）气的运动形式**

气是人体内不断运动的活力很强的物质。气运行于全身，可推动、激发人体各种生理活动。气在体内的运动形式被称为气机。气的运动形式多种多样，主要有升、降、出、入四种最基本的形式。

气的升、降、出、入是通过脏腑的生理活动和脏腑间的相互协调关系来体现的。如肺的呼吸功能，肺气的宣发肃降功能，脾气的升清，胃气的降浊功能等。

气的升、降、出、入运动协调、畅通，称为气机调畅。气机调畅，人体各脏腑的功能正常，才能维持人的正常生理功能。任何原因引起的气的升、降、出、入异常，称为气机失调。如肺气失于宣发肃降之咳嗽、气喘，胃气失降之嗳气、呃逆、呕吐等，脾气下陷之胃下垂、脱肛等，肝气郁结之胁胀、叹息、梅核气等都是气机失调的病理表现。

### （五）气的分类

运行于全身的气，根据其来源、分布及功能的不同分为以下 4 种（表 1-8）。

表 1-8　气的分布与分类

| 名称 | 别名 | 组成 | 分布 | 功能特点 |
|---|---|---|---|---|
| 元气 | 原气 真气 | 肾精所化生，以禀受于父母的先天之精为基础，又依赖后天水谷精气的培育 | 发于肾，通过三焦而流行于全身，内至脏腑，外达肌肤腠理，无处不到 | 推动人体的生长和发育，温煦和激发脏腑、经络等组织器官的生理活动，人体生命活动的原动力，是维持生命活动的最基本物质 |
| 宗气 | | 由肺吸入的清气和脾对饮食物运化生成的水谷精气相结合而成 | 聚集于胸之"膻中"穴，上出咽喉，贯注心肺之脉 | 一是走息道以行呼吸，二是贯心脉以行气血 |
| 营气 | 营阴 | 营气主要由脾胃运化的水谷精气，即最富营养的部分所化生 | 营气分布于血脉之中，成为血液的组成部分，循脉上下，营运全身 | 营气为脏腑、经络等组织器官的生理活动提供营养，并可化生血液，是血液的组成部分 |
| 卫气 | 卫阳 | 卫气主要来自脾胃运化的水谷精气，由水谷精气中性猛、最富活力的部分所化生 | 卫气的特性是活动力特别强，流动迅速，卫气经肺的宣发，运行于脉外、皮肤、肌肉之间，遍及周身 | 一是护卫肌表，防御外邪入侵；二是温煦脏腑、肌肉、皮毛等；三是调节控制腠理的开合，汗液的排泄，以维持体温的相对恒定等 |

1. 元气（又称原气、真气）

来源：元气来源于父母先天之精的化生，又依赖于后天精气的不断滋长。元气的盛衰与先天之精、后天的营养，即肾与脾胃的功能有密切关系。分布：元气藏于肾，通过三焦而流于全身，内至脏腑，外达肌表，无处不到。

主要功能：元气是人体生命活动的原动力，全身各脏腑之气的产生要依赖元气的资助，它除具有激发和推动人体各脏腑组织功能活动的作用外，还有维持人体正常生长发育的功能。元气充沛，则身体健壮，各脏腑功能旺盛，抗病能力强；若先天不足，元气不充，则体弱，各脏腑功能低下，抗病力差。

2. 宗气

来源：宗气由肺吸入的自然界清气和脾运化吸收的水谷精微结合而成，宗气的盛衰与肺及脾胃的功能有密切的关系。

分布：宗气聚于胸中，上出咽喉，贯注于心肺。《灵枢·邪客》篇说："故宗气积于胸中，出于喉咙，以贯心肺，而行呼吸焉。"

主要功能：宗气有帮助肺司呼吸的和协助心主血脉的功能。若宗气不足，一方面影响肺的呼吸功能，可见呼吸功能低下，影响喉的发音，则说话声音低微；另一方面，宗气不足则心主血脉的功能受影响，心血运行不畅导致胸闷、心慌、心前区疼痛以及心脏搏动减弱和节律不整。

3. 营气

来源：营气是由脾胃运化的水谷精气转化而来，营气的盛衰与脾胃功能有密切关系。

分布：营气分布于血脉之中，是血液的组成部分，随血液循环流动至全身。

主要功能：营气有营养全身各脏腑组织的功能，可保证全身脏腑组织正常生理活动的需要，并可化生血液。

4. 卫气

来源：卫气来源于脾胃运化的水谷精气，是人体阳气的一部分，故又有"卫阳"之称。

分布：卫气行于脉外，内走胸、腹、脏腑，外走皮肤、肌肉，遍及全身。

主要功能：卫气的功能有三个方面。一是护卫肌表，防御外邪入侵。卫气旺盛，抗病能力强，抵抗力强，不易生病。二是温煦脏腑、肌肉、皮毛等。卫阳旺盛，脏腑、肌肉、皮毛均可得到卫阳的温养。三是调节维持体温，控制毛孔的开合、汗液的排泄等。若卫气虚弱，体温调节失常，毛孔开合不利，可见易于出汗，又称表虚自汗。

## 二、血

**（一）血的基本概念**

血是循行于脉中的富有营养和滋润作用的红色液态样物质，是构成人体和维持人体生命活动的基本物质。血在脉管（血管）中靠心气的推动，循环运行于全身，濡养人体各脏腑、组织、器官，以维持人体正常的生理功能。若血在脉中循行受阻，或溢出脉外成为离经之血，则不仅丧失其生理功能，而且可成为致病因素。

**（二）血的生成**

人体的血液由脾胃运化的水谷精微而化生，所以说脾胃是气血生化之源。饮食物经过脾胃的消化，其营养成分被吸收，向上传输到心肺，通过心肺等脏器的气化作用，将水谷精微转化为血注于脉中，这就是血液生成的过程。故《灵枢·决气》说："中焦受气取汁变化而赤，是谓血。"

精可以生血，精和血可以互相化生，又称为精血同源。因此肾精充盛，则血的生成充足，心血、肝血均旺盛。

津液也是血液的组成部分，津亏则血少，血少则津亏，两者相辅相成。

**（三）血的功能**

血，具有营养和滋润全身各脏腑、组织、器官、经络的重要功能，血通过血液循环内至脏腑，外达皮毛、筋骨，营养作用无处不到。《素问·五脏生成篇》就有"肝受血而能视，足受血而能步，掌受血而能握，指受血而能摄"的记载。血的营养和滋润作用具体表现在：心血旺盛则面色红润，精神好，记忆力强，运动灵活自如等；肝血旺盛则视物清晰，爪甲荣而有光泽；肾精血旺盛则筋骨坚实有力，脑、耳聪明等；若血虚则临床多见面色无华、头昏眼花、毛发干枯、肌肤干燥、肢体麻木、心悸、月经量少等病症。

血又是神的物质基础，血气充盛，血循环流畅，则神志清晰、精力充沛、思维敏捷；若气血亏少或血的运行失常，甚至血热，可见健忘、失眠、多梦、烦躁、神志恍惚、惊悸不宁，甚至昏迷等多种临床表现。

**（四）血的运行**

血在脉管中循环运行，心、肺、脉构成了血液的循环系统。血液的正常运行，主要以气的推动、固摄及脉道的完整与通利为主要条件。

中医要比西方早近两千年提出了循环学说。《素问·举痛论》说："经脉流行不止，环周不休。"血液的正常运行是脏腑共同作用的结果。它依赖心气的推动、肝气的储藏和调节、脾气的统摄和肺朝百脉等功能的相互配合，使血液周而复始地运行于全身。若其中任何一脏功能失调都可以导致血液的运行失常，出现血不循经溢于脉外的各种急慢性出血，如呕血、咯血、黑便、紫癜、月经过多、月经淋漓等。此外，血液的流畅、脉道的通利、或寒或热等因素都可，直接影响血液的运行，如血流不畅，可导致血运迟缓，出现瘀血。脉道不利可影响血运，而致气滞血瘀。热邪可致血流加速，甚至血溢脉外；寒邪可致血流缓慢，导致寒凝血瘀、疼痛不已。

## 三、津液

**（一）津液的基本概念**

津液是体内正常水液的总称，是维持生命活动的重要物质。包括各脏腑、组织、器官内的液体和正常的分泌物，如各种消化液、涕、泪、汗液、关节腔内的液体及细胞内液等。津和液同属于水液，均来自脾胃运化的水谷精微，比较而言：津，质地清稀，流动性大，主要分布在皮肤、孔窍，并能渗透于血脉中，起滋润作用；液，质地稍稠厚，流动性小，多灌注于关节、脏腑、脑、髓等组织，起濡养作用。津和液可互相转化，故两者合称津液。

**（二）津液的生成、输布和排泄**

津液的生成、输布和排泄是一个复杂的生理过程，是在脏腑的相互协调和密切配合下完成的。津液的生成主要是通过胃的初步消化，并经脾的进一步消化，将水谷精微通过脾的散精和升清作用，向上至心肺，通过心肺的血液循环，将津液输送到全身，同时，经肺的通调水道和脾的运化作用，在肾主水的作用下，将部分津液气化成尿液，通过膀胱的作用排出体外。《素问·经脉别论》中说："饮入于胃，游溢精气，上输于脾，脾气散精，上归于肺，通调水道，下输膀胱，水精四布，五经并行。"

可见，津液的代谢，依靠多脏腑、组织、器官的协作，尤以肺、脾、肾三脏最为重要。若其功能出现失调，将影响津液的生成、输布和排泄，破坏津液代谢的平衡，出现伤津或水液代谢障碍，如水肿、胸水、腹水、痰饮等病症。

**（三）津液的功能**

津液有滋润、濡养体内各脏腑、组织、器官，润泽皮毛、肌肉的功能，并能润滑关节，补益脑髓。津液是血液的重要组成部分，可调节血液的相对恒定（表1-9）。

**表1-9　津液的功能**

| 生成来源 | 性状 | 分布 | 功能 |
| --- | --- | --- | --- |
| 脾胃运化饮食水谷 | 清稀流动性大 | 体表皮肤、肌肉和孔窍，渗注于血 | 滋润 |
| | 稠厚，流动性小 | 脉灌注于骨节、脏腑、脑、髓等 | 濡养 |

# 第五节　经络

经络是经脉和络脉的总称。经者，径也，有路径的意思，是经络系统中直行的主干，分布在人体较深部位。络者，网络也，是经脉别出的横行分支，分布在较浅部位。络脉纵横交错，遍布全身，无处不在。经络是运行气血、联络脏腑肢节、沟通人体内外、贯穿全身上下的通路。经络内属于脏腑，外络于肢节，把人体的五脏六腑、四肢百骸、五官九窍、皮肉筋脉等组织器官连接成一个统一的有机整体，使人体各部的功能活动保持相对的协调和平衡。

## 一、经络系统的组成

经络系统是由经脉和络脉组成的，在内连属于脏腑，在外连属于筋肉、皮肤。

经脉分为正经和奇经两类。正经由手三阴经、手三阳经、足三阴经、足三阳经共十二条经脉组成，是运行气血的主要通路。十二经脉有固定的起止部位和穴位，有一定的循行路线和交接顺序，在肢体的分布和走向有一定规律，同脏腑有直接的络属关系。由于十二经脉是经络系统的主体，故又称之为十二正经。奇经是相对正经而言，因其有八条经脉，即任脉、督脉、冲脉、带脉、阴维脉、阳维脉、阴跷脉、阳跷脉，故称之为奇经八脉。奇经八脉具有统率、联络和调节十二经脉的作用。另外，经脉中尚有十二经筋、十二皮部和十二经别。

络脉又分为十五别络、孙络、浮络。十五别络是从十二正经及奇经八脉中的任、督二脉各分出一支别络，再加上脾经的一条大络，称之为十五别络或十五络脉。具有加强表里两经在体表的联系和渗灌气血的作用。浮络是浮现于体表的浅表部位的络脉。孙络是络脉中最为细小的分支。

## 二、十二经脉

**（一）十二经脉的命名、分布和走行交接规律**

1. 十二经脉的命名

十二经脉的命名是结合阴阳、脏腑、手足三个方面而定的，它们分别隶属于十二脏腑。十二经脉是用其所属脏腑的名称，结合循行于肢体（包括手足）的内外、前中后的不同部位，根据阴阳学说的内容赋予了不同的名称。因为五脏属阴，所以凡是和五脏相连的经脉叫作阴经，阴经循行在四肢的内侧。六腑属阳，凡是和六腑相连的经脉叫作阳经，阳经循行在四肢的外侧。根据阴阳衍化理论，阴阳又可分为三阴三阳，即太阴、厥阴、少阴和太阳、少阳、阳明。五脏之中的心、肺、心包都位于胸膈以上，属三阴经。它们的经脉分布在上肢内侧，属阴，为手三阴经。大肠、小肠、三焦属三阳经，它们的经脉分布在上肢外侧，属阳，为手三阳经。脾、肝、肾位于胸膈以下，属三阴经，它们的经脉分布在下肢内侧，属阴，为足三阴经。胃、胆、膀胱的经脉分布在下肢外侧，属阳，为足三阳经。按照各经所属脏腑，结合循行于四肢的部位，就决定了十二经脉的名称。

2. 十二经脉在体表的分布规律

十二经脉在体表的分布走行有一定的规律：阳经分布于四肢的外侧面、头面和躯干。上肢的外侧为手三阳经；下肢外侧为足三阳经。阴经分布于四肢的内侧面和胸腹。上肢的内侧为手三阴经；下肢的内侧为足三阴经。手足三阳经在肢体的分布规律是：阳明经在前，少阳经在中，太阳经在后。手足三阴经在肢体的分布规律是：太阴经在前，厥阴经在中，少阴经在后。但是足三阴经在下肢内踝上八寸以下是足厥阴经在前，足太阴经在中，足少阴经在后，行至内踝上八寸以上时则是足太阴经在前，足厥阴经在中，足少阴经在后。在头面部，阳明经循行于面部、额部；太阳经循行于面颊、头顶及头后部；少阳经循行于侧头部。在躯干部，手三阳经循行于肩胛部；足阳明经循行于胸腹部；足太阳经循行于腰背部；足少阳经循行于人体侧面。手三阴经循行于胸部且均从腋下走出；足三阴经均循行于腹部。

3. 十二经脉的走向和交接规律

十二经脉的走向和交接是有一定规律的。手三阴经起于胸中，从胸走向手指末端，交给手三阳经；手三阳经从手指末端走向头面部，交给足三阳经；足三阳经从头面部向下走行，经过躯干、下肢，走向足趾末端交给足三阴经；足三阴经从足趾沿小腿、大腿，走向腹部、胸部，交给手三阴经。手足三阴三阳经脉如此交接循行，阴阳相贯、构成一个周而复始的传注系统。

**（二）十二经脉的表里属络关系**

十二经脉通过经别和别络互相沟通，组合成六对表里相合的关系。手太阴肺经和手阳明大肠经互为表里；手厥阴心包经和手少阳三焦经互为表里；手少阴心经和手太阳小肠经互为表里；足太阴脾经和足阳明胃经互为表里；足厥阴肝经和足少阳胆经互为表里；足少阴肾经和足太阳膀胱经互为表里。互为表里的阴经与阳经在体内与脏腑有属络关系，阴经属脏络腑，阳经属腑络脏。即手太阴肺经属于肺联络大肠；手阳明大肠经属于大肠联络肺；手厥阴心包经属于心包联络三焦；手少阳三焦经属于三焦联络心包；手少阴心经属于心联络小肠；手太阳小肠经属于小肠联络心；足太阴脾经属于脾联络胃；足阳明胃经属于胃联络脾；足厥阴肝经属于肝联络胆；足少阳胆经属于胆联络肝；足少阴肾经属于肾联络膀胱；足太阳膀胱经属于膀胱联络肾。互为表里的经脉，在生理上相互联系，在病理上相互影响。

**（三）十二经脉的流注次序**

十二经脉中的气血运行是循环流注的。从手太阴肺经开始，依次流注，最后传至足厥阴肝经，再重新传至手太阴肺经，阴阳相通，首尾相贯，如环无端。

**（四）十二经脉的循行部位**

1. 手太阴肺经

起于中焦，向下联络大肠，又返回通过幽门、贲门、穿过膈肌上属于肺。再至咽喉部横行至胸部外上方中府穴出腋下，沿上肢掌侧面前缘下行，经过肘关节、腕关节至大鱼际，直出拇指桡侧端。

其支脉，从手腕后方列缺穴分出，沿掌背侧走向示指桡侧端商阳穴，与手阳明大肠经相交接。

2. 手阳明大肠经

起始于示指桡侧端的商阳穴，经第一、第二掌骨之间及手腕的桡侧，行至肘外侧，沿上肢外侧面前缘，上肩部、经肩关节前缘，向后至第七颈椎棘突下方，再向前进入锁骨上窝，入胸腔联络肺脏，再向下通过膈肌下行入属大肠。

其支脉，从锁骨上窝上行经颈部至面颊，入下齿中，再回绕夹口角两旁，左右交叉于人中穴，到达对侧鼻翼旁迎香穴，与足阳明胃经相交接。

3. 足阳明胃经

起始于鼻翼旁迎香穴，沿鼻两侧上行入眼内角，与膀胱经相交会，再向下行，入匕齿中，返回来环绕口唇，下交唇下的承浆穴，再返回沿下颌骨后下缘到大迎穴七行过耳前，沿发际到额前。

其支脉，从下颌骨下行，沿喉咙下行至锁骨上窝，入胸腔穿膈肌，属胃络脾。

其直行主干，从锁骨上窝出体表沿锁骨中线下行，经过乳头，向下沿腹部正中线左右2寸处向下行至腹股沟。

其支脉，从胃口处分出，从腹腔内下行至腹股沟与直行主干会合，再下行到大腿前外侧及髌骨外侧缘，再沿胫骨前缘下行至足背，入足二趾外侧端（历兑穴）。

其支脉，从足三里穴分出，下行入中趾外侧端。

其支脉，从足背上的冲阳穴分出，前行入大趾内侧端隐白穴，交于足太阴脾经。

4. 足太阴脾经

起始于足大趾内侧端，沿足背内侧、小腿内侧正中上行，在内踝上八寸处交足厥阴肝经的前面，经膝、股部内侧前缘进入腹部，属脾络胃，过膈肌夹食道两旁上行到舌根部，散布于舌下。

其支脉，从胃部上行过膈注心中，与手少阴心经相交接。

5. 手少阴心经

起始于心中属于心系，穿膈肌下行络小肠。

其支脉，从心系发出，夹食道上行连于双眼。

其直行主干，从心系上行入肺，经两肋后沿上肢内侧后缘，过肘抵掌，入掌中，经四、五掌骨之间到手小指桡侧端，出小指桡侧端少冲穴，与手太阳小肠经相交接。

6. 手太阳小肠经

起始于小指外侧端（少泽穴），沿手背及上肢外侧后缘，经尺骨鹰嘴和肱骨内上髁之间，沿上臂外侧后缘，到肩关节后面，绕肩胛上肩部前行入锁骨上窝，入胸腔络心，沿食道穿膈肌到胃部下行属小肠。

其支脉，从锁骨上窝出行上行到面颊，沿眼外角进入耳中。

其支脉，从面颊分出上行眼下，抵于鼻旁，至眼内角交足太阳膀胱经。

7. 足太阳膀胱经

起始于眼内角睛明穴，向上交于头顶百会穴。

其支脉，从头顶分出，到耳上角。

直行主干，从头顶部分出，向后达天柱穴，下行于大椎，沿肩胛内侧旁开脊柱1.5寸处到达腰部肾俞，进入两侧腰肌内，联络肾入属膀胱。

其支脉，从腰部分出，沿脊柱两旁下行穿过臀部，从大腿后侧外缘下行至腘窝中。

其支脉，从颈部分出经肩胛内侧，从附分穴挟脊柱旁开3寸下行至髀枢（髋关节），经大腿后侧至腘窝中，与支脉会合，再向下穿入腓肠肌，出走于足跟，沿足背外侧缘至小趾外侧，交于足少阴肾经。

8. 足少阴肾经

起始于足小趾下，斜走足心，从舟骨粗隆下沿内踝后走向足跟，沿小腿内侧后缘达到腘窝内侧，经大腿内侧后缘到会阴部，入脊柱后上属于肾联络膀胱。

直行经脉，从肾部上行，穿肝过膈上入肺，沿喉咙到舌根两旁。

其支脉，从肺中分出络心，注于胸中交接于手厥阴心包经。

9. 手厥阴心包经

起始于胸中，出属于心包络，向下过膈联络上、中、下三焦。

其支脉，从胸中分出，沿胸外侧向上至腋窝下，沿上肢内侧中线入肘关节，至腕部入掌中，沿中指桡侧至中指尖端。

其支脉，从掌中分出沿环指尺侧端交于手少阳三焦经。

10. 手少阳三焦经

起始于环指尺侧端，向上沿环指尺侧至手腕背面，上行至尺、桡骨之间，通过肘尖，沿上臂外侧向上，至肩入胸腔，联络心包，过膈肌入属上、中、下三焦。

其支脉，从胸上肩交会于大椎，上行到项，沿耳后上耳角，屈曲向下至目眶下。

其支脉，从耳后分出进入耳中，出于耳前颊部，与分支相交于眼外角的瞳子髎穴，交接于足少阳胆经。

11. 足少阳胆经

起始于二目外眦，上至头角。再向下到耳后，再折回上行，到额部眉上，又向后折至风池穴，沿颈下行至肩部交会于大椎，入胸腔至腋下，沿侧胸部到肋部，下行至环跳穴，再向下沿大腿外侧、膝关节外缘，行于腓骨前外侧向下行，出外踝前面，沿足背出于第四足趾外侧端。

其支脉，从足背分出，前行至足大趾外侧端，返回足大指甲上丛毛处，交于足厥阴肝经。

12. 足厥阴肝经

起始于足大趾爪甲后丛毛处，向上沿足背上行，沿胫骨内缘向上，在内踝上八寸处交于足太阴脾经之后。沿大腿内侧中线，入阴器至小腹，挟胃属肝络胆，穿膈布于胁肋，上入鼻咽连于目，向上交会于头顶。

其支脉，从目系分出，下行颊部，环绕唇内。其支脉，从肝分出穿膈肌，上入胸中，交于手太阴肺经。

## 三、奇经八脉

奇经八脉是任脉、督脉、冲脉、带脉、阴维脉、阳维脉、阴跷脉、阳跷脉的总称。具有统帅、联络和调节十二经脉气血的作用。

督脉和任脉的循行部位：

1. 督脉

起于小腹胞中，出于会阴，向后行于脊柱之内，沿骶、腰、胸、颈椎，上行至后头部正中风府穴处，进入脑内，上行头顶，沿前额下行至鼻柱，抵达上唇系带处。其一条支脉，贯通于心，联络至肾。

2. 任脉

起于小腹胞中，出于会阴，上入耻骨阴毛际，沿腹部胸部正中线上行至咽喉，再向上经过颈部，抵达下唇下方颏唇沟中承浆穴。

## 四、经别、别络、经筋、皮部

1. 十二经别

十二经别是别行的正经，即是从十二经脉分别出来的经脉，其循行特点可用"离、入、出、合"来概括。即十二经别从十二经脉的四肢部分别出，称为"离"；深入体腔脏腑深部，称为"入"；然后浅出体表，称之为"出"；最后上于头面部，阴经的经别和阳经的经别相合而分别注入六阳经脉，称为"合"。

十二经别具有加强十二经脉中互为表里的两经之间体内联系的作用，到达某些十二正经不能循行到的器官、部位、肢体，以补充十二经脉之不足。

2. 十二经筋

十二经筋是十二正经分布在筋肉、肌腱、关节等部位的体系，具有加强十二经脉在筋肉之间联系、约束骨骼、主司关节肌肉运动的作用。

3. 十五别络

十五别络是从十二经脉及任、督二脉中各分出一支别络，再加上脾经的一条大络，称之为十五别络。它具有加强表里两经在体表的联系和渗灌气血的作用。十五络脉又称之为十五络穴，即当络脉自经脉上的某个穴位分出后，这支络脉的名称就以分出之处的穴名来定名。

## 五、经络的功能

1. 沟通表里上下，联系脏腑器官

五脏六腑、四肢百骸、五官九窍、皮肉筋骨等组织器官在经络系统的沟通联系下，使人体成为一个有机的整体。

2. 通行气血，濡养脏腑组织

气血通过经络的运行，通达全身，营养脏腑组织器官，抗御外邪，保卫机体，这些都有赖于经络的传输。

3. 调节功能平衡

运行气血，调和阴阳，维持体内外环境相对平衡。

4. 感应传导作用

疾病疼痛的传导以及针刺治疗感应的传导都有赖于经络。

5. 阐释病理变化

在生理上运行气血，感应传导。在病理上传递病邪，反应病变。

6. 指导疾病诊断

经络有一定的循行部位和络属脏腑，根据病变的部位，结合经络循行及所连脏腑，即可做出诊断。

7. 指导疾病的治疗

主要是指导针灸、推拿、火罐的循经取穴和中药的归经选择。

8. 用于疾病的预防

调理经络可以预防疾病，如：常灸足三里、风门穴可以强壮健身、预防感冒。

# 第六节　生命活动的整体联系

## 一、脏腑之间的相互关系

人是一个有机的整体，各脏腑有着不同的生理功能，但它们彼此之间密切联系，既相互依赖，又相互制约，共同协作，形成了一个统一的整体。因此，当发生病理变化时，脏腑之间常互相影响。

### （一）五脏之间的相互联系

1. 心与肺

心与肺同居上焦，心主血脉，肺主气，司呼吸，朝百脉，心与肺的相互关系主要表现在气和血的运行两方面。血的运行有赖于气的推动，肺气充盛，宗气的来源充足，则有益于心气推动血液循环的功能；若心气旺盛，肺朝百脉的功能明显增强，肺气充足，则心气也旺盛。两脏的相互配合，保证了气血的正常运行，维持了人体的正常新陈代谢。若心气虚，心阳不振，心气无力推动，心血运行不畅，肺朝百脉的功能明显减弱，则出现胸闷、气短、咳喘、心动过缓等症状。

2. 心与脾

心与脾的相互联系主要表现在血液的生成和运行两方面。脾主运化，为后天之本，气血生化之源。心的气血来源于脾所运化的水谷精微，若脾气虚，气血来源不足，则心气、心血均不足，心主血脉的功能减弱，可见心慌、胸闷、头昏、失眠等症。

3. 心与肝

心主血，肝藏血，心主神志，肝主疏泄，心与肝的关系主要表现在血液与情志两方面，肝藏血，心行之，肝血充盈，则心血充足。人的精神情志不仅与心有关，还与肝的疏泄、调节功能有关。肝的疏泄功能正常，气血调和，有助于心主神志功能的正常发挥。

4. 心与肾

心在五行属火，肾在五行属水，心为火脏，肾为水脏，一阴一阳，心肾阴阳，必须保持动态平衡，使心肾功协调，称为心肾相交。这种平衡遭到破坏时，常出现平衡失调，称为心肾不交，可见心烦、失眠、心悸、健忘、头晕、耳鸣、腰膝酸软、梦遗等症。

5. 肺与脾

肺和脾的关系主要表现在气的生成和津液的代谢方面。人体宗气的来源，主要靠肺吸入的清气和脾运化的水谷精微聚于胸中。肺气不足或脾气虚，均可导致宗气的来源减少，出现气短、呼吸功能减弱、运化功能减弱等症。人体的水液代谢除与肾有关外，还与脾运化水液、肺通调水道的作用密切相关。若脾虚不能运化水液，或肺气虚不能通调水道，均可见便溏、水肿、痰饮等症。

6. 肺与肝

肺与肝的关系主要表现在气机调节方面，肺主降而肝主升，两者相互协调，对调畅气机起着重要作用。若肺气不降，或肝气火太盛，可出现咳逆，甚至咯血等症。肺内有热，肺失清肃，可影响肝之疏泄，出现咳嗽、胸胁疼痛、胀满、头晕、头痛、面红目赤等。

7. 肺与肾

肺与肾的关系主要表现在水液代谢和呼吸两方面，肺为水之上源，肾主水，肺的宣降、呼吸作用有赖于肾的纳气和气化功能。若肺失宣降，通调失司，可影响肾的气化、主水的功能，出现咳喘、水肿、尿少。若肺气久虚，久病伤肾，常导致肾不纳气而出现气短、喘促、动则加剧等症。

8. 肝与脾

肝与脾的关系主要表现在对血液的调节和消化吸收功能的协调方面。脾主运化，肝主疏泄，脾的运化功能有赖于肝疏泄功能的协助，肝的疏泄功能正常，则胆汁的排泄正常，脾的运化功能健旺。血液的调节有赖于肝的疏泄功能和脾的统血功能，肝的疏泄功能正常，储藏、调节血液的功能也正常，血液能在血管中正常运行。若脾气虚，不能统摄血液，可影响肝对血液的调节功能，可表现为各种出血、胁胀、腹胀、食欲缺乏等。

9. 脾与肾

脾为后天之本，肾为先天之本，后天与先天相互滋生，相互促进，相互为用。先天之精是后天之精的保证，后天之精要不断充养先天之精，才能保持生命活力。若肾虚，可导致脾虚，形成脾肾两虚，见下利清谷或五更泻、水肿等症，脾虚日久也可导致肾虚。

10. 肝与肾

肝与肾的关系主要表现在精与血方面。肝藏血，肾藏精，精和血之间存在着相互转换的关系。血的化生有赖于肾精的气化，肾精的充盛有赖于肝血的滋养，精能生血，血能养精，精血可相互滋生，相互转化，称为精血同源，亦称肝肾同源。同样，精血在病理上可相互影响，若肾精亏损，可导致肝血不足，肝血不足也可导致肾精亏损。

另外，肝的疏泄功能与肾藏精之间也有相互关系，主要表现在男女生殖系统方面，若肝的疏泄功能异常，影响肾的藏精，可出现女子月经周期紊乱、经量过多或闭经，男子遗精、滑精等症。

肝肾之阴在生理上相互滋生，病理上相互影响。肾阴不足可致肝阴亏虚，肝阳上亢，称为"水不涵木"；肝阴不足也可致肾阴亏损，相火偏旺。

**（二）六腑之间的相互关系**

六腑是传导化物的器官，它们既有明确分工，又协同合作，共同完成饮食物的消化、吸收和排泄过程。水谷的转化需要受纳、消化、传导、排泄各个过程不间断进行，故六腑以通畅为顺，不通就会发生病变。故称"六腑以通为用""腑病以通为补"。在生理上，胃主受纳，胃气主降，小肠泌别清浊，大肠传导糟粕，胆贮存、排泄胆汁，膀胱贮存、排泄尿液。在病理上，胃失和降，可见嗳气、恶心、呕吐苦水；大肠传导不利，可见大便燥结、腹满胀痛；胆失疏泄，可见胁痛、黄疸等症。

**（三）脏与腑之间相互的关系**

脏与腑之间的关系实际上就是脏腑阴阳表里之间的关系。脏属阴，腑属阳，脏为里，腑为表，表里阴阳之间有经络相通，相互配合，脏藏而不泻，腑泻而不藏，脏腑间的关系密切。

1. 脾与胃

脾主运化，胃主受纳，脾主升清，胃主降浊，一脏一腑，共同协作，完成饮食物的消化、吸收以及水谷精微的输布、滋养全身的作用。故称脾胃为"后天之本"。脾气升则健，胃气降则和，升降协调是水谷精微输布和食物残渣下行的动力，而且是人体气机上下升降的枢纽。脾性喜燥恶湿，胃性喜润恶燥。在病理上，若脾为湿困，运化失职，清气不升，可影响胃的受纳与降浊功能，出现腹胀、食欲缺乏、恶心、舌苔腻等症。若胃气不降，食滞胃脘，可影响脾的运化与升清功能，出现腹胀、泄泻。

2. 肝与胆

胆附于肝，胆汁来源于肝，肝、胆、脏、腑互为表里。胆汁的贮藏和排泄有赖于肝的疏泄功能，胆汁的排泄通畅，又利于肝疏泄功能的正常发挥，因此肝、胆在生理上关系密切，在病理上相互影响，肝的病变常影响于胆，胆的病变也可影响肝，肝胆症状常同时并见，如肝胆湿热，肝胆火旺，常可见全身黄疸、胁痛、口苦、目赤、眩晕等肝胆同病的症状。

3. 肾与膀胱

肾为水脏，膀胱为水腑。膀胱的贮尿和排尿功能有赖于肾的气化和固摄作用，肾气充足，膀胱的气化功能正常，开合有度，尿液的贮存和排泄正常。肾气不足，膀胱的气化功能失常，开合无度，则可出现尿闭或尿失禁、遗尿、多尿、小便不畅等症。

4. 心与小肠

心与小肠经脉相通，互为表里。在病理方面，心有实火，可移热于小肠，出现尿少、尿赤、尿痛。小肠实热，亦可循经上炎于心，出现心烦、口舌生疮、舌尖红等。

5. 肺与大肠

肺与大肠有经脉相通，互为表里。肺气肃降有利于大肠的传导功能；而大肠的传导功能正常，又有助于肺气的肃降。在病理方面，若大肠实热，腑气不通，可致肺失肃降，见胸闷、咳喘等症；若肺气虚弱，肺失肃降，津液不能下达，大肠传导乏力，可出现便秘、大便难解等。

# 二、气、血、津液之间的相互关系

## （一）气与血之间的相互关系

气属阳，血属阴，气和血之间存在相互依存、相互滋生、相互制约的密切关系，这种关系可概括为以下几个方面。

1. 气为血之帅

（1）气能生血：在血的生成过程中，气化作用十分重要。脾气把饮食物转化成水谷精微，继而变成血液，这个过程离不开气化作用。脾气旺，则化生血的功能也强；脾气虚，血液的正常化生将受影响。气旺则血生，气虚则血少。故临床治疗血虚证时，在补血的同时，常配以补气药，其目的在于补气生血。

（2）气能行血：血在血管中正常运行，全靠气的推动。如心气的推动、肺气的宣发肃降、肝气的疏泄条达、脾气的统摄血液，所以说，气行则血行，气滞则血瘀。在病理上，若气虚推动无力，可见心动过缓、胸闷、头昏、乏力等症；若气滞血瘀，可见腹胀、腹痛、痛经、发绀等症；若气机逆乱，血行失序，血随气逆，可见面红目赤、吐血、衄血、月经过多、下血等。

（3）气能摄血：是指气对血液的控制、固摄作用。可使血在血管中正常运行，不外溢，气的这种功能主要是通过脾的统血作用来完成。若气虚，不能统摄血液，可导致各种慢性出血的病症。

2. 血为气之母

（1）血能载气：血是气的载体，气存于血中，靠血的运行到达全身。若血不能载气，可发生气脱。如大出血时，因流血过多而造成气随血脱。

（2）血能养气：血为气的功能活动提供营养，使气始终保持旺盛的功能。若血虚不能提供所需营养，气也随之而虚衰。

## （二）气与津液之间的相互关系

气属阳，津液属阴，气与津液的关系和气与血的关系相似。津液的生成、输布和排泄，全靠气的升、降、出、入运动和脏腑之气的气化、温煦、推动、固摄作用，气在体内的存在及其运动变化，既依附于血，也依附于津液，两者生理上关系密切，病理上相互影响。

1. 气能生津

津液的生成有赖于气的作用，如脾气旺盛，脾运化水液的功能增强，人体的津液来源就充足；脾气虚，运化水液功能减弱，表现为津液不足，可见口干、咽燥、皮肤干燥、大便干结等症。

2. 气能行津

气能行津是指津液的代谢靠气的推动和气化作用，由于肺、脾、肾三脏的共同协作，才使津液能生成、输布和排泄正常，人体的水液代谢全过程都靠气的气化作用来完成。所以说，气能行水，若气的推动和气化作用失常，水液代谢出现障碍，可见各种水液停聚在体内，病理上称为气不行水，故临床上在对水液代谢疾病的治疗上常在利水的同时配以行气、健脾的药物。

3. 津能载气

津液是气的载体，无形之气必须依附于有形之津液才能存在于体内，当津液大量流失时，气亦随之而受损，临床称为气随液脱。

# 三、体质与健康

体质学说是研究人体中不同个体的身心特点，以及这些特性对于生命延续和疾病发生发展影响的基本理论。它成熟于明清时期，是中医认识人体的重要部分，在养生保健和防治疾病等方面均有一定价值。

人是生理与心理的统一体。古代医家认识到了个体特殊性，也从生理和心理两方面着眼，前者常简称体质，后者常简称气质，两者相互影响，但体质更具有基础性意义。

## （一）体质的概念

体质是指人群中的个体在其生长发育过程中所形成的生理差异，这种差异可表现在形态、结构、功能、代谢以及对外界刺激的反应性等方面。中医古籍中所说的"禀质""赋禀""禀赋""气禀""形质"等，与体质的内涵较为相似。

体质的病理表现主要是个体对某些病因的易感性和某些疾病的易患性，以及疾病传变、转归的某些倾向性。每个人都有自己的体质特点，这一特点不同程度地体现在健康和疾病过程中。因此，体质实际上是在人群生理共性基础上不同个体所具有的生理特殊性。

体质是普遍存在的，每个人都有着自己特定的体质类型。同时，人在成年后，其个体生理特征相对稳定，一般不会骤然变化。但体质并非绝对一成不变，年龄的递增、慢性疾病的损害消耗以及自身持之以恒的调养锻炼等，都可使体质发生变化。

## （二）体质的构成

体质由体型、脏腑、精气血津液、生理功能等诸多要素构成。

1. 体型

指个体的外形特征。它以外在的躯体形态为基础，与内部脏腑的结构功能和气血的盛衰有一定关系。例如，形体肥胖、肌肉柔软、肤白无华者，其形盛气虚，多湿多痰；形瘦色苍、肌肉瘦弱、胸廓狭窄、皮肤干燥者，常阴血不足，内有虚火。不同人的体型差异最为直观，故备受重视。《内经》论及体质，多重视体型特点。

2. 脏腑

人体的生理功能皆由脏腑完成，因此，脏腑的形态和功能特点，是构成个体体质的重要因素。

3. 精气血津液

皆是维持生命活动并决定生理特点的重要物质，故可影响体质。如津液亏虚者，易表现为"瘦削燥红质"；津液代谢迟缓青，多表现为"形胖痴呆质"；精亏则是老年体质的共性。

4. 生理功能

机体的防病抗病能力、新陈代谢、自我协调以及阴阳偏盛偏衰的基本状态等，都是生理功能的表现和结果，是构成体质的要素。

## （三）影响体质形成的因素

1. 先天因素

在体质形成过程中，先天因素起着关键的基础性作用，是人体体质强弱的前提条件。父母生殖之精的盈亏盛衰决定着子代禀赋的厚薄强弱，对子代体质具有重大的影响。

2. 年龄因素

随着年龄的增加，不同的体质逐渐成熟而定型。在不同的年龄阶段，其体质的特点、强弱也不相同。

3. 性别差异

男女在体型、脏器结构、生理功能诸方面都有不同，因而体质上也有差异。除躯体形态和生理方面存在显而易见的不同之外，中医还认为"男子以肾为先天""以精为本"；而"女子以肝为先天"，"以血为本"。在病理上，对于病邪男子比女性更为敏感，易患疾病，且病变多较严重。

4. 地理气候因素

长期生活在特定的地理环境中，可因水土性质、气候特点、生活习俗等影响体质。一般而言，北方人多形体壮实，腠理致密，多见阳虚脏寒；东南之人多形体瘦弱，腠理疏松，多阴虚湿热；滨海临湖之人，则多湿多痰。

此外，膳食结构和营养状况对体质的影响也是明显的，生病之后体质也会发生改变，长期劳作或锻炼也可能削弱或增强体质。但饮食和自身摄养行为对体质的影响是一个缓慢而持续的渐进过程，且因人而异，有明显的个体化倾向。

总之，先天因素是体质形成的基础，而各种后天因素影响着体质的变化。良好的生活环境、合理的饮食起居、稳定的心理情绪，可以增强体质，促进身心健康；反之则使体质衰弱，甚至导致疾病。改善后天体质形成的条件，可以弥补先天禀赋之不足，从而达到以后天养先天，使弱者变强而强者更强的目的。

**（四）体质学说的应用**

1. 指导养生健体

历代医家主张，无论食疗调理，还是形体锻炼，都应结合不同的体质类型选择相应的方法，以达到理想的养生效果。临床上，不同体质的个体，常对不同的病因或疾病具有易感易患性。某些体质，特别容易感受某邪，罹患某病，或形成某种证候类型。如阳虚体质者，阳气易被湿邪遏制；阴虚体质者，阴血易被瘀热所伤。陆平一在《溪医论选》中明确指出："人之生也，体质各有所偏。偏于阴虚，脏腑燥热，易感温病，易受燥气；偏于阳虚，脏腑寒湿，易感寒邪，易患湿症。"因此，应根据不同的体质类型，采取相应的措施，以改善体质，做好防范，减少易患性。如形胖湿腻体质者，易发胸痹，宜及早化湿减肥，防止胸痹的发生。

2. 指导诊治疾病

首先，体质是辨证的基础。同种疾病、不同的患者由于体质的差异可表现为不同的证型；不同疾病、不同的患者由于体质的相似也可表现为相同的证型。体质是形成证的生理基础。因此，中医辨证时，既要考虑所患疾病的性质，更应注意患者的体质特点，以便掌握病因病机的总体特征。其次，体质是治疗的依据。体质特征与病和证的发生形成密切相关，注重体质是论治的重要环节。临床上需区别不同的体质特征加以施治，并讲究不同的方药宜忌。选择善后调理的具体措施时，也应兼顾对象的体质特征。

总之，在疾病的防治过程中，按体质论治既是因人制宜的重要内容，也是中医治疗学的特色。在临床治疗中，对于同一种疾病，同一治法对此人有效，对他人则未必有效，有时反而有害，其原因就在于病同而人不同，体质不同，故疗效不一。体质与治疗有着密切的关系，体质决定着临床疗效。

# 第二章 中医病因病机与辨证

## 第一节 病因

导致疾病发生的原因是多种多样的，如六淫、疫疠、七情、饮食、劳逸、金刃伤、虫兽伤、痰饮、瘀血、结石等，在一定的条件下都能使人发生疾病。

## 一、六淫

六淫，即风、寒、暑、湿、燥、火6种外感邪气的总称。风、寒、暑、湿、燥、火在正常情况下是自然界的6种不同的气候变化，是万物生长的条件，对人体是无害的。人体具有适应外界气候变化的调节能力，所以六气在正常情况下不能引起人体发病。当气候异常急剧变化，或反常气候（太过或不及），非其时有其气，超过人体适应能力；或人体抵抗力下降，不能适应气候变化，则导致疾病的发生，此时的六气称为六淫。由于六气是不正之气，故又称其为六邪，属外感致病因素。

六淫致病的一般特点：

（1）季节性：六淫致病有明显的季节性。如春季多风病，夏季多暑病，长夏多湿病，秋季多燥病，冬季多寒病等。

（2）外感性：六淫为病，多侵犯人体肌表或从口鼻而入，或同时从两个途径侵犯人体而发病，故有"外感病"之称。

（3）地域性：六淫致病多与人体所处地域和居住环境有关，如北方和高原气候寒冷、干燥则多寒病、燥病；南方地区湿热多雨，患湿病、热病为多。

（4）相兼性：六淫致病，可单独使人致病，亦可混杂致病，如临床常见的风热感冒、风寒湿痹等。

### （一）风邪

风为春天的主气，但四季皆有。风邪致病，以春季多见，而其他季节亦可发生。风邪侵袭人体，多从皮毛、腠理而入，是外感发病的重要因素。风邪的致病性质特点：

1. 风为阳邪，其性开泄，易袭阳位

风邪具有生发、向上、向外的特性，属阳邪。其性开泄主要指皮毛腠理舒张，因其能生发，善于向上、向外，容易侵犯人体的头面、肌表、肩背部，而出现发热、恶风、汗出等症状。

2. 善行数变

善行指病位游移不定，如临床常见的风湿痹证，则常有关节疼痛，游移不定等；数变指发病迅速、变化无常，如风疹的表现就有突然起病，迅速波及它处此起彼伏的特点；由风邪为先导的外感疾病，一般常有发病急、传变迅速的特点，如小儿惊风，短时间内，就会发生全身或局部的肌肉强直性阵发性抽搐。

### 3. 风性主动，为百痛之长

"动"指动摇不定，多表现为头晕目眩，颈项强直、震颤抽搐，甚至角弓反张等。"长"为首领之意，是指风邪为外感六淫病邪的首要致病因素，其余邪气多依附于风邪而侵犯人体。

### （二）寒邪

寒为冬天的主气，由于冬季气温较低，或气温骤降，人体多容易感受寒邪，另外，冒雨、淋水，或出汗当风，或贪凉露宿，常可感受寒邪，而形成外寒证。外寒证指寒邪侵袭，由于侵袭部位不同，其致病又有伤寒、中寒之别。寒邪伤于肌表，郁遏卫阳，称为"伤寒"。寒邪直中于里，伤及脏腑阳气，则为"中寒"。

寒邪的致病特点：

### 1. 寒为阴邪，易伤阳气

寒为阴气盛的表现，为阴邪。正常人体阳气可以制阴，但由于阴寒之邪偏盛，人体阳气受损，不能驱除阴寒之邪，温煦气化功能失常，则出现阳气衰退的寒证。如寒邪侵袭肌表，卫阳被遏，则出现恶寒；寒邪直中脾胃，脾阳受损，可出现脘腹冷痛、呕吐腹泻等证；寒邪直中少阴，心肾阳虚，可出现恶寒蜷卧、手足厥冷、下利清谷、小便清长、精神萎靡、脉微细等证。

### 2. 寒性凝滞，主疼痛

凝滞指凝结、阻滞不通的意思。主疼痛，指由于气血凝滞不通，而出现的疼痛。人体气血津液运行的依赖阳气的温煦推动，使之通畅无阻，由于阴寒邪气侵犯人体，阳气受损，经脉气血被寒邪凝闭阻滞，不通则痛，从而出现各种疼痛症状。

### 3. 寒性收引，寒性清澈

收引指收缩、牵引之意。寒邪侵袭人体可使气机收敛，腠理、经络、筋脉收缩而挛急，如寒邪侵犯肌表，可出现腠理闭塞，卫阳不能宣发，而见恶寒、发热无汗；侵犯血脉，则血脉痉挛，气血凝滞不通，而见头身疼痛、脉紧；寒邪侵犯经络、关节，则经脉收缩拘挛，可见肢体屈伸不利等。

### （三）暑邪

暑为夏天的主气，乃火热所化，暑邪致病，有明显的季节性，主要发生在夏季，故夏季热病多称暑病。暑邪属外邪，而无内生，此点与其余五邪有所不同。

暑邪性质和特点：

### 1. 暑为阳邪，性炎热

暑为夏季火热之邪所化，火热属阳，故为阳邪。夏季气候炎热，暑邪为病，多表现为壮热、面赤、心烦、脉象洪数等。

### 2. 暑性升散，耗气伤津

升散为易升易散的意思。暑为阳热之甚，其侵犯人体，多易致腠理开泄，汗出津津，多汗则耗伤津液，即可出现口渴喜饮、尿赤短少等证。暑热之邪，扰及心神，则心烦闷乱不宁。由于大量汗出，气随津出而致气虚，表现气短、懒言、乏力，甚至突然昏倒、不省人事等耗气或气脱症状。

### 3. 暑多夹湿

夏季炎热，又常多雨，热蒸湿动，暑热湿气弥散，侵犯人体为病，除发热、烦渴等特征外，常兼见四肢困倦、胸闷呕吐、大便溏泄而不爽等湿阻症状。

### （四）湿邪

湿为长夏主气，此时湿气较重，故易患湿病；另外，久居湿地或涉水、淋雨等也易被湿邪侵犯而发病。

湿邪的性质特点：

### 1. 湿为阴邪，易阻碍气机，损伤阳气

湿性重浊，其性类水，为阴邪。湿邪侵入人体，留滞脏腑经络，最易阻遏气机，使气机升降失常，出现胸闷脘痞、小便短涩、大便不爽等证。由于湿为阴邪，其侵犯人体最易损伤人体阳气。脾为运化水湿之脏，性喜燥而恶湿润，故湿邪外感，留滞体内，常先困脾，使脾阳不振，运化无权，水湿停聚，而

为腹泻、水肿、腹水等证。

2. 湿性重浊

"重"指沉重的意思，是指感受湿邪，常见头重如裹，周身困重，四肢酸懒沉重。湿邪留滞经络关节，则关节疼痛重着，称为湿痹或着痹。浊指秽浊不清的意思，湿邪致病，常出现分泌物或排泄物秽浊不清等。

3. 湿性黏滞

"黏"即黏腻，"滞"即停滞。所谓黏腻停滞，是指湿病症状多黏滞而不爽，如排出物及分泌物多秽浊而不清，如面垢眵多，大便溏泄，下利黏液脓血，小便浑浊，妇女白带过多，湿疹浸淫流水等，都是湿性秽浊的病理反映。

4. 湿性趋下，易袭阴位

湿性属水，水性下行，故湿邪有趋下的特性。湿邪为病多见下部症状，如水肿，多以下肢明显。而淋浊、带下、泄泻、痢疾等病症多由湿邪下注所至。

（五）燥邪

燥为秋天主气，秋季天气干燥，因而出现秋凉而干燥的气候。燥邪多从口鼻而入，侵犯肺卫而产生外燥病证。燥邪有温燥和凉燥之分。

1. 燥性干涩，易伤津液

燥邪为干涩之病邪，其致病最易耗伤人体津液，出现各种津液亏虚、干燥、涩滞的病证。

2. 燥易伤肺

肺为娇脏，喜润而恶燥。肺主气司呼吸，外合皮毛，开窍于鼻，燥邪伤入多从口鼻而入，故容易损伤肺津，使肺的宣发肃降功能失司，而出现干咳少痰，或痰难咯，或痰中带血，喘息胸痛等证。

（六）火（热）邪

温、热、火三者属于同一性质的病邪，无明显季节性，均为阳盛所化，故常混称为温热之邪、火热之邪。一般认为：热为温之渐，火为热之极，三者之间只不过是程度上的差异而已。热多指外感六淫之一，如风热、温热、暑热之病邪，而火邪则常由内生，如心火上炎、肝火亢盛、痰火内扰之类病变。热邪的性质及致病特点：

1. 热为阳邪，其性炎上

热性燔灼，升腾上炎，故属阳邪。热邪伤人多见壮热、烦渴、出汗、脉洪数等阳热症状。因其炎上，故热邪常可侵犯人体的上部，出现头痛、咽喉肿痛，或上扰神明，出现心烦失眠、狂躁妄动、神昏谵语等症。

2. 热易耗气伤津

热盛燔灼，热邪侵犯人体，最易迫津外泄、消灼阴液，使人体的阴津耗伤，故在临床中除表现热象外，往往可见渴喜凉饮、咽干舌燥、小便短赤、大便秘结等津液耗伤的症状。同时阳热亢盛的火热邪气，更易损耗人体的元气，加之阴液的耗伤，往往气随津泄，使气更伤，出现气虚的表现，如体倦乏力、少气懒言等症，甚者出现气脱亡阳危象。

3. 热易生风动血

热邪易生风、动血，是指热邪侵犯人体，易引起肝风内动及迫血妄行的病证。热邪伤人，往往燔灼肝经，耗劫阴液，使筋脉失去滋养濡润，而致肝风内动，因其由热甚引起，故又称为"热极生风"。临床表现为高热、神昏谵语、四肢抽搐、目睛上视、颈项强直、角弓反张等症状。另外，热邪侵犯人体，可使血管扩张，加速血行，灼伤脉络，甚则迫血妄行，而致各种出血，如吐血、衄血、便血、皮肤发斑及妇女月经过多、崩漏等病症。

4. 热易扰动心神

热在五行中属火，五脏中心脏亦属火，火热与心相应，心主血脉而藏神，故热邪入于营血，尤易扰动心神。轻者出现心神不宁而心烦躁动，惊悸失眠；重者则神失不守舍而狂躁不安，神志昏迷。

5. 热易致肿疡

热邪入于人体血分，可聚于局部，腐蚀血肉发为痈肿疮疡。故《灵枢·痈疽》说："大热不止，热胜则肉腐，肉腐则为脓……故命曰痈。"临床辨证，即以疮疡局部红肿、灼热、疼痛、溃破流脓血者，为属阳属热。

## 二、疫疠

疫疠，是一种具有强烈传染性的病邪。中医文献记载中又有"异气""毒气""乖戾之气""瘟疫""疫毒"等名称。《瘟疫论》指出："夫瘟疫之为病，非风、非寒、非暑、非湿，乃天地间别有一种异气所感。"可见疫疠与六淫不同，是一种传染性极强的外感之邪。

疫疠的传播途径，主要是通过空气，经人的口鼻侵入人体致病。发病时临床症状大体相似，可引起广泛的流行。疫疠也可随饮食、接触、蚊虫叮咬及其他途径传播。

### （一）疫疠的致病特点

1. 传染性强，易于流行

疠气通过空气、食物、接触等途径在人群中广泛传播，易引起大范围的流行。如"非典型肺炎"就是一种疠气的流行。

2. 发病急骤，病情危重

疠气致病，发病急骤，来势凶猛，病情危笃。如小儿疫毒痢，严重时若抢救不及时，可于发病后一天内死亡。

3. 一气一病，症状相似

疠气致病专一，一种疠气只导致一种传染性疾病的发生。且感染一种疠气，所表现的临床症状基本一致。如"非典型肺炎"感染者大多表现为发热、咳嗽少痰，呼吸急促窘迫等。

### （二）疫疠发生与流行的相关因素

1. 气候因素

自然气候的严重或持久的反常变化，如久旱、酷热、洪水、湿雾瘴气等。

2. 环境和饮食因素

环境卫生条件极差，如空气、水源或食物受到污染。

3. 预防措施因素

发现疫疠未及时做好预防、隔离工作。

4. 社会因素

社会因素对疫疠的发生与流行有着决定性的作用。若战乱不停，社会动荡不安，国家贫穷落后，人们居住和工作环境恶劣，生活极度贫困，人体抗御外邪的能力下降，等等，均可导致疫疠的发生与流行。

## 三、七情

七情，即喜、怒、忧、思、悲、恐、惊七种情志变化，是机体的精神状态。七情是人体对客观事物及现象的不同反映。在正常情况下，七情一般不会使人致病，只有受到突然、强烈或长期持久的情志刺激，超过了人体本身的正常生理活动范围及耐受能力，使人体气机紊乱，脏腑阴阳气血失调，才会导致疾病的发生。由于七情是造成脏腑气血阴阳失调的主要致病因素之一，病由内生，故又称"内伤七情"。

### （一）七情与脏腑气血的关系

人体的情志活动与脏腑有着密切的关系，而脏腑功能活动又要依靠气的温煦、推动和濡养。《素问·阴阳应象大论》说："人有五脏化五气，以生喜、怒、悲、忧、恐。"可见情志活动必须以五脏精气作为物质基础。心在志为喜，肝在志为怒，脾在志为思，肺在志为忧，肾在志为恐。喜、怒、思、忧、恐，简称为"五志"。不同的情志变化对各脏腑有不同的影响，而脏腑气血的变化也会影响情志的变化，如《素问·调经论》说："心有余则怒，不足则恐。"《灵枢·本神》又说："肝气虚则恐，实则怒；气虚则悲，实则笑不休。"可见七情与内脏气血有着密切的关系。

### （二）七情的致病特点

七情致病不同于六淫。六淫之邪多从皮肤或口、鼻侵袭人体，发病之初均可见到表证；而内伤七情，则直接影响相应的脏腑，使脏腑气机逆乱，气血失调，导致多种疾病的发生。概括起来，七情具有以下特点。

1. 直接伤及脏腑

由于五脏与情志活动有相对应的密切关系，不同的情志刺激，可影响不同的脏腑功能，如《素问·阴阳应象大论》说，"怒伤肝"，"喜伤心"，"思伤脾"，"忧伤肺"，"恐伤肾"。但并非绝对如此，因为人体是一个以五脏为中心的有机整体，心又是五脏六腑之大主，各种情志刺激都会影响到心脏，导致心神受损并可波及其他脏腑，引起疾病。所以在七情致病中，心起着主导作用。

情志活动以脏腑气血为物质基础。心主血藏神；肝藏血主疏泄；脾主运化，为气血生化之源。故情志所伤的病证，以心、肝、脾三脏和气血失调为多见。如思虑劳神过度，常可损伤心脾，导致心脾气血两虚证，出现心悸、健忘、失眠、体倦、食少等症；郁怒伤肝，肝气郁结则可见两胁胀痛、善叹息等症，或气滞血瘀，出现胁痛、妇女痛经或癥瘕等症状。

2. 影响脏腑气机

七情对内脏的直接损伤，主要是通过影响脏腑气机，导致气血运行紊乱所致。《素问·举痛论》说："怒则气上，喜则气缓，悲则气消，恐则气下，惊则气乱，思则气结。"

3. 影响病情变化

情志异常波动，往往可使病情加重，或急剧恶化。如有高血压病史的患者，若遇事恼怒，肝阳上亢，血压可迅速升高，发生眩晕，甚至造成脑血管破裂或半身不遂；又如心脏病患者，也常因情志波动，使病情加重或迅速恶化，发生心肌梗死等的危重病证。

# 四、饮食

饮食是人类摄取食物，使之化生水谷精微，以维护生命活动的最基本条件。但饮食要有一定的节制，否则饮食失宜，又常成为导致疾病发生的原因。饮食物靠脾胃进行消化，故饮食失宜，主要是损伤脾胃，导致脾胃升降失常，又可聚湿、生痰、化热或变生他病。饮食失宜包括饮食不节、饮食不洁和饮食偏嗜三个方面。

1. 饮食不节

饮食应以适量为宜，饥饱失常均可发生疾病。过饥，则摄食不足，气血生化乏源，气血得不到足够的补充，久之则气血虚少而为病。过饱，则饮食摄入过量，超过脾胃的消化、吸收和运化能力，可导致饮食停滞，脾胃损伤，出现脘腹胀满、厌食、呕吐、腹泻等食伤脾胃病证。

2. 饮食不洁

饮食不洁可引起多种胃肠道疾病，出现腹痛、呕吐、痢疾，或引起寄生虫病。若进食腐败变质或有毒食物，常出现剧烈腹痛、吐泻等中毒症状，重者可出现昏迷或死亡。

3. 饮食偏嗜

饮食要适当调节，才能使人体获得各种必需的营养。若饮食过寒、过热，或偏嗜五味，则可导致阴阳失调，或某些营养物质缺乏而发生疾病。如过食生冷寒凉之品，可损伤脾胃阳气，导致寒湿内生，而出现脘腹冷痛、泄泻清稀等症状。若偏食辛温燥热之品，则可使胃肠积热，出现口渴、口臭、便秘等症状。人体的精神气血都由五味所滋生，五味与五脏，各有其亲和性。如果长期嗜好某种食物，就会使该脏功能偏盛，久之可损伤内脏，发生多种病变。

# 五、劳逸

劳逸包括过度劳累和过度安逸两个方面。正常的劳动和体育锻炼有助于气血流畅，增强体质。必要的休息，可以消除疲劳，恢复体力和脑力，均有利于维持人体的正常生理活动，而且还有保健防病的作用。但较长时间的过度劳累或过度安逸可成为致病因素而使人发病。

**（一）过劳**

过劳，指过度劳累。包括劳力过度、劳神过度和房劳过度三个方面。

1. 劳力过度

劳力过度指较长时期的过度用力而积劳成疾。劳力过度则伤人体元气，久之则出现少气懒言、神疲倦怠、形体消瘦等症状。

2. 劳神过度

劳神过度指思虑过度，劳伤心脾而言。心主血藏神，所以思虑劳神过度，则耗伤心血，损伤脾气，出现心神失养的心悸、健忘、失眠、多梦及脾不健运的纳呆、腹胀、便溏等症。

3. 房劳过度

房劳过度指性生活不节、房事过度。肾藏精，主封藏，肾精不易过度耗泄，若房事过频无制，则可使肾精耗伤，而出现腰膝酸软、眩晕耳鸣、性功能减退，或遗精、早泄、阳痿等症。

**（二）过逸**

过逸指过度安逸，不参加劳动和运动，使人体气血运行不畅，脾胃功能减弱，可出现食少乏力、精神不振、肢体软弱、动则心悸、气喘及汗出等或继发他病。

# 六、病理产物致病因素

疾病过程中形成的病理产物又能成为引起其他疾病的致病因素，为继发病因，包括痰饮、瘀血、结石等。

**（一）痰饮**

痰和饮都是水液代谢障碍所形成的病理产物。较稠浊的称为痰，清稀的称为饮。痰除了有形可见的、咯吐的痰外，还包括瘰疬、痰核和停滞在脏腑经络等组织中未被排出的痰，临床上可通过其所表现的证候来确定，这种痰称为无形之痰。

痰、饮、水、湿的比较：外湿——属外感，六淫侵袭而致；内湿——属内邪，脾运失调而致；水——湿聚而成，为有形之邪；饮——积水成饮，清者为饮；痰——饮汇成痰。

饮即水液停留于人体局部者，因其所停留的部位及症状不同而有不同的名称。如《金匮要略》中就有"痰饮""悬饮""溢饮""支饮"等。

1. 痰饮的形成

痰饮多由外感六淫，或内伤饮食及七情等，使肺、脾、肾及三焦等脏腑气化功能失常，水液代谢障碍，以致水津停滞而成。

2. 痰饮的病证特点

（1）阻滞气机、气血：痰饮既可阻滞气机，影响脏腑气机升降；又可流注经络，阻碍气血的运行。如痰饮停留于肺，使肺失宣肃，而见胸闷、咳嗽、喘促等症；痰饮若流注经络，易使经络阻滞，气血运行不畅，出现肢体麻木屈伸不利，甚至半身不遂等症，日久还可导致瘀血形成，故有"痰瘀相关"之说。

（2）致病广泛多端：痰饮可随气而行，全身内外上下无处不至，由于痰饮停滞部位不同，其临床表现也不一样。如痰饮阻肺，则见咳嗽、喘促；痰阻心脉，则见心悸、胸闷疼痛、神昏癫狂；痰停于胃，则见恶心、呕吐、胃脘痞满；痰在胸胁则见胸满而喘、咳引肋背作痛；痰在经脉筋骨，可生瘰疬、痰核，或阴疽流注，或肢体麻木、半身不遂；上逆头部，则致眩晕；痰气凝结咽喉，可致咽中梗阻，似有异物等。饮亦根据其停留部位不同，而出现不同的见症。如饮泛肌肤则成水肿；饮在胸胁，则见胸胁胀痛，或咳嗽引痛；饮在膈上，则咳喘气逆不得平卧；饮在肠间可致肠鸣辘辘有声等。

（3）重浊黏滞缠绵：痰饮由水湿停滞积聚而成，同样具有湿邪重浊黏滞的特性，所致病证，大多具有沉重、秽浊或黏滞不爽的症状；都具有秽浊黏腻的舌苔征象，或为腐浊苔，或为黏腻苔。同时，痰饮致病均表现为病势黏滞缠绵，病程较长。临床上常见由痰饮所致的眩晕、哮病、中风、痰核、瘰疬、流痰等，多反复发作，缠绵难愈。

**（二）瘀血**

瘀血，指体内有血液停滞。包括离经之血积于体内，或血运不畅，阻滞于经脉及脏腑内的血液，均称为瘀血。

1. 瘀血的形成

瘀血的形成，主要有两方面原因。一是气虚、气滞、血寒、血热等导致血行不畅而凝滞。气为血帅，气行则血行，气虚或气滞不能推动血液正常运行，寒邪客于血脉，使经脉蜷缩拘急，血液凝滞不爽，或热邪壅迫，血液受热煎熬而浓稠，均可形成瘀血。二是由于外伤，气虚失摄或血热妄行等造成血离经脉，积存于体内而形成瘀血。

2. 瘀血病证特点

（1）病位不一，病证各异：瘀血所致的病症特点：因瘀阻于心，可见胸闷心痛，口唇青紫；瘀阻于肺，可见胸痛，咯血；瘀阻肠胃，可见呕血，便血；瘀阻于肝，可见胁痛痞块；瘀热蓄结下焦，可见小腹硬痛，其人如狂；瘀阻胞宫，可见小腹疼痛，月经不调，痛经，经闭，经色紫黑有块，或见崩漏；瘀阻肢体局部，可见局部肿痛或青紫。

（2）病证虽多，特点共同：瘀血病证虽然繁多，但归纳起来有以下几个共同特点：

疼痛：多为刺痛，痛处固定不移，拒按，夜间痛甚。

肿块：肿块固定不移，外伤肌肤局部可见青紫、肿胀，淤积于体内可形成瘕积，按之有痞块，固定不移。

出血：血色多呈紫暗色，并伴有血块。

肌肤爪甲失荣：面色黧黑，肌肤甲错，唇甲青紫。

舌象：舌质暗紫，或有瘀点、瘀斑、舌下静脉曲张口

脉象：多见细涩、沉弦或结代。

**（三）结石**

凡体内湿热浊邪，久经煎熬，形成砂石样病理产物，称为结石。常见的有胆结石、肾结石、膀胱结石等。

1. 结石的形成

结石的形成主要是由于脏腑本虚，湿热浊邪乘虚而入蕴结不散，或湿热煎熬日久而成。

2. 结石的致病特点

（1）病位不同，病证不一：结石由于病位的不同，阻滞不同脏腑气机，所以病证亦各不相同。如结石阻于胆腑，临床上，见胁痛、黄疸等病症；阻于肾与膀胱，可见腰痛、尿血，甚至导致尿毒攻心等症。

（2）易致疼痛，易惹湿热：结石为有形病理产物，停留脏腑内易阻滞气机，使气血运行不畅，阻闭不通，不通则痛。故结石所致病证，一般可见局部胀痛、掣痛、按压痛、叩击痛等。一旦结石引起脏腑气机阻闭不通，则可发生剧烈的绞痛。

结石乃因脏腑本虚，湿热蕴结，久经煎熬而成，故结石患者每当外感湿热之邪或内生湿热之时，均易招惹湿热浊邪乘虚走注结石留滞之脏腑而发病。如胆结石患者，常反复发生肝胆湿热，而见寒热往来、胁痛、恶心呕吐等。

（3）病程较长，时起时伏：结石形成后，如得不到及时恰当的治疗，使会长期滞留体内，缓慢地增大或增多，故结石所致病症，病程较长。由于病程较长，结石停留在体内日久，若邪正相持，脏腑气机尚且通畅，则病情轻微，甚至可无任何症状；若因外感、情志、饮食、劳累等因素的影响结石扰动，阻滞气机，引发湿热，则可使病症加剧，从而表现病情时起时伏，休作无定时的特点。

# 七、其他病因

其他致病因素包括外伤、烧烫伤、冻伤、虫兽伤。

**（一）外伤**

外伤包括枪弹伤、金刃伤、跌打损伤、闪挫伤等，轻则可致皮肤肌肉瘀血肿痛、出血、骨折、脱臼，重则损伤内脏或出血过多，导致昏迷、抽搐，甚至引起死亡。

**（二）烧烫伤**

烧烫伤多由高温物品或气体、烈火等烧烫后引起，或电击灼伤所致。轻者损伤肌肤，局部可见红、肿、热、痛或起水泡；重者可损伤肌肉筋骨，可见创面焦黄或炭化；甚者，创面过大，津液大伤，火毒内攻脏腑，可出现发热、口渴、尿少、尿闭等危重证候；更甚者，可导致死亡。

**（三）冻伤**

冻伤是指在极其寒冷的环境中，人体遭到局部或全身性损伤，属寒毒为患。局部冻伤一般都发生在易暴露的部位，如鼻尖、面颊部、耳郭、手足。受冻伤部位因受寒性凝滞而致气滞血瘀，而成冻疮。全身性冻伤是因寒毒过盛，耗损人体阳气，失去温煦和推动血行的作用，而见全身寒战，蜷缩，唇甲青紫，感觉麻木，渐至昏迷，若不及时抢救，易致死亡。

**（四）虫兽伤**

虫兽伤包括毒虫叮螫，毒蛇、猛兽咬伤等，轻则局部损伤，出现肿痛、溃破、出血等，重则因毒素损伤内脏，或出血过多而死亡。

# 第二节　病机

病机，即疾病发生、发展与变化的机制。病邪作用于人体，机体的正气必然奋起抗邪，而邪正相争，使人体阴阳失去相对平衡，脏腑、经络的功能失调，或使气血功能紊乱，从而全身或局部出现多种多样的病理变化，因此，尽管疾病的种类繁多，病理错综复杂，各种疾病有其各自的病机，但总的来说，离不开正邪相争、阴阳失调、气机失常等一般规律。

## 一、正邪相争

正邪相争是指在疾病过程中，机体正气与致病邪气之间的斗争，它关系着疾病的发生、发展和转归。所以，许多疾病的过程，也就是正邪斗争及其盛衰变化的过程。

**（一）正邪相争与发病**

疾病的发生是一个复杂的病理过程，概括起来，有正气和邪气两个方面。正气是指人体防御、抗病和康复的能力；邪气则泛指各种致病因素。疾病发生是在一定条件下，正邪斗争的结果。

1. 正气不足是发病的内在根据

人体正气充盛，抗御能力较强，病邪难以入侵，疾病无从发生，即"正气存内，邪不可干"。只有当人体正气相对虚弱，防御能力低下时，邪气才乘虚而入，破坏人体阴阳的相对平衡，从而发生疾病，即所谓"邪之所凑，其气必虚"。

2. 邪气侵袭是发病的重要条件

正气虽然在发病过程中起占主导地位，但亦不能排除邪气的重要作用。邪气是发病的条件，在某种情况下，邪气甚至能起主导作用。如烧烫伤、冻伤、枪弹伤、虫兽咬伤等，即使正气再强盛，也难免遭到伤害。正如《温疫论》所说，疫疠大流行的时候，"此气之来，无论老少强弱，触之即病"。也说明了遇到烈性传染病流行时，邪气也是重要的条件而起主导作用。

3. 正邪相争的胜负决定发病与否

（1）正能胜邪则不发病：邪气侵犯人体，若正气旺盛，奋力抗邪，则病邪难以入侵，即使入侵，正气亦能将其消灭于内，不致产生病理影响，疾病则无以发生。

（2）邪胜正则发病：正邪相争过程中，若正气不足，抗邪无力，则邪气乘虚而入，引发疾病；若感邪毒烈，正气显得相对不足，也可导致疾病发生。

**（二）正邪盛衰与病邪出入**

疾病发生以后，在其发展变化过程中，正邪双方发生着力量对比上的消长盛衰变化，必然导致疾病发展趋势一上的表邪入里，或里邪出表的病理变化，亦即病邪出入。正邪斗争中，若邪气强盛，正气虚衰，抗病无力，则病邪由表入里。反之，若正气旺盛，邪气衰败，则病邪可由里出表。

1. 表邪入里

指外邪侵袭人体，首先入侵机体卫表，引发表证，而后则内传入里，转化为里证的病理转变过程。这是疾病进一步向纵深发展的反映，多为正气不足，抗病能力低下，正气不能抵御外邪的结果，使病邪得以向里发展，或也可因邪气过盛，或因失治、误治等，使表邪不解，内传入里而成。

2. 里邪出表

指病邪由里透达于表的转变过程，是邪有出路，病情有好转和渐愈的反映，多因正气渐复，邪气日退，正气驱邪外出的表现。

**（三）正邪盛衰与虚实变化**

正邪相争始终贯穿于疾病的全过程。机体内邪正力量对比上的盛衰变化，不仅直接影响着疾病的发展与转归，而且对虚实证候的形成起着关键作用。

1. 虚实病机

邪正双方力量对比的盛衰，决定着患病机体表现为或虚或实两种不同的病理状态。《素问·通评虚实论》指出："邪气盛则实，精气夺则虚。"

实是指邪气亢盛，是以邪气盛为矛盾主要方面的病理反映。也就是说，致病邪气和机体抗病能力都比较强盛，或是邪气虽盛而机体的正气未衰，能积极与邪抗争，故正邪相搏，斗争剧烈。临床上出现一系列病理反映比较剧烈的有余证候，即谓之实证。实证常见于外感六淫致病的初期和中期，或由于痰、食、水、血等滞留于体内而引起的病证。

虚是指正气不足，以正气虚损为矛盾主要方面的病理反映。也就是说，机体的气、血、津液和经络、脏腑等生理功能较弱，抗病能力低下。因而机体的正气对于致病邪气的斗争，难以出现较剧烈的病理反映，从而出现一系列虚弱、衰退和不足的症候，即谓之虚证。虚证多见于素体虚弱或疾病的后期，以及各种慢性病证。

2. 虚实变化

邪正的消长盛衰，所致疾病不仅有单纯的虚证或实证，而且在某些长期复杂的疾病过程中，往往又多见虚实错杂的病理反映。这是由于疾病的失治或误治，致病邪久留，损伤人体正气；或因正气不足，无力驱邪外出，或正虚又兼内生水湿、痰饮、瘀血等病理产物的凝结阻滞。以上种种因素，都可以导致疾病的由实转虚或由虚转实的虚实变化。这常常是疾病发展过程中的必然趋势。因此，临床上不能以静止的、绝对的观点来对待虚和实的病机变化，而应以动态的、相对的观点来分析虚和实的病机。

一般情况下，疾病的现象与本质是一致的，可以反映病机的虚或实。在特殊情况下，即疾病的现象与本质不完全一致的情况下，临床上往往会出现与疾病本质不符的许多假象，这些假象是不能反映病机的虚和实的，因而有"至虚有盛候"的真虚假实和"大实有羸状"的真实假虚。真实假虚中假象的出现，常常是由于实邪结聚，阻滞经络，气血不能外达所致；真虚假实中假象的出现，常常是由于脏腑的，已血不足，运化无力所致。因此，分析病机的虚实，必须透过现象看本质，才能不被假象所迷惑，真正把握住疾病的虚实变化。

**（四）邪正盛衰与疾病转归**

邪正相争，其消长盛衰变化，不仅对疾病的发展与虚实变化起一定作用，而且对疾病的转归起着决定性作用。

1. 正胜邪退，则病势向愈

正胜邪退，是邪正消长盛衰发展过程中，疾病向好转和痊愈方向转归的一种结局，也是许多疾病中最常见的一种转归。这是由于患者的正气比较充盛，抗御病邪的能力较强，或因及时得到正确的治疗，则邪气难以进一步发展，进而促使病邪对机体的损害消失或终止，机体的脏腑、经络等组织的病理性损害逐渐得到修复，精、气、血、津液等的耗伤也逐渐得到恢复，机体的阴阳两个方面在新的基础上又获得了新的相对平衡，疾病即告痊愈。

2. 邪胜正衰，则病势恶化

邪胜正衰，是指在邪正消长盛衰发展过程中，疾病向恶化甚至死亡方面转归的一种结局。这是由于机体的正气虚弱，或由于邪气的炽盛，机体抗御病邪的能力日趋低下，不能制止邪气的致病作用及其进一步的发展，机体受到的病理损害日趋严重，则病情因而趋向恶化或加剧。若正气衰竭，邪气独盛，气血、脏腑、经络等生理功能衰惫，阴阳离决，则机体的生命活动亦告终止而死亡

此外，在邪正消长盛衰的过程中，若邪正双方的力量对比呈邪正相持，或正虚邪恋或邪去而正气不

复等情况，则常常是许多疾病由急性转为慢性，或慢性病持久不愈的主要原因之一。

# 二、阴阳失调

阴阳失调，是阴阳消长失去平衡协调的简称，是指机体在疾病过程中，由于各种致病因素的影响，导致机体的阴阳消长失去相对的平衡，因而形成阴阳偏胜、偏衰，或阴不制阳、阳不制阴的病理状态。同时，阴阳失调又是脏腑、经络、气血、营卫等相互关系失调，以及表里出入、上下升降等气机失常的概括。由于各种致病因素作用于人体，必须通过机体内部的阴阳失调才能形成疾病，所以阴阳失调又是疾病发生、发展与变化的内在根据。

## （一）阴阳失调与发病

正常情况下，人体阴阳维持着相对的动态平衡。这也是人体进行正常生命活动的基本条件。当人体在某些致病因素的作用下，脏腑、经络、气血津液等生理活动发生异常改变，导致人体整体或局部的阴阳平衡失调，就会发生疾病，出现各种临床症状。

## （二）阴阳盛衰与寒热病机

寒热是辨别疾病性质的标志之一，是阴阳偏盛偏衰的具体表现。在疾病发生、发展的变化过程中，寒热证候的形成，主要是阴阳双方消长盛衰的结果。其病机可以概括为"阳胜则热""阴胜则寒""阳虚则寒""阴虚则热"等几个方面。

### 1. 阳胜则热

阳胜亦称阳盛，是指机体在疾病的过程中，所出现的一种阳气偏盛，机体亢奋，代谢活动亢进的病理状态，其病机特点多表现为实热证。形成的主要原因多由感受温热阳邪或阴寒之邪，从阳化热，或五志过极而化火，或因气滞、血瘀、食滞等郁而化热所致。阳胜则热就是说阳盛即出现热象，形成实性、热性病证。临床可见壮热、烦渴、面红、目赤、尿赤、便于、舌红苔黄、脉细数。"阳胜则阴病"，疾病过程中，由于阳热亢盛，势必耗伤人体的阴液。病程日久，人体津液大伤，阴液由相对的不足，转而成为严重的亏虚。这就是从实热证转为虚热证或实热兼阴虚证。

### 2. 阴虚则热

阴虚是指机体精血、津液等物质亏耗，或阴不制阳，导致阳相对亢盛，功能亢奋的病理状态。其病机特点多表现为阴液不足，阳气相对偏亢的虚热证。阴虚多由阳邪伤阴，或五志过极化火伤阴，或久病耗伤阴液所致。阴液不足，一般以肝肾之阴为主，其中尤以肾阴为诸阴之本，所以肾阴不足在阴虚的病机中占有极其重要的地位。临床上，可见五心烦热、骨蒸潮热、颧红、消瘦、盗汗、咽干口燥、舌红少苔、脉细数无力等症状。阴虚则热与阳胜则热的病机不同，其临床表现也有所区别。前者是虚而有热，后者是以热为主，虚象并不明显。

### 3. 阴胜则寒

阴胜即是阴盛，是指机体在疾病过程中所出现的一种阴气偏盛，功能障碍或减退，产热不足，以及病理性代谢产物积聚的病理状态。其病机特点多表现为阴盛而阳未虚的实寒证。其形成的主要原因，多由于感受寒湿阴邪，或过食生冷，寒滞中阻，阳不制阴，而致阴寒内盛。"阴胜则寒"就是说阴盛即出现寒象，形成实性、寒性病证。临床可见恶寒、肢冷、腹冷痛拒按、泄泻、水肿、痰白稀、舌淡苔白、脉迟等症状。"阴胜则阳病"，疾病过程中，由于阴寒内盛势必损伤人体的阳气。病程日久，阳气从相对不足转成严重虚损，这就从实寒证转化为虚寒证或实寒兼阳虚证。

### 4. 阳虚则寒

阳虚是指机体阳气虚损、功能减退或衰弱、热量不足的病理状态。其病机特点多表现为机体阳气不足，阳不制阴，阴相对亢盛的虚寒证。形成阳虚的主要原因，多由于先天禀赋不足，或后天饮食失养和劳倦内伤，或久病损伤阳气所致。阳气不足，一般以脾肾之阳虚为主，其中尤以肾阳为诸阳之本，所以，肾阳虚衰在阳偏衰的病机中占有极其重要的地位。临床上，可见面色㿠白、畏寒肢冷、舌淡、脉迟等寒象，但还有喜静蜷卧、精神萎靡、少气懒言、小便清长、下利清谷、腹隐痛喜按、脉兼虚弱无力等虚象。所以阳虚则寒与阴胜则寒，不仅在病机上有区别，而且其临床表现也有所区别。前者是虚而有寒，后者是以寒为主，虚象不明显。

**（三）阴阳盛衰与疾病转归**

阴阳盛衰消长变化，不仅是疾病发生、发展与变化的重要依据，也是疾病好转或恶化、痊愈或死亡的病机。

1. 阴阳平衡恢复则疾病向愈

在疾病过程中，由于机体正气比较充盛，或得到及时正确的治疗和调护，病邪逐步消退，人体的元气及精、血、津液等阴精不断化生充盈，阴阳两个方面又重新恢复到相对的动态平衡，则疾病向愈。

2. 阴阳亡失则病趋恶化

阴阳亡失，包括亡阴和亡阳，是指机体的阴液或阳气突然大量亡失，导致生命垂危的一种病理状态。

（1）亡阳：是指机体阳气突然大量脱失，全身突然严重衰竭的一种病理状态。导致亡阳的原因多由于邪气太盛，正不敌邪，或素体阳虚、劳累过度；或过用汗、吐、下法致津液大伤，阳随阴泄，阳气外脱；或慢性疾病，阳气在严重耗散的基础上突然外越所致。临床上多见大汗淋漓、面色苍白、肌肤手足湿冷、畏寒蜷卧、脉微欲绝等危重证候。

（2）亡阴：是指机体阴液突然大量消耗或丢失，全身严重衰竭的一种病理状态。导致亡阴的原因，多由于热邪炽盛或邪热久留，大量煎灼阴液所致；也有因其他因素大量耗损阴液而致亡阴。临床多见烦躁不安、口渴欲饮、呼吸急促、汗多而黏等危重证候。

（3）亡阴和亡阳：在病机和临床表现等方面，虽然有所不同，但由于阴阳互根互用，阴亡则阳无所依而散越，阳亡则阴无以化生而耗竭。故亡阴可迅速导致亡阳，亡阳也可继而出现亡阴，最终导致"阴阳离决、精气乃绝"，生命活动终止而死亡。

# 三、气机失常

气机失常又称气机失调，指疾病过程中，脏腑的升降出入遭到破坏，而引起的气滞、气逆、气陷、气闭、气脱的病理变化。

**（一）气滞**

气滞即气机阻滞不畅，主要由于情志内郁，或痰、湿、食积、瘀血等阻滞，导致气的流通障碍，形成局部或全身的气机阻滞不畅，从而导致某些脏腑、经络的功能障碍。气滞于某一局部，可出现胀满、疼痛，甚则引起血瘀、水停，形成瘀血、痰饮等病理产物。气滞常可见肝郁气滞、脾胃气滞、肺气壅滞等。

**（二）气逆**

气逆为气机升降失常，脏腑之气逆上的病理状态，多由情志所伤，或因饮食寒温不适，或为痰浊壅阻等所致。最常见于肺、胃、肝等脏腑。在肺，则肺失肃降，肺气逆上，发为咳逆上气。在胃，则胃失和降，胃气上逆，发为恶心、呕吐、呃逆。在肝，则肝气上逆，发为头胀而痛，面红目赤而易怒，甚则血随气逆而咯血、吐血，更甚者壅遏清窍，还会导致昏厥。一般气逆于上，多以实为主。但也有因虚而气逆者，如肺虚而失肃降或肾不纳气，都可导致肺气上逆；在胃，则胃失和降也能导致胃气上逆。这都是因虚而气逆的病机。

**（三）气陷**

气陷是以气的升举无力为主要特征的一种病理状态。多由于素体虚弱，或思虑劳倦损伤所致。气陷的产生常与脾脏有关，故又称中气下陷。因脾主升清，将水谷精微上荣头目清窍，并维持机体内脏位置的相对恒定。故气陷常可见头昏眼花或内脏下垂等证候。

**（四）气闭**

气闭是指气的外出受阻，不能外达，闭郁结聚于内，从而出现突然闭厥的病理状态。多因情志刺激，或痰浊之气，阻闭气机所致。临床上可见突然昏厥，不省人事，牙关紧闭，四肢拘挛。

**（五）气脱**

气脱指气不内守，大量外脱，导致全身严重气脱，出现全身衰竭的病理状态。多由于正气不敌邪气，或正气持续衰弱，气不内守，而外脱；或因大出血、大汗等气随血脱或气随津脱所致。常见如面色苍白、目闭口开、手撒肢冷、脉微欲绝等重危证候。

## 四、体质与疾病的易感性

中医学认为,致病因素是发病的重要条件,人体体质的强弱是发病的内在根据。由于人体体质的不同,故对外邪也有不同的易感性。

### （一）体质的特殊性

个体体质的特殊性,往往导致对某种致病因素或疾病的易感性。《灵枢·五变》说:"肉不坚,腠理疏,则善病风……五脏皆柔弱者,善病消瘅";"小骨弱肉者,善病寒热"。这里所说的脏腑组织的坚脆刚柔,即指个体体质对疾病的易感性和特殊性。在临床上常可见肥人多痰湿,善病胸痹、中风;瘦人多火热,易患痨嗽、便秘;年迈肾衰之人,易患腰痛、耳鸣、咳喘等,这些都是体质的特殊性导致对某种致病因素或疾病的易感性。

### （二）体质的差异性

个体体质的差异性,往往导致对某种疾病发展变化的多变性,从而影响疾病发展变化的趋势。清代医学家章虚谷指出:"病之阴阳,因人而变";"邪气因人而化"。揭示了疾病发展变化的差异与个体体质的关系。临床常见有同一种致病因素作用于不同的体质,其发病各有所不同。又如正气较强的人感受寒邪,可出现发热、头痛、恶寒等御邪于肌表的太阳证;而阳气素虚之人感受寒邪,则出现不发热但恶寒、四肢逆冷、下利清谷的邪陷三阴证。同样,感受同一种温邪之后,若其人阳热素盛,邪热极易化燥伤阴,内传营血,很快出现高热、神昏、抽搐、发斑、舌绛等证候。

# 第三节　八纲辨证

八纲,即阴、阳、表、里、寒、热、虚、实。八纲辨证是根据四诊收集的资料,进行分析综合,以概括病变的大体类别、部位、性质以及邪正盛衰等方面的情况,从而归纳为阴证、阳证、表证、里证、寒证、热证、虚证、实证八类基本证候。

八纲辨证是概括性的辨证纲领,是根据患者整体证候表现所概括出来的规律。任何一种疾病,从类别来说,都可分为阴证、阳证;从部位来说,可分为表证、里证;从性质来说,可分为寒证、热证;从邪正盛衰来说,可分为实证、虚证。尽管疾病的临床表现错综复杂,但基本上都可以用八纲加以归纳,找出疾病的关键,为治疗指出方向,因此运用八纲辨证可起到执简驭繁的作用。

## 一、表里

表里是辨别病变部位、病情轻重和病势趋向的两个纲领。

### （一）表证

表证是外邪从皮毛、口鼻侵入机体所致病位浅在肌表的证候;特点是起病急、病程短、病位浅等。临床表现以发热恶寒（或恶风）、舌苔薄白、脉浮为主,常兼见头身痛、鼻塞、咳嗽等症。现代医学研究表明,中医表证一般是指疾病的初期阶段,病理方面表现以小动脉痉挛、反射性收缩为主。病变局限于上呼吸道等。

### （二）里证

里证是表示病变部位在脏腑、气血所致的证候。多由表邪不解,内传入里,侵犯脏腑而产生;或病邪直接侵犯脏腑而发病;某些其他原因也可导致脏腑功能失调而发病。里证包括的证候范围很广,临床表现多种多样,以脏腑的证候为主。病程长,不恶风寒,脉象不浮,多有舌质及舌苔的改变等,可与表证鉴别。

### （三）半表半里证

指既不在表又不在里,介于表里之间的一种证候,临床表现为:寒热往来,胸胁胀满,口苦、咽干、恶心、脉弦等。治疗宜采用和解的办法。

**（四）表证和里证的鉴别要点**

询问病史，审察病证寒热以及舌苔、脉象变化，对于辨别是表证还是里证有重要意义。一般来说，新病、病程短者，多见于表证；久病、病程长者，常见里证。发热恶寒者，为表证；发热不恶寒，或但寒不热者，均属里证。表证舌苔常无变化，或仅见舌边、舌尖红赤；若舌苔见有其他异常表现者，则应考虑有里证的存在。脉浮者，为病在表；脉沉者，为病在里。

**（五）表证与里证的关系**

1. 表里同病

表证和里证同时在一个患者身上出现的，叫表里同病。如患者既有发热、恶寒、头痛、无汗等表征，又有腹胀、便秘、小便黄等里证，即称为表里同病。表里同病，一般多见于表证未解，邪已入里；或病邪同时侵犯表里；或旧病未愈，复感外邪。

2. 表里转化

表证、里证还可以相互转化，即所谓"由表入里"和"由里出表"。表证、里证相互转化，主要取决于正邪斗争的情况。机体抵抗力不足，或邪气过盛，或护理不当，或失治误治等均能导致表证转化为里证。如外感表邪不解，病情发展，出现高热不退、咳嗽痰黄稠或带血，说明病邪由表入里，留阻于肺，形成痰热壅肺的里实热证。若经及时治疗，患者热势渐减，咳喘渐平，则表示里邪外透，由里出表。凡病邪由表入里，表示病势加重，病邪由里出表，表示病势减轻。

## 二、寒热

寒热是辨别疾病不同性质的两个纲领，本质是体内阴阳平衡的失调。

**（一）寒证**

寒证是感受寒邪，或阳虚阴盛，机体功能活动衰减所表现的证候。多由外感寒邪；或因内伤久病，耗伤阳气，阴寒偏盛，或过食生冷，寒从内生所致。

（1）临床表现：恶寒或畏寒喜暖，口淡不渴，面色苍白，肢冷蜷卧，小便清长，大便稀溏，舌淡苔白而润滑，脉迟。

（2）病机分析：外感阴寒之邪，或内伤久病，阳气耗伤，阴邪内盛所致。寒邪所伤或阳气虚损，不能发挥其温煦作用故见恶寒喜暖，肢冷蜷卧；阴寒内盛津液未伤，故口淡不渴；阳虚不能温化水液，水湿内停，则尿清便溏；阳虚不化，寒湿内生，则舌淡苔白而润滑；阳气虚弱，鼓动脉力不足，而脉迟。

（3）治法：祛除寒邪或温补阳气。

**（二）热证**

热证是感受热邪，或阳盛阴虚，表现为机体的功。能活动亢进的证候。本证多外感温热之邪，或寒邪入里化热，或七情郁而化火，或过食辛辣，饮食不节内生火热，或房劳过度，久病伤阴，阴虚阳亢所致。包括实热虚热等。

（1）临床表现：高热或低热，面红目赤，烦躁不宁，痰涕黄稠，大便秘结，小便短赤；舌红苔黄，脉数。

（2）病机分析：外感火热之邪，或因七情过激，郁而化火；或饮食不节，积蓄为热；或房劳过度，劫夺阴精，阴虚阳亢所致。阳热偏盛，则身热喜凉；火热伤阴，津液被耗，则渴喜冷饮，小便短赤；火热炎上，故见面红目赤；热扰心神，则烦躁不宁；肠热液亏，而大便干燥；舌红苔黄，苔干少津，是热盛伤阴所致，阳热亢盛，则见脉数。

（3）治法：清热泻火或滋阴清热。

**（三）常见寒热证型**

1. 表寒证

表寒证指风寒之邪侵袭人体肌表、肺卫所表现的临床证候。

（1）临床表现：恶寒，发热，头痛，苔薄白，脉浮为主。兼有恶寒重，无汗，身痛，鼻塞流清涕，咳嗽，气喘，脉浮紧者，为表寒实证；兼有恶风，自汗，脉浮缓者为表寒虚证。

（2）病机分析：风寒束表，肺气失宣。风寒之邪侵犯人体肌表，正邪斗争，故见恶寒发热；风寒之邪阻滞经络，气血运行不畅，而致头痛、身痛；邪气犯肺，肺气失宣，可致鼻塞，咳嗽，气喘；苔白脉浮，为表寒证的典型表现。

（3）治法：解表散寒。

（4）代表方剂：麻黄汤。

2. 表热证

指风热之邪侵犯人体肌表，肺卫所表现的临床证候。

（1）临床表现：发热，微恶风寒，口微渴，少汗，舌边尖红，苔薄黄，脉浮数。可兼有头痛，咽痛，咳嗽等症。

（2）病机分析：风热上犯，肺失清肃。风热之邪侵袭肌表，卫气与邪气抗争，则发热，微恶风寒；腠理开合失司，则少汗，热灼津液，则口渴；肺失宣降见咳嗽，舌边尖红，苔薄黄，脉浮数均为邪热在表之象。

（3）治法：解表清热。

（4）代表方剂：桑菊饮。

3. 里寒证

是指寒邪直中脏腑经络，阴寒内盛，或阳气虚衰所表现的证候。

（1）临床表现：恶寒喜暖，面色苍白，肢冷蜷卧，口淡不渴，小便清长，大便稀溏，舌淡，苔白而润滑，脉迟或紧。

（2）病机分析：寒伤阳气，功能衰退。寒伤阳气，气血凝滞，或阳气虚损，不能温煦机体，功能衰退则恶寒喜暖，面色苍白，肢冷蜷卧；阴寒内盛，津液未伤，则口淡不渴；阳虚有寒，气不化津，则见小便清长；寒邪伤脾，或脾阳久虚，运化失司，故见大便稀溏；舌淡，苔白而润滑，脉迟或紧，为里寒之象。

（3）治法：温里散寒。

（4）代表方剂：理中汤。

4. 里热证

是指邪热在里所表现的证候。

（1）临床表现：发热，不恶寒但恶热，口渴喜冷饮，心烦或躁扰多言，面红目赤，小便色黄，大便干结，舌红，苔黄，甚则焦躁干黑，脉滑数或洪数。

（2）病机分析：邪热炽盛，热甚伤津。邪热炽盛，故发热，不恶寒但恶热，小便色黄，大便干结；热甚伤津，故口渴喜冷饮；火热炎上，故面红目赤；热扰心神，则心烦或躁扰多言；舌红，苔黄，甚则焦躁干黑，脉滑数或洪数，为里热炽盛之象。

（3）治法：清热泻火辅以燥湿、凉血、熄风、解毒。

（4）代表方剂：白虎汤。

**（四）寒证与热证的关系**

寒证与热证虽有阴阳盛衰的本质区别，但又互相联系，它们既可在患者身上，同时出现，表现寒热错杂的证候，又可在一定的条件下互相转化，出现寒证化热、热证转寒。在疾病的危重阶段，还可出现假象。

1. 寒热错杂

寒证和热证同时并存，称为寒热错杂。临床所见上热下寒、表寒里热、表热里寒等证均属寒热错杂。如患者在同一时间内，既可见胸中烦热、频频呕吐的上热证，同时又可见腹痛喜暖、大便稀溏的下寒证，这便是上热下寒证。

2. 寒热转化

先出现寒证，后出现热证，热证出现后，寒证便渐渐消失，这就是寒证转化为热证。如感受寒邪，开始恶寒发热、身痛、无汗、苔白、脉浮紧，属于表寒证。由于病变进一步发展，寒邪入里化热，恶寒等症消失，而发热、心烦口渴、苔黄等热证相继出现，这就是由表寒而转为里热证。

若先见热证，后见寒证，寒证出现后，热证逐渐消失，即为热证转化为寒证。如高热患者，由于大汗不止，或吐泻过度，随即出现四肢厥冷，面色苍白，脉微弱，这就是由热证转为寒证。

3. 寒热真假

在疾病过程中，一般情况下，疾病的本质与所反映的征象是一致的，即热证见热象，寒证见寒象。但在特殊情况下，特别是疾病的危重阶段，有时出现真热假寒、真寒假热的证候，即寒证见热象，热证见寒象。因其临床症状与疾病本质不一致，故需要细心辨别。

（1）真热假寒：由于内热过盛，阳气被郁不能外达，会出现一些假寒的现象，如四肢厥冷、脉沉等，似真寒证，但身热不喜加衣被，脉沉而有力，并且又见口渴喜冷饮、咽干口臭、谵语、小便短赤、大便燥结等热象，说明内热炽盛是真，而外呈寒象是假。

（2）真寒假热：由于阴寒内盛迫阳于外，临床可见身热，面红，口渴，脉大，似为热证，但身热欲进衣被，面红而四肢厥冷，口渴而喜热饮，脉大无力，并且又可见尿液清长、大便稀、舌淡、苔白等寒象，说明阴寒内盛是真，而外呈热象是假。

# 三、虚实

虚实是辨别人体正气强弱和病邪盛衰的两个纲领。虚指正气虚，实指邪气盛。

## （一）虚证

虚证是由于人体正气不足，脏腑功能衰退所表现的证候，多见于素体虚弱、后天失调等因素，以及七情劳倦、房事过度等所导致的阴阳气血亏虚而形成。临床有血虚、气虚、阴虚、阳虚的区别。

1. 气虚证

指全身或某一脏腑功能减退而出现的证候。

（1）临床表现：面白无华，语声低微，疲倦乏力，自汗，动则诸证加剧，舌淡，脉虚弱。

（2）病机分析：元气亏虚，功能减退。脏腑功能衰退，元气不足，故语声低微，疲倦乏力；卫气虚弱，营卫不同，则自汗；动则耗气，故活动诸证加剧；营气虚不能上承予舌，则舌淡；气虚血行无力则脉虚弱。

（3）治法：益气扶正。

（4）代表方剂：四君子汤。

2. 血虚证

指血液不足，不能濡养脏腑、经脉、组织、器官而出现的证候。

（1）临床表现：面色苍白或萎黄，唇色淡白，头晕眼花，心悸失眠，手足麻木，妇女月经量少或经闭，舌质淡，脉细无力等。

（2）病机分析：血虚气少，脏腑失养。血虚不能滋养头目、上荣于面，故头晕眼花，面色苍白或萎黄，唇色淡白；血不养心，则心悸失眠；经脉失于濡养，则手足发麻，妇女月经量少或经闭；血虚不荣于舌，故舌淡；血虚脉络不充，则脉细无力。

（3）治法：养血生血。

（4）代表方剂：四物汤或当归补血汤。

3. 阴虚证

指机体阴液亏损的证候。

（1）临床表现：午后潮热，盗汗，颧红，五心烦热，咽干，舌红少苔，脉细数。

（2）病机分析：阴液亏损，阴虚内热。阴液耗损，阴不制阳，虚火内扰，故见午后潮热，盗汗，颧红，五心烦热；虚火上升，则咽干，舌红少苔；阴血不足，则脉细数。

（3）治法：滋阴清热。

（4）代表方剂：六味地黄汤。

4. 阳虚证

指机体阳气不足的证候。

（1）临床表现：面色苍白，神疲乏力，形寒肢冷，口淡不渴，尿液清长，大便稀溏，舌淡苔白，脉沉细无力。

（2）病机分析：阳气不足，寒从内生。阳气虚弱，推动气化功能不足，则见面色苍白，神疲乏力；阳虚不能温煦，阴寒内盛，则形寒肢冷，口淡不渴，尿液清长，大便稀溏；舌淡苔白，脉沉细无力皆为阳虚之象。

（3）治法：温阳散寒。

（4）代表方剂：金匮肾气丸或右归饮。

**（二）实证**

实证是指邪气过盛，脏腑功能活动亢盛所表现的证候。

（1）临床表现：由于实邪的性质及所在部位的不同，其表现也不一，一般常见的临床表现有发热，形体壮实，声高气粗，精神烦躁，胸胁脘腹胀满，疼痛拒按，大便秘结，小便不利，舌苔厚腻，脉实有力等。

（2）病机分析：邪气亢盛，正气未衰。正邪相争，阳热偏盛，故发热，脉实有；实邪扰心，则烦躁不宁；邪阻于肺，肺失宣降，则胸闷满，呼吸气粗；实邪积于肠胃，腑气不通，则脘腹胀满，疼痛拒按，大便秘结；水湿内停，气化不行，则小便不利；湿浊上蒸，则舌苔多见厚腻。

（3）治法：泻实祛邪。

**1. 气滞证**

气滞证指由于情志不遂、饮食失调、痰湿停滞、感受外邪，或外伤闪挫、气虚等，导致人体内某部位或脏腑经络的气机阻滞，运行不畅所表现的证候。

（1）临床表现：胸胁脘腹胀闷疼痛，时轻时重，走窜不定，胀痛常随太息、嗳气、肠鸣、矢气后好转，或情志因素而加重或减轻，脉象多弦，可无明显舌象变化。

（2）病机分析：气机受阻，功能失调。气机受阻，不通则痛，故胸胁脘腹胀闷疼痛；气机时阻时通，故胀痛时轻时重，走窜不定，太息、嗳气、肠鸣、矢气后可使气机暂通，故肠痛可随之而好转；情志不舒可加重气机阻滞，故症状的轻重，随情绪的波动而改变；脉象弦，为气机不利，脉气不舒之象。

（3）治法：行气导滞。

（4）代表方剂：柴胡疏肝散。

**2. 血瘀证**

血瘀证指由于气滞、气虚、阳气虚衰、寒凝、热结或跌仆损伤等，导致血液运行不畅，壅积于经脉或脏腑之内，或离经之血，停留于人体某处所形成的病证。

（1）临床表现：疼痛呈刺痛，固定不移，拒按，夜间加重，青紫肿块或腹内瘀块，出血呈紫暗色或夹有血块，面色黧黑，肌肤甲错，唇甲青紫，舌质紫暗，或有瘀点、瘀斑，舌下脉络曲张，脉弦涩。

（2）病机分析：瘀血阻滞，血行不畅。瘀血内阻，血运不畅，不通则痛，故有疼痛呈刺痛，固定不移，拒按；夜间血行缓慢，瘀阻加重，故夜间疼痛加重，瘀血不散而凝结，则青紫肿块或腹内瘀块；血不循经，溢于脉外，致反复出血，出血呈紫暗色或夹有血块；瘀血久瘀不散，肌肤失于濡养，则见面色黧黑，肌肤甲错；唇甲青紫，舌质紫暗，或有瘀点、瘀斑，舌下脉络曲张，脉弦涩为瘀血阻滞之象。

（3）治法：活血化瘀。

（4）代表方剂：血府逐瘀汤。

**3. 湿阻证**

湿阻证指湿邪致病的临床表现，分内湿、外湿两类。

（1）临床表现：全身困重，头重如裹，遍体不舒，胸闷，口淡不渴，或口渴不欲饮，小便清长，泄泻，关节疼痛，屈伸不利，舌苔白滑，脉濡。

（2）病机分析：湿邪内蕴，脾失健运。湿邪阻遏气机，故全身困重，头重如裹，遍体不舒，胸闷，口淡不渴，或口渴不欲饮；湿邪损伤脾阳，气不化湿，则小便清长，泄泻；湿邪侵入关节，气血不畅，故关节疼痛，屈伸不利；舌苔白滑，脉濡为湿阻之征象。

（3）治法：化湿利湿。

（4）代表方剂：五苓散。

4. 食滞证

食滞证指食物停滞胃肠，传导失常而出现的证候。

（1）临床表现：脘腹痞胀疼痛，呕吐酸馊，厌食，大便不爽或泄泻，下痢，臭如败卵，苔腐腻，脉弦滑。

（2）病机分析：食滞中焦，运化失职。饮食不节或不洁，食滞内停，脾胃及肠腑受伤，运化传导失常，气机阻滞，故见脘腹痞胀疼痛，大便不爽或泄泻，下痢；饮食停滞不化，郁而化热，胃气上逆，则呕吐酸馊；脾运失常，胃纳不佳，则厌食；苔腐腻，脉弦滑为食滞胃肠之象。

（3）治法：消食导滞。

（4）代表方剂：保和丸。

5. 痰饮证

痰饮证指由于外感或内伤等诸多因素影响肺、脾、肾的气化功能，导致水液停聚，被寒凝、火煎、凝结浓缩而流滞于经络、脏腑、肌腠之间的证候。

（1）临床表现：咳嗽气喘，咳痰量多，胸满痞闷，呕恶眩晕，或局部有圆滑肿块，苔腻，脉滑。

（2）病机分析：痰饮阻滞，升降失和。痰浊阻肺，宣降失常，则见咳嗽气喘，咳痰量多；痰浊中阻，胃失和降，则见胸满痞闷，呕恶；痰浊上扰，蒙蔽清窍，则见眩晕；痰质黏稠，难以消散，流注经脉筋骨，故见局部有圆滑肿块；苔腻，脉滑为痰浊内阻之象。

（3）治法：燥湿化痰。

（4）代表方剂：二陈汤。

**（三）虚证与实证的关系**

疾病的变化是一个复杂的过程，虚证和实证是有正气不足和邪气过盛的本质区别的，但虚实之间，又是相互联系、相互影响的，常由于体质、治疗、护理等各种因素的影响，发生虚实夹杂、虚实转化、虚实真假等证候。

1. 虚实夹杂

同一患者在同一时间存在正虚与邪实两方面的病变，即为虚实夹杂。本证既有实证夹虚的，而以实证为主；又有虚证中夹实证，而以虚证为主的；亦有虚实并重。临床必须辨别虚实的多少和正邪的缓急，然后决定治疗的方向，或以攻为主，或以补为主，还是先攻后补，先补后攻，或攻补兼施等法。

2. 虚实转化

在疾病发展过程中，由于正邪相互斗争的复杂变化，因此在一定的条件下，可出现实证转虚和因虚致实的情况，病本为实证，因失治、误治等因素，至病情迁延，虽邪气渐去，而正气亦伤，渐而成虚证；或病本为虚证，由于正气不足，不能布化，以致产生实邪，而出现实证。

3. 虚实真假

虚实都有真假疑似之证，临床上常出现真实假虚和真虚假实之证，辨别时应当仔细，对于舌、脉和症状的认真审察，详细分辨，才能从复杂的现象中找到病变的真情。

# 四、阴阳

阴阳是概括病证类别的一对纲领。其应用范围很广，大可以概括整个病情，小则用于症状的分析。阴阳又是八纲的总纲，它概括其他三对纲领，即表、热、实属阳，里、寒、虚属阴。一切病症，尽管千变万化，但总起来不外阴证与阳证两大类。

**（一）阴证与阳证**

1. 阴证

阴证指体内阳气虚衰，或寒邪凝滞的病变和证候。其病属寒，属虚。机体反应多呈衰退的表现。

（1）临床表现：精神萎靡，面色苍白，畏寒肢冷，气短声低，口淡不渴，大便稀溏，小便清长，舌淡苔白，脉沉迟无力。

（2）病机分析：因阳气虚衰，阴寒内盛，不能温煦，周身，故出现"阴盛则寒"的一派虚寒征象。

（3）治法：温补阳气。

2. 阳证

阳证指体内热邪壅盛，或阳气亢盛的证候。其病属热，属实。机体反应多呈亢盛的表现。

（1）临床表现：精神烦躁，壮热，面色红赤，声高气粗，渴喜冷饮，大便秘结，小便短赤，舌红苔黄而干，脉滑数有力。

（2）病机分析：因热邪炽盛，或阳气亢盛，而导致出现"阳盛则热"的一派实热征象。

（3）治法：清热泻火。

**（二）亡阴证与亡阳证**

亡阴与亡阳是疾病过程中的危重证候。

1. 亡阳证

亡阳证是指体内阳气严重耗损，而表现为阳气衰竭的病变和证候。

（1）临床表现：大汗淋漓，面色苍白，精神淡漠，身畏寒，手足厥冷，气息微弱，口不渴或渴喜热饮，脉微欲绝。

（2）病机分析：阳气暴脱，阳微欲绝。阳气暴脱，不能卫外、固摄则大汗淋漓；不能温煦肢体，故手足厥冷；心阳衰，宗气泄，不能助肺以行呼吸，故面色苍白，气息微弱，精神淡漠；阳虚则阴盛故身畏寒，口不渴或渴喜热饮；脉微欲绝为阳气欲脱之象。

（3）治法：回阳救逆。

（4）代表方剂：四逆汤。

2. 亡阴证

亡阴证是指体内阴液大量消耗，或剧烈吐泻，而表现阴液衰竭的病变和证候。

（1）临床表现：汗出如油，呼吸短促，身热，手足温，烦躁不安，渴喜冷饮，面色潮红，舌红而干，脉细数。

（2）病机分析：阴液耗竭，阴不敛阳。阴液亏虚，气随津脱，阳不敛阴，以致汗液大泄，阴液欲绝，故见汗出如油，呼吸短促；因津液外泄，阴虚阳亢，则身热，手足温，烦躁不安，渴喜冷饮，面色潮红，舌红而干等；脉细数为气随津脱之象。

（3）治法：养阴生津，敛汗固脱。

（4）代表方剂：生脉饮。

# 五、八纲之间的相互关系

临床疾病证候的反映，往往不是单纯的、典型的，而是错综复杂的。表里、寒热、虚实证候常常是交织在一起混合同时出现。虽然八纲有各自不同的证候特点，但它们之间又是相互联系的。如表证有表寒、表热、表虚、表实之分；里证有里寒、里热、里虚、里实之别，同时，在一定条件下，又可互相转化。如由表入里，由里出表，寒证化热，热证化寒，虚证转实，实证转虚等。因此，在辨证时，必须把八纲有机地结合起来，进行全面分析，才能抓住疾病证候的本质，做出正确的判断。

# 第四节  脏腑辨证

脏腑辨证，是根据脏腑的生理功能、病理表观，对疾病证候进行分析归纳，借以推究病因病机，判断病变的部位、性质以及正邪盛衰的一种辨证方法。它是各种辨证的基础。

脏腑辨证是脏腑功能失调的反映。脏腑辨证主要是确定病变的所在脏腑和分辨证候类型。因每个脏腑生理功能不同，发生病理变化时，就有不同的临床表现。因此，熟悉各脏腑的生理功能及其病变规律，是掌握脏腑辨证的基本方法。

脏腑病变是复杂的，在病变过程中脏腑之间可以互相影响，因此，在进行脏腑辨证时，应当从整体观念出发，不仅要考虑一脏一腑的病理变化，还必须注意脏腑间的联系和影响，只有认真把握病变的全局，抓住主要矛盾，才能有效地指导临床治疗。

脏腑辨证，包括脏病辨证、腑病辨证以及脏腑兼病辨证。由于临床上单纯的腑病较为少见，且多与一定的脏病有关，故将腑病写入相关的脏病中。

# 一、心与小肠病辨证

心的主要功能是心主血脉和神志，开窍于舌，其华在面，与小肠相表里。故心的病变多表现在血脉和神志异常方面。

**（一）心气虚**

（1）临床表现：心悸气短，活动时加重，自汗，面白无华，体倦乏力，舌淡苔白，脉细弱或结代，称为心气虚；若兼见形寒肢冷，称为心阳虚。

（2）病机分析：心气虚，鼓动力弱，气血运行无力，故心悸气短，活动时加重，脉细弱；脉气不相接续，则脉结代；气虚不能行血上荣，则面白无华舌淡；气虚阳弱，不能外固肌表，故自汗；心阳虚，不能温煦周身，故形寒肢冷。

（3）治法：补益心气。

（4）代表方剂：养心汤。

**（二）心阳虚**

（1）临床表现：心悸气短，活动时加重，时有心胸憋闷或作痛，形寒肢冷，面色滞暗，舌淡或紫黯胖嫩，脉细弱或结代。

（2）病机分析：心阳虚，阳气衰弱，气血运行无力，故心悸气短，活动时加重，脉细弱；脉气不相接续，则脉结代；阳气虚，不能温煦周身，故形寒肢冷，胸中阳气痹阻，故出现心胸憋闷或作痛等。

（3）治法：温补心阳。

（4）代表方剂：保元汤。

**（三）心血虚**

心血虚证是指心血不足，心失所养而表现的临床证候。

（1）临床表现：心悸，头晕，失眠多梦，健忘，面色不华或萎黄，唇舌色淡，脉细。

（2）病机分析：心血不足，心神失养。心血不足，心失所养，心动不安而见心悸怔忡；阴血不能濡养心神，致心神不宁，失眠多梦的症状；血虚不能濡养脑髓，而见眩晕健忘；不能上荣头面，则见面色无华或萎黄，舌色淡，血虚不能充盈脉道，则脉细无力。

（3）治法：养血安神。

（4）代表方剂：天王补心丹合四物汤。

**（四）心阴虚**

（1）临床表现：心悸，头晕，失眠多梦，健忘，面色无华或萎黄，五心烦热，盗汗，口燥咽干，舌红少津，脉细数。

（2）病机分析：阴血不足，心失所养，虚火内扰。阴血不足，心失所养，故见心悸，失眠，多梦；心阴不足虚火内扰，见五心烦热，盗汗，口燥咽干，舌红少津，脉细数。

（3）治法：滋阴安神。

（4）代表方剂：天王补心丹。

**（五）心火亢盛证**

心火亢盛证是指心火旺盛，心神失宁所表现的实热证候。

（1）临床表现：心胸烦热，口渴面赤，心烦失眠，口舌生疮，甚则赤烂疼痛，舌红苔黄，脉数。

（2）病机分析：心火偏盛，热扰心神。情志不遂或过食辛辣肥甘之品以致化热生火，火热之邪循经上冲，扰动心神，则心烦失眠；舌为心之苗，心火循经上炎，则致口舌生疮，甚则赤烂疼痛；心胸烦热，口渴面赤，舌红苔黄，脉数等均为心经有热之征。

（3）治法：清心泻火。

（4）代表方剂：导赤散。

**（六）痰火扰心证**

痰火扰心证是指火热、痰热邪气扰乱心神，以痰火炽盛、神志异常为主要表现的证候。

（1）临床表现：发热面赤，口渴，胸闷心悸，烦躁不寐，甚或发狂，或神昏谵语；便秘尿黄，吐痰色黄，或喉间痰鸣。舌红苔黄腻，脉滑数。

（2）病机分析：痰火扰心，蒙蔽心窍。情志刺激，气郁化火，煎液为痰，痰火内扰，热灼津伤，则发热口渴，便秘尿黄；火势上炎，则面赤气粗；痰火内盛，吐痰色黄，或喉间痰鸣；痰阻气机则胸闷，痰火内盛，困扰心神，轻则心悸，烦躁不寐，重则发狂，甚或神昏谵语；舌红苔黄腻，脉滑数均为痰火内盛之象。

（3）治法：清心豁痰。

（4）代表方剂：礞石滚痰丸。

**（七）心血瘀阻证**

心血瘀阻证是指瘀血阻滞心脉所表现的临床证候。

（1）临床表现：心悸怔忡，心胸憋闷或刺痛，固定不移，入夜更甚，痛彻背脊，口唇青紫，舌质紫暗或有瘀斑，脉涩或结代。

（2）病机分析：心脉瘀阻，气滞血瘀。心主血脉，心脉瘀阻，心失所养，故心悸怔忡；血瘀气滞，心阳被遏，则心胸憋闷；瘀血内停，络脉不通，不通则痛，故见胸部刺痛，固定不移；血属阴，故入夜更甚；络脉瘀阻，故见口唇青紫，舌质紫暗或有瘀斑。脉涩或结代，均为瘀血蕴积，心阳阻遏之证。

（3）治法：活血化瘀，理气通络。

（4）代表方剂：丹参饮。

## 二、肺与大肠的辨证

肺的主要功能是主气，司呼吸，主宣发肃降，通调水道。肺合皮毛，开窍于鼻，肺的病症有虚有实，虚证多见气虚、阴虚；实证多由外邪犯肺所致。肺病的主要症状有咳嗽、气喘、胸痛等口肺与大肠有经络相通，互为表里。大肠主传导，排泄糟粕，传导失常可见便秘或泄泻等。

**（一）肺卫不固证**

肺卫不同证是指肺气虚弱，卫表不固所表现的临床证候。

（1）临床表现：恶风自汗，平素易感冒，舌质淡白，脉细。

（2）病机分析：肺气不足，卫表不同。肺气虚弱，卫表不同，故见恶风自汗；稍感风寒，极易感冒，舌质淡白，脉细，均为肺气不足之象。

（3）治法：益气固表。

（4）代表方剂：玉屏风散。

**（二）风寒犯肺证**

风寒犯肺证是指感受风寒之邪，肺气失宣所表现的临床证候。

（1）临床表现：恶寒甚，或有发热、无汗、头身疼痛，或鼻塞流清涕、气喘、舌质淡苔薄白、脉浮紧。

（2）病机分析：风寒犯肺，肺气失宣。风寒之邪侵袭肌表，腠理闭塞，卫气受遏，肌表不能得到正常的温煦，故恶寒；由于卫气阻遏，宣肃失常，故无汗且郁而发热；寒邪郁滞经络，气血流通不畅，故头身疼痛；肺主皮毛，鼻为肺窍，寒邪从皮毛而入，内应于肺，肺失宣肃，出现鼻塞流涕，气喘；邪未入里，舌象尚无明显变化，为薄白苔；寒邪袭表，正气奋起抗邪，脉气鼓动于外，故脉浮；又由于寒邪阻碍阳气，腠理闭塞，令脉道紧张而拘紧，故表现为脉浮紧。临床以恶寒甚、无汗、脉浮紧为审证要点。

（3）治法：宣肺解表。

（4）代表方剂：麻黄汤。

**（三）风热犯肺证**

风热犯肺证是指感受风热病邪，肺失清肃所表现的临床证候。

（1）临床表现：发热重，恶寒轻，咽喉肿痛，咳嗽，痰黄，舌尖变红，苔薄黄，脉浮数。

（2）病机分析：风热犯肺，肺失宣肃。风热之邪侵袭体表，卫气奋起抗争，阳气浮于外，故发热；热邪阻遏，肌肤不得温养而恶寒；风热之邪炎上，可见咽喉肿痛；邪热伤肺，肺欠清肃，故咳嗽，痰黄；舌尖变红，苔薄黄，脉浮数，均示风热在表之象。

（3）治法：疏风清热，宣肺化痰。

（4）代表方剂：桑菊饮。

**（四）燥热伤肺证**

燥热伤肺证是指燥邪伤肺，津液受损所表现的临床证候。

（1）临床表现：干咳无痰，或痰不易咯，咽痒，口鼻咽均干燥，或胸痛咯血，初期或有恶寒，身热头痛，苔薄黄而干，脉浮数。

（2）病机分析：燥热伤肺，肺失清肃。燥热伤肺，灼伤津液，肺失清肃，故干咳无痰，或痰少而黏，难咯；燥为阳邪，易伤肺伤津，可见鼻燥咽干，咳甚则痰中带血，胸部疼痛，苔薄黄而干；脉浮数为燥邪在表之象。

（3）治法：清肺润燥。

（4）代表方剂：清燥救肺汤。

**（五）寒饮伏肺证**

寒饮伏肺证是由痰饮内蕴于肺，肺气失于肃降所出现的以肺经病变为主的临床证候。

（1）临床表现：咳嗽气喘，或哮鸣有声，胸闷，不能平卧，咳吐稀白痰涎，苔白滑，脉滑。

（2）病机分析：寒饮伏肺，肺失肃降。痰饮蕴肺，宣降失常，故咳嗽气喘，痰多稀白；饮停气道，痰气交阻，故哮鸣有声；肺气不利，肃降无能，故胸闷，不能平卧；舌苔白滑或白腻，脉滑，均为寒饮伏肺之象。

（3）治法：温肺化饮。

（4）代表方剂：小青龙汤。

**（六）痰热蕴肺证**

痰热蕴肺证是指邪热或痰热蕴肺所表现的肺实热证。

（1）临床表现：发热，咳喘，胸痛，胸闷气促，痰黄稠，咳吐腥臭脓痰，甚至血痰，心烦内热，大便秘结，舌红苔黄腻，脉滑数。

（2）病机分析：痰热蕴肺，肉腐成痈。痰热壅肺，则咳嗽气喘，呼吸气粗、急促；热灼津液，故痰黄稠难咯；蕴蒸成痈，咯吐腥臭脓痰；肺络受损，则胸痛，痰中带血；舌红苔黄腻，脉滑数均为痰热内盛之象。

（3）治法：清肺化痰，凉血消痈。

（4）代表方剂：苇茎汤。

**（七）肺阴虚证**

肺阴虚证是阴津不足，肺失濡润所表现的证候。多由肺病日久、耗伤肺阴所致。

（1）临床表现：干咳少痰，或痰黏不宜咯出，或痰中带血，口燥咽干，或音哑，潮热颧红，或有盗汗，舌红少津，脉细数。

（2）病机分析：肺阴亏耗，阴虚火旺。肺阴不足，虚热内生，肺为热蒸，气机上逆而为咳嗽；热灼津液，炼液成痰，故咳痰量少质黏；肺络受灼，络伤血溢则痰中带血；肺阴亏虚，咽喉失润，且为虚火所蒸，则咽干口燥，声音嘶哑；阴虚阳无所制，虚热内炽则午后潮热；热扰营阴，阴虚则为盗汗；虚热上，炎则颧红；舌红少津，脉细数，为阴虚内热之象。

（3）治法：养阴清肺。

（4）代表方剂：百合固金汤。

**（八）大肠湿热证**

大肠湿热证是指饮食不洁或湿热内蕴大肠出现的临床证候。

（1）临床表现：腹痛腹泻，下利脓血，里急后重，肛门灼热，身热，舌红苔黄腻，脉滑数。

（2）病机分析：湿热蕴肠，传导失司。湿热内蕴，大肠传导失司，故腹泻，下利脓血；湿热阻于肠道，气机郁滞，故腹痛，里急后重；肛门灼热，身热，舌红苔黄腻，脉滑数均为大肠湿热典型表现。

（3）治法：清利大肠湿热。

（4）代表方剂：白头翁汤。

**（九）大肠津亏证**

大肠津亏证是指由于老年体虚，津液亏损，或久病伤阴，不能濡润大肠所出现的以便秘为主的临床证候。

（1）临床表现：大便干结如栗，腹胀，按之痛，口干欲饮，内热心烦，小便短赤，舌红少苔，或苔黄而干，脉细数。

（2）病机分析：肠道津亏，传导失司。阴津亏耗，不能濡润大肠；肠道津亏可见便于难解，甚至干结如栗；腑气不通，传导失司，则腹胀痛；虚热内扰，则心烦内热；小便短赤舌红少苔，或苔黄而干，脉细数，均为大肠津亏之象。

（3）治法：润肠通便。

（4）代表方剂：麻子仁丸。

**（十）大肠实热证**

大肠实热证是因饮食不洁，过食辛辣、肥甘，热邪蕴结肠道，导致腑气不通所致的实热。

（1）临床表现：发热口渴，大便秘结，腹胀痞满，疼痛拒按，舌红苔黄而干，脉沉实有力。

（2）病机分析：实热内结，腑气不通。热蕴肠道与糟粕互结，肠道热盛，气机阻滞，腑气不通，故腹胀痞满，疼痛拒按，发热，口渴；舌红苔黄而干，脉象沉实有力，均为实热内结的征象。

（3）治法：泻下热结。

（4）代表方剂：大承气汤。

# 三、脾与胃的辨证

脾的主要生理功能是主运化，统血；胃主受纳，腐熟；脾主升清，胃主降浊；脾胃之间有经络相通，互为表里，它们共同完成饮食物的消化、吸收和输布，为气血生化之源。脾胃病症有寒热虚实不同，脾病以虚证较多，如脾阳虚，运化失调，水湿痰饮内生及中气下陷等证，常见症状有：腹胀、便溏、浮肿、出血等；胃病以气机障碍，胃气上，逆为主要病理改变，临床多见胃脘痛、呕吐、嗳气、呃逆等。

**（一）脾气虚证**

脾气虚证是指脾气虚弱导致的各种临床证候。分为脾失健运、中气下陷（又称脾气下陷）、脾不统血3种类型。

1. 脾失健运

（1）临床表现：食少，食后脘腹胀满，便溏，消瘦，四肢倦怠，气短懒盲，面色萎黄，舌淡苔白，脉缓弱。

（2）病机分析：脾气虚弱，运化失职。脾气运化失常，故食少，食后脘腹胀满，便溏；脾气虚则气血生化不足，故见消瘦，四肢倦怠，气短懒言；面色萎黄，舌淡，脉微弱。

（3）治法：健脾助运。

（4）代表方剂：四君子汤。

2. 中气下陷

（1）临床表现：脘腹坠胀感，食后更甚，或便意频数，甚则脱肛，或内脏下垂。或小便混浊如米泔。伴有头晕目眩，气短乏力，神疲倦怠，食少便溏，舌淡苔白，脉虚弱。

（2）病机分析：中气下陷，清气不升，多由脾气虚发展而来。脾气主升，脾气虚升举无力，内脏无托，故脘腹坠胀感，便意频数，或脱肛，内脏下垂，脾虚升举无力，清阳不升而下陷，固摄无权，久泄不止，小便混浊如米泔。清阳不能升于头面，故头晕目眩。脾气虚证见气短乏力，神疲倦怠，食少便溏，舌淡脉弱。

（3）治法：补气升清。

（4）代表方剂：补中益气汤。

3. 脾不统血

（1）临床表现：便血，尿血，肌衄，齿衄，鼻衄，或妇女月经过多，崩漏等，伴有食少便溏，神疲乏力，少气懒育，面白少华，舌淡脉细弱。

（2）病机分析：脾气亏虚，脾不统血。脾气虚弱，统摄失常，血不循经，则可见便血、尿血、肌衄等出血症状；脾不统血，则致冲任不固，故月经过多，或崩漏；食少便溏，少气懒言，舌淡脉细等均为脾气虚之征。

（3）治法：补气摄血。

（4）代表方剂：归脾汤。

**（二）脾阳虚证**

脾阳虚证指脾阳虚衰，寒从内生所表现的临床证候。

（1）临床表现：腹胀纳少，腹部冷痛，喜温喜按，畏寒肢冷，大便稀溏，或完谷不化，或有下肢浮肿，或妇女带下清稀量多，舌质淡胖，苔白滑，脉沉细无力。

（2）病机分析：脾阳不足，寒从内生。脾的阳气虚衰，运化失健，则腹胀纳少；阳虚阴盛，寒从中生，寒凝气滞，故腹痛喜温喜按；脾虚不能运化水湿，寒湿之气内盛，故大便稀薄或完谷不化，浮肿，带下清稀；脾阳虚弱，不能温煦机体及四肢，故畏寒肢冷；舌淡，苔白润，脉沉迟无力，皆为阳虚、水寒之气内盛之征。

（3）治法：温阳健脾。

（4）代表方剂：理中汤。

**（三）湿困脾胃证**

湿困脾胃证是指湿邪内蕴，阻碍脾胃的运化功能所表现的临床证候。

（1）临床表现：头身困重，脘腹胀满，恶心欲吐，纳呆口黏，腹痛便溏，口淡不渴，苔白腻脉滑。

（2）病机分析：水湿内停，脾失健运。寒湿内盛，中阳受困，脾胃升降失常，则见脘腹痞闷或痛，纳呆，便溏；胃失和降，气机上逆，故恶心欲吐，口黏；湿性重浊，流注肢体，阻遏清阳，故头身困重；苔白腻，脉滑均为内有湿邪之象。

（3）治法：燥湿健脾。

（4）代表方剂：平胃散。

**（四）寒凝胃脘证**

寒凝胃脘证是指寒邪损伤胃气，胃失和降所表现的临床证候。

（1）临床表现：胃脘冷痛，痛势急剧，呕吐清水，形寒肢冷，喜温，喜热饮，苔白，脉弦紧。

（2）病机分析：寒凝胃脘，中阳不运。寒性凝滞、收引，寒邪侵犯中焦，气机阻滞，不通则痛，故胃脘冷痛，痛势急剧，恶寒肢冷，喜温，喜热饮，得温而痛减；中阳不运，胃气失于和降，上逆则呕吐清水；舌苔白、脉弦紧是里有寒邪、气机阻滞之象。

（3）治法：温胃散寒。

（4）代表方剂：良附丸。

**（五）胃火炽盛证**

胃火炽盛证是因胃经蕴热，胃火偏盛所表现的胃实热证。

临床表现：胃脘灼痛，喜冷饮，发热口渴，或口臭，齿龈肿痛，齿衄，便结尿黄，舌红苔黄，脉数。

（2）病机分析：热蕴中焦，胃火上炎。嗜食辛辣肥甘，化热生火，火热炽盛，热蕴胃腑，故胃脘灼痛而喜冷饮；热灼津伤，见发热口渴；胃热蒸腾，浊气上泛，故口气热臭；足阳明胃经循行于口、齿部位，胃火循经上炎，则牙龈肿痛；伤及血络，则齿龈出血；便结尿黄，舌红苔黄，脉数等均为胃火炽盛的表现。

（3）治法：清胃泻火。

（4）代表方剂：清胃散。

**（六）胃气上逆证**

胃气上逆证多由邪气犯胃，或肝胃不和，胃失和降所致的临床证候。

（1）临床表现：恶心呕吐，口苦，呃逆频作，嗳气频频，脘胁胀痛，多因情志不遂而加剧，舌边红，脉弦。

（2）病机分析：肝气横逆，胃失和降。肝气犯胃，或湿热中阻，胃失和降，上逆则恶心呕吐，嗳气频频；胃气上冲扰膈，则呃逆连作，见胁脘烦闷不适；肝胆相表里，肝气失和则胆汁上溢，故见口苦；肝居两肋，胃居中脘，肝胃不和则气滞不畅，见脘胁胀痛；情志不遂，肝郁加重横犯胃腑，故可加重病情；舌边红，脉弦均为肝气犯胃，胃失和降之象。

（3）治法：理气舒肝，和胃降逆。

（4）代表方剂：旋复代赭汤。

# 四、肝与胆的辨证

肝的主要生理功能是主疏泄，藏血，主筋，开窍于目。肝与胆有经络相通，互为表里。胆贮藏和排泄胆汁，以助消化。肝的病症有虚有实，虚证多见肝血、肝阴的不足，实证多见肝郁气滞，肝火、寒凝、湿热等证。肝阳上亢、肝风内动多为虚实夹杂证；胆病主要表现为胆汁疏泄异常、虫积内扰、湿热等证。

**（一）肝郁气滞**

肝郁气滞又称肝气郁结证，指由于各种原因影响肝主疏泄，导致肝经气机不调，郁阻局部或全身气机运行的证候。

（1）临床表现：精神抑郁或易怒，喜叹息，胸闷不舒或胸胁胀痛或窜痛，纳呆嗳气，脘腹胀满，或咽部有梗阻感，妇女月经失调，痛经或经前乳房胀痛，少腹胀痛，苔薄白，脉弦。

（2）病机分析：肝郁气滞，疏泄失司。肝主疏泄，能够疏泄肝经自身和人体全身的气机，促进气血津液的运行。舒畅情志，协调脾胃，分泌和排泄胆汁，帮助消化。肝的疏泄还能调节冲任，与女子的月经有密切关系。情志不遂或精神刺激，郁怒伤肝，肝郁气滞，疏泄失司，根据其影响的范围和程度可有以上不同的表现。精神抑郁和脉弦为其共同症状，胸闷胁胀也是极为常见的表现，可以作为辨证要点。

（3）治法：疏肝理气。

（4）代表方剂：四逆散或柴胡疏肝饮。

**（二）肝火上炎证**

肝火上炎证是指由肝火亢盛，上逆而表现的实热证候，若兼胆火盛则为肝胆火盛。

（1）临床表现：头晕胀痛，面红目赤，发热口渴，烦躁易怒，失眠多梦，口苦咽干，胁肋灼痛，或耳鸣暴聋或吐血、衄血，舌红苔黄，脉弦数。

（2）病机分析：肝经实火，循经上炎。情志不遂、肝气郁而化火，或肝阳亢盛化火，或火热之邪内犯肝经，肝经气火内炽，循经上冲，见头晕胀痛，面红、目赤肿痛；肝胆互为表里，足少阳胆经入于耳，肝火循胆经上炎，络脉气血壅滞，清窍受阻可突发耳鸣耳聋；肝火炽盛，则情急易怒，失眠多梦；若火邪灼伤血络，迫血妄行，则可发生吐血，衄血，色鲜红；发热口渴，舌红苔黄，脉弦数，均为肝经实火炽盛之证。

（3）治法：清肝泻火。

（4）代表方剂：龙胆泻肝汤。

**（三）肝阳上亢证**

肝阳上亢证是指肝失疏泄，气郁化火，或肝肾阴虚，阴不潜阳，而形成的阴虚阳亢的本虚标实证。

（1）临床表现：眩晕耳鸣，头目胀痛，面部烘热，急躁易怒，口苦咽干，或头重脚轻，腰膝酸软，舌红，苔少，脉细弦而数。

（2）病机分析：肝阴不足，肝阳上亢。肝肾阴虚，阴不潜阳，肝阳偏亢于上，则出现眩晕耳鸣、头目胀痛、面部烘热等症；水亏于下，火炎于上，上盛下虚，则头重脚轻，急躁易怒，口苦；腰为肾府，肝肾阴虚，筋脉失养，故腰膝酸软无力；舌红，脉细弦数，为阴虚阳亢之征象。

（3）治法：滋养肝肾，平肝潜阳。

（4）代表方剂：天麻钩藤饮。

**（四）肝风内动证**

肝风内动证是指病变过程中出现的动摇、抽搐、眩晕等临床表现，称之为肝风内动。一般分肝阳化风、热极生风、血虚生风三类。

1. 肝阳化风

肝阳化风是指由肝阳亢盛而表现出眩晕、震颤、卒中等风证的临床证候。

（1）临床表现：头晕目眩，头痛耳鸣，肢体震颤，语言不利，步履不稳，甚至突然昏倒，不省人事，口眼歪斜，半身不遂，舌强失语，舌红，脉细弦。

（2）病机分析：肝肾阴亏，阳亢化风。肝肾阴亏于下，肝阳亢盛于上，上达巅顶，横蹿脉络，可见头晕；肝为风木之脏，阳亢化风，风阳上扰，故目眩，头痛，耳鸣，肢体震颤；肝肾阴亏，虚火上扰，气血逆乱，则出现突然昏倒，不省人事，口眼歪斜，半身不遂，舌强失语；舌红苔少，脉细弦，均为阴虚阳亢之征。

（3）治法：平肝潜阳熄风。

（4）代表方剂：镇肝熄风汤。

2. 热极生风

热极生风是指高热引起抽搐、震颤等风证的临床证候。

（1）临床表现：高热，烦躁，抽搐，颈项强直，甚至角弓反张，双目上翻，神志昏迷，舌红绛，脉弦数。

（2）病机分析：火热炽盛，热动肝风。外感温热病，由于热盛经脉失养，引起肝风内动，故高热、烦躁、抽搐、颈项强直，甚至角弓反张，双目上翻；热闭心神则神志昏迷。高热、烦躁、舌红绛、苔黄、脉数均为热证之征象。

（3）治法：清热凉肝熄风。

（4）代表方剂：羚角钩藤汤。

3. 血虚生风

血虚生风是指阴血不足，肝失所养，虚风内动所表现的临床证候。

（1）临床表现：头晕目眩，肢体麻木，甚至手足抽搐，耳鸣，面色无华，爪甲不荣，视物模糊或夜盲，妇女月经量少或闭经，舌淡，脉细弦。

（2）病机分析：肝血不足，血虚生风。体虚血少，久病伤肝，或失血过多所致，导致肝血不足，筋脉失养，故肢体麻木，手足抽搐，爪甲不荣；肝血不能上荣头面，故面色无华，头晕目眩；肝血虚不能上注于目，故视物模糊或夜盲；肝血亏虚，冲任血少，则月经量少或闭经；舌淡，脉细弦亦为血虚生风之征象。

（3）治法：养血祛风。

（4）代表方剂：圣愈汤。

**（五）肝胆湿热证**

肝胆湿热证是指湿热蕴结肝胆所表现的临床证候。

（1）临床表现：全身皮肤及目睛发黄，发热，口苦，胁肋胀痛，或胁下有痞块，恶心欲吐，厌食油腻，尿黄，舌红苔黄腻，脉弦滑数。

（2）病机分析：肝胆湿热，肝胃失和。湿热蕴蒸肝胆，肝胆失于疏泄，气机不畅，故胁肋胀痛，甚至胁下有痞块；湿热熏蒸日久，胆汁不循常道而外溢肌肤，则巩膜、全身皮肤发黄；湿热内困，正邪交争，故见发热；胆气上逆，则口苦；肝木横逆乘土，脾失健运，胃失和降，则厌食油腻，恶心欲吐；湿热下注膀胱，故尿黄。舌红苔黄腻，脉弦滑数，均为湿热内蕴之象。

（3）治法：清化湿热，利胆和胃。

（4）代表方剂：茵陈蒿汤。

### （六）肝旺脾虚证

肝旺脾虚证是指肝经气火偏旺，脾气虚弱，肝脾失和所表现的临床证候。

（1）临床表现：情绪抑郁，胁肋胀痛，腹胀食少，肠鸣便溏，或腹痛即泻，泻后痛止，脉弦缓。

（2）病机分析：肝旺脾虚，肝脾不和。情志抑郁，肝经气火偏旺，加之平素体虚，脾气虚弱，肝失疏泄，肝脾不和，脾失健运，湿从内生，以致胁肋胀痛，腹胀食少，肠鸣便溏，或腹痛即泻，泻后痛止；脉弦缓乃为肝脾不和之象。

（3）治法：抑肝扶脾。

（4）代表方剂：痛泻要方。

### （七）肝血虚证

肝血虚证是指肝血不足，筋失所养所表现的临床证候。

（1）临床表现：头昏眼花，两目干涩，视力减退，或夜盲，心悸失眠，妇女月经量少、色淡，甚至闭经。肢体麻木，面、唇、爪甲苍白，舌淡，脉细。

（2）病机分析：肝血不足，津亏血少。久病伤肝，体虚血少，或失血过多所致。肝血不足，不能上荣于头面，故头昏眼花，两目干涩，面色无华；肝开窍于目，血虚目失所养，所以视力减退，甚至成为夜盲；肝主筋，血虚筋脉失养，因而发生肢体麻木；妇女肝血不足，津亏血少，冲任受损，则月经量少色淡，甚至闭经；唇甲苍白，舌淡，脉细皆为血虚常见之征。

（3）治法：补血养肝。

（4）代表方剂：四物汤。

### （八）肝阴虚证

肝阴虚证是指肝阴不足，津亏血少，虚热内扰所表现的临床证候。

（1）临床表现：头晕眼花，两目干涩，视物模糊，耳鸣，或胁肋隐痛，心烦失眠，颧红，低热盗汗，五心烦热，口干咽燥，舌红少苔，脉细数。

（2）病机分析：肝阴不足，虚火内扰。肝阴不足，不能上滋头目，则头晕眼花，两目干涩，视物模糊，耳鸣；阴虚火旺，热扰心神，可见心烦失眠，颧红，低热盗汗，五心烦热，胁肋隐痛；口干咽燥，舌红少苔，脉细数为阴虚火旺之象。

（3）治法：滋养肝阴。

（4）代表方剂：一贯煎。

## 五、肾与膀胱的辨证

肾的主要生理功能是藏精，主水，主骨生髓充脑，主纳气。肾开窍于耳及二阴，与膀胱相表里。膀胱有贮尿排尿功能。肾的病变主要反映在生殖、生长发育、水液代谢异常等方面。

肾病的常见症状有：腰痛，阳痿，遗精，精少不育，女子经少、经闭、不孕，以及水肿、二便异常等。膀胱病常见尿频、尿急、尿闭、尿痛以及遗尿、尿失禁等。

### （一）肾精不足证

肾精不足证是指由于先天不足，病久伤肾，或房劳过度，导致肾精亏耗为主要临床表现的病症。

（1）临床表现：男子精少不育，女子经闭不孕，性功能减退。小儿发育迟缓，身材矮小，智力低下，动作迟钝，囟门迟闭，骨骼痿软。成人则见早衰，发脱齿摇，耳鸣健忘，腰酸膝软，下肢无力，舌体瘦小光红，脉细弱。

（2）病机分析：肾精亏耗，脏腑虚衰。肾藏精，主发育生殖。肾精亏虚，肾气不足，则性功能减退，男子精少不育，女子经闭不孕；精亏髓少不能充骨养脑，故小儿发育迟缓身材矮小，智力低下，动作迟钝，囟门迟闭，骨骼痿软；腰为肾之府，肾精亏则腰酸膝软，下肢无力，成人易出现过早衰老的现象。舌体瘦小光红，脉细弱均为肾精不足之征。

（3）治法：补肾益精。

（4）代表方剂：五子衍宗丸。

**（二）肾气不固证**

肾气不固证是指由于肾气虚，肾的气化、固摄功能减退所表现的临床证候。

（1）临床表现：腰酸腿软，小便频而余沥不尽，夜尿多，或小便失禁，滑精早泄，带下清稀，胎动易滑，舌胖大或有齿痕，脉沉细。

（2）病机分析：肾失封藏，精关不固。肾虚气化、固摄功能减退，则膀胱失控，出现尿频、尿急或余沥不尽，甚至排尿不畅，小便失禁；肾气、肾阳衰败则阴寒偏盛，故夜尿多，常有滑精、早泄；肾虚，冲任虚损，可见滑胎，带下清稀；腰酸腿软，舌胖大有齿痕，脉沉细均是肾气虚衰之征。

（3）治法：补肾固摄。

（4）代表方剂：肾气丸。

**（三）肾阴虚证**

肾阴虚证是指由于老年肾亏，或久病虚损导致肾阴不足、阴虚火旺的临床证候。

（1）临床表现：头晕耳鸣，失眠健忘，头发早白，腰膝酸软，男子遗精早泄，妇女闭经或崩漏，颧红，盗汗，五心烦热，舌红少苔，脉细数。

（2）病机分析：肾阴不足，阴虚火旺。肾阴亏耗所致不能生髓充脑，则头晕耳鸣，失眠健忘，头发早白，腰膝酸软；肾不藏精，或阴虚火旺，相火内动，则见男子遗精早泄，女子闭经，崩漏；颧红，盗汗，五心烦热，舌红少苔、脉细数为阴虚之象。

（3）治法：滋补肾阴。

（4）代表方剂：六味地黄丸。

**（四）肾阳虚证**

本证是由素体阳虚，老年肾阳不足，或久病、重病伤及肾阳所表现的肾阳亏虚，虚寒内盛的临床证候。

（1）临床表现：畏寒肢冷，腰膝酸软，不孕不育，阳痿早泄，下肢浮肿，尿闭或夜尿多，小便清长，五更泄，完谷不化，面色㿠白或黧黑，舌淡胖，脉沉细无力。

（2）病机分析：肾阳不足，脏腑虚衰。肾阳虚损，温煦失职，可见畏寒肢冷，腰膝酸软；肾虚精少，则不孕不育，阳痿，性欲减退；肾的阳气不足，膀胱气化失司，则浮肿，尿闭或夜尿多，小便清长；肾阳伤及脾阳，运化功能失常，可见五更泄泻，完谷不化；面色㿠白，舌淡胖，脉沉细无力，为肾阳虚衰的表现。

（3）治法：温补肾阳。

（4）代表方剂：右归饮。

**（五）膀胱湿热**

本证是由湿热之邪内侵，或肾阴不足，湿热内蕴下焦，膀胱气化失常所表现的临床证候。

（1）临床表现：尿频，尿急，尿痛，尿道灼热，尿涩滞不畅，尿混浊，甚至血尿，有时伴有砂石，腰痛，发热口渴，舌红苔黄腻，脉滑数。

（2）病机分析：湿热内蕴，气化失职。湿热蕴结膀胱，气化不利，下迫尿道，故尿频，尿急，尿痛，尿道灼热，排尿涩滞不畅，尿混浊；热伤血络，则尿血；湿热久恋，煎熬津液，聚沙成石，则尿中有砂石；腰为肾之府，下焦湿热，脉络阻滞，故见腰痛；发热，口渴，舌红苔黄腻，脉滑数均为膀胱湿热内蕴之象。

（3）治法：清利湿热。

（4）代表方剂：八正散。

| 第三章 | 诊法 |
|---|---|

## 第一节　诊法的基本原理与运用原则

诊法，中医诊察和收集疾病有关资料的基本方法，包括望、闻、问、切4种，简称"四诊"。广义的中医诊法指诊断学的全部内容，如诊法、辨证和病案等。

### 一、基本原理

人体是一个有机的整体，人体皮、肉、脉、筋、骨、经络与脏腑息息相关，而以脏腑为中心，以经络通联内外，外部的征象与内在的脏腑功能关系密切，因而通过审察其外部征象，可以探求疾病的本质。具体包括以下几个方面。

**（一）司外揣内**

内是指机体在里的脏腑和疾病的本质，外指疾病的外在表现，通过观察外表的现象，推测内脏的变化，认识病理本质，并解释外在的征象，即司外揣内。《灵枢·论疾诊尺》说："从外知内。"《灵枢·本脏》也云："视其外应，以知其内脏，则知所病矣。"通过充分运用四诊所收集的有关疾病的全部材料，进行科学的整理和归纳，以及分析、综合、推理、判断，可以抓住疾病的本质。所以《丹溪心法》说："欲知其内者，当以观乎外；诊于外者，斯以知其内。盖有诸内者形诸外。"它是中医诊法应用的一个基本原则，贯彻这一原则就可以正确处理表与里、现象与本质、局部与整体的辩证关系，从而做出正确诊断。

**（二）见微知著**

指通过局部或微小的变化识知整体。如《灵枢·五色》篇将人的面部各部分分属于五脏，观察面部即可测知全身的病变，所谓"此五脏六腑肢节之部也，各有部分"。耳为宗脉之所聚，从耳郭不同部位的变化，可以反映全身各部的变化；眼目为五脏六腑之精气上注之所，故其不同部位的变化也可反映相应脏腑的变化情况。总之，由于机体的局部变化，蕴含着整体的生理和病理信息，从而对诊断全身疾病具有重要的意义

**（三）知常达变**

诊病时熟知正常，通过比较发现异常，以了解疾病的本质及变化的情况。《素问·玉机真脏论》说："五色脉变，揆度奇恒，道在于一。"即指出自然界的运动变化存在着一定的规律。在诊断疾病时，要注意从正常中发现异常，在对于正常状态认识的基础上，认识疾病的本质及变动的程度，也就是以我知彼，以观太过不及的诊断原理。

### 二、运用原则

**（一）内外详察**

人体是一个有机的整体，人与自然界具有统一性，因而应详细诊察机体的全面情况及其与自然的关

系，并加以分析和综合。由于在疾病状态下，局部的病变可以影响全身，精神的刺激可以导致气机及形体的变化，脏腑的病变也能够造成气血阴阳的失常和精神活动的改变，因而任何疾病必然带有整体性的变化。

诊察患者，必须从整体上进行多方面的考察，要对病情进行详细的询问及检查，通过广泛而详细的收集临床资料，并对临床资料进行全面的分析和综合判断，才能为正确的诊断打下基础。

**（二）四诊合参**

望、闻、问、切四诊之法，各有所长和特点，但也各有其局限性和不足，临床诊病必须全面收集临床资料，四诊合参，才能对病证做出准确判断。《素问·阴阳应象大论》："善诊者，察色按脉先别阴阳。审清浊而知部分；视喘息听音声而知病所苦；观权衡规矩而知病所主；按尺寸观浮沉滑涩而知病所生，以治无过，以诊则不失矣。"即强调了四诊合参的重要性。

**（三）病证结合**

"病"与"证"是两个不同的概念。辨病是对疾病的定性，是对疾病认识的深化，有利于从疾病的全过程和特征上认识疾病的本质；辨证是对疾病的进一步认识，重在从疾病当前的表现中明确病变的部位与性质。两者结合方能全面认识疾病，单纯辨病与辨证，均难以给予针对性、确切性的治疗。《医学阶梯》所说："论病不易，论证尤难。而证中论证，难之又难也。凡有病必有证，有证必有论，论清则证明，证明则病易疗。非可模棱两可，取效于疑似之间也。"强调了辨病与辨证的重要性。只有辨证与辨病相结合，才能准确认识疾病的发展变化规律，利用正确的治疗，预测疾病的预后。

# 第二节　望诊

望诊，是医生运用视觉观察患者的神色形态、局部表现、舌象、分泌物和排泄物色质的变化来诊察病情的方法。由于人体脏腑、气血、经络等变化，均可以反映于体表的相关部位或出现特殊表现，因而通过望诊能够认识和推断病情。望诊应在充足的光线下进行，以自然光线为佳。望诊须结合病情，有步骤、有重点地仔细观察，一般先诊察全身情况，再局部望诊，进而望排泄物和望舌。

## 一、全身望诊

全身望诊主要是望患者的精神、面色、形体、姿态等整体表现，从而对病性的寒热虚实、病情的轻重缓急，形成总体的认识。

**（一）望神**

神，广义是指高度概括的人体生命活动的外在表现，狭义是指神志、意识、思维活动。望神即是通过观察人体生命活动的整体表现来判断病情。神与精、气互相依存，相互为用，因而观察神之变化，可知正气存亡，脏腑盛衰，病情轻重，预后善恶。望神主要望面部的气色和眼神，形体的动静状态，以及精神意识、言语气息、对环境的反映等，其中望眼神最重要。

1. 得神

多见精力充沛，神志清楚，表情自然，言语正常，反应灵活，面色明润含蓄，两目灵活明亮，呼吸匀畅，形体壮实，肌肉丰满等。提示正气尚足，脏腑功能未衰，病情较轻，预后良好。

2. 少神

多见于神气不足，精神倦怠，动作迟缓，气短懒言，反应迟钝，面色少华等。提示正气已伤，脏腑功能不足，多见于虚证。

3. 失神

多见于神志昏迷，或烦躁狂乱，或精神萎靡；目睛呆滞或晦暗无光，转动迟钝；形体消瘦，或全身浮肿；面色晦暗或鲜明外露；还可以见到呼吸低弱，或喘促鼻煽，甚则猝然仆倒，目闭口开，手撒遗尿，或搓空理线，寻衣摸床等。提示正气大伤，脏腑功能虚衰，病情严重，预后较差。

4. 假神

多见大病、久病、重病之人，精神萎靡，面色暗晦，声低气弱，懒言少食，病未好转，突然见精神转佳，两颊色红如妆，语声清亮，喋喋多言，思食索食等。提示乃病情恶化，脏腑精气将绝，预后不良。也称"回光返照""残灯复明"。

**（二）望色**

望色是指通过观察皮肤色泽变化以了解病情的方法。人体面部为十二经脉、三百六十五络的气血上注之处，是脏腑气血之外荣，因而望色能了解脏腑功能状态和气血盛衰情况。根据五行学说和藏象理论，五色配五脏，且五色变化能反映相应脏腑的精血盈亏，光泽的变化能了解神气的盛衰。此外，病邪的性质及邪气部位等，也会通过色泽变化而有所反映。

1. 常色

正常的面色与皮肤色，包括主色与客色。主色：终生不变的色泽。客色：受季节、气候、生活和工作环境、情绪及运动的因素影响所致气色的短暂性改变。我国健康人面色应是微黄透红，明润光泽。

2. 病色

指人体在疾病状态下的颜色，包括五色善恶与五色变化。五色善恶主要通过色泽变化反映出来，提示病情轻重与预后吉凶。其中明润光泽而含蓄为善色，表示病情较轻，预后较佳；晦暗枯槁而显露为恶色，表示病情较重，预后欠佳。五色变化主要表现为有青、赤、黄、白、黑五色，主要反映主病、病位、病邪性质和病机。

（1）青色：主寒证、痛证、惊风、血瘀。青色五行属木，主病以肝经和厥阴经脉的病证为主，常见于面部、口唇、爪甲、皮肤等部位。青色为气血运行不畅所致，凡阴寒内盛而致经脉拘急，气机不畅，瘀血内阻，阳虚寒湿，热盛动风等均可出现。如小儿惊风，常见于眉间、鼻梁、口唇四周见青色；面、唇、爪甲青白为寒，青黑晦暗为阳虚，青紫多为阳气大衰；面见青黑多为寒痛证。鼻头色青多腹中疼痛。面色青，喜热饮，尿清长或腹满下利，多为腹中寒痛；口唇青灰，常为心阳不振，心血瘀阻等。

（2）赤色：主热。赤色五行属火，火热内盛，鼓动气血，充盈脉络所致，常见于颜面、唇、舌、皮肤等部位。主病有实热、虚热之分，前者多因热邪亢盛，后者多因阴虚火旺。外感温热，可见面赤、发热；里实热证可见高热、口渴、便秘、面赤；虚热常见面色苍白而两颧嫩红或潮红，多发于午后；虚损劳瘵，多见两颧潮红，午后潮热、盗汗、五心烦热等症；戴阳证则面红如妆，娇红带白，游移不定。

（3）黄色：主湿、虚、黄疸。黄色属土，多为脾失健运，水湿不化，或气血乏源，肌肤失养而致。常见于面部、皮肤及白睛等部位。面色黄白无泽、萎黄不华是脾肺气虚；妇人面色萎黄，常为经脉不调；面白虚浮淡黄，为脾虚湿阻之黄胖证；身目俱黄，鲜明如橘色为阳黄，证属湿热。黄色晦暗如烟熏为阴黄，证属寒湿。

（4）白色：主虚、寒、失血。白色属金，乃阳气虚衰，血行无力，脉络空虚，气血不荣所致。血虚者苍白无华；气虚者淡白少华；面色青白多为寒证；阳虚者色白无华而浮肿；阴虚者常面白而颧赤；猝然失血，面色苍白，多为气随血脱之危候。

（5）黑色：主肾虚、水饮、瘀血。黑色属水，为阳虚阴寒，水饮内泛，气血凝滞，经脉肌肤失养而致。其色可见黧黑、紫黑或青黑，多见于面部或口唇及眼眶。面色黧黑，唇甲紫黯，可见于心血瘀阻或肾阳虚证；甲唇色黑，发枯齿槁多为肾阴亏耗之重证；面色青黑多为寒证、痛证；黑色浅淡为肾病水寒。

**（三）望形体**

形体指患者的外形和体质。

1. 强弱

发育良好，形体壮实，皮肤润泽，是体质强壮的表现；发育不良，形体消瘦，皮肤枯槁，是体质虚弱的表现。

2. 胖瘦

主要反映阴阳气血的偏盛偏衰。形体肥胖，皮肤细白，少气乏力，为形盛气虚之痰湿体质；形体干瘦，皮肤苍黄，肌肉消瘦，易躁易怒为阴血内热之多火体质。

**（四）望动态**

动态指患者的行、走、坐、卧、立等体态。

1. 动静

阳证、热证、实证者多以动为主，可见卧时面常向外，转侧时作，喜仰卧伸足，揭衣弃被，不欲近火，坐卧不宁，烦躁不安；阴证、寒证、虚证患者多以静为主，可见卧时面常向内，蜷缩成团，不欲转侧，喜加衣被，喜卧少坐。

2. 仰俯

呼吸气粗，咳嗽喘促，难予平卧，坐而仰首者，是肺有痰热，肺气上逆之实证；喘促气短，坐而俯首，动则喘甚，是肺虚或肾不纳气；身肿心悸，气短咳喘，喉中痰鸣，多为肾虚水泛，水气凌心射肺之证。

3. 抽搐

多为动风之象。手足拘挛，面颊牵动，伴有高热烦渴者，多为热盛动风先兆。伴有面色萎黄，精神萎靡者可为血虚风动；四肢抽搐，目睛上吊，眉间唇周色青灰，时发惊叫，牙关紧闭，角弓反张口，为破伤风；手指震颤蠕动者，多为肝肾阴虚，虚风内动。

4. 偏瘫

猝然昏仆，不省人事，偏侧手足麻木，运动不灵，口眼歪斜，为中风偏枯。

5. 痿痹

关节肿痛，屈伸不利，沉重麻木或疼痛者多是痹证；四肢痿软无力，行动困难，多是痿证。

## 二、局部望诊

局部望诊是在全身望诊的基础上，根据病情和诊断的需要，对患者的某些局部进行深入细致的观察，作为了解整体病变的方法。包括望头面、毛发、五官、躯体、皮肤和望小儿指纹。望局部情况时，要熟悉各部位的生理特征及其与脏腑经络的内在联系，把病理体征与正常表现相比较，并联系其与脏腑经络的关系。

### （一）望头面

1. 望头部

头部过大过小均为异常，多由先天不足而致；囟门陷下或迟闭，多为先天不足或津伤髓虚；面肿者，或为水湿泛溢，或风邪热毒；腮肿者，多由风温毒邪，郁阻少阳；口眼歪斜者，或为风邪中络，或为风痰阻络，或中风。

2. 望毛发

正常人，头发分布均匀，色黑润泽，是肾气充盛之象。头发稀疏脱落，干枯无泽，多为肾气亏虚，或精血不足；不规则片状脱发，多为血虚或血瘀；白发多为肝肾阴虚，气血不足；小儿发结如穗，干枯不荣，多为疳积之证。

### （二）望五官

1. 望眼

眼部内应五脏，可反映五脏的情况。其中目眦血络属心，白睛属肺，黑睛属肝，瞳子属肾，眼胞属脾。望眼重点是望眼神，目光有神采，视物清楚，转动灵活为有神，提示无病或病浅易治；白睛暗浊，黑睛晦滞，或目光呆钝，视物模糊，转动不灵，或两眼上视，直视，为无神，说明病较重难治。

（1）色泽：目眦赤为心火；白睛赤为肺火；全目肿赤为肝火或肝经风热；眼睑红肿湿烂为脾胃湿热或肝胆湿热；白睛色黄为湿热或寒湿；白睛青蓝是肝风或虫积；目眦血络色淡白多为气血虚损；目眶黑为脾肾虚损、水湿为患。

（2）形态：眼目胀痛流泪可见肝经郁热；目窠浮肿，眼皮发亮多为湿象；目睛突出伴有喘息，多为肺胀，伴颈前肿物多为瘿肿；目窠内陷多因津液耗伤或气血不足；睡中露睛多为脾胃虚弱或小儿疳积；针眼（睑腺炎）或眼丹（睑板腺囊肿），多为风热或脾胃蕴热；胬肉攀睛多为风热或湿热壅盛；眼生斑翳，视物障碍多见于热毒、湿热、痰火、外伤；两目上视、直视可见于肝风内动或精气衰竭；目睛呆滞无神，可见痰热内闭或元神将脱；两眼深陷，视物不见，真脏脉现多为阴阳离决之凶兆。

2. 望耳

主要反映肾与肝胆的情况。耳轮肉厚，色红明润为肾精充足或病浅易愈，肉薄干枯则为肾精不足；

色淡白属寒，青黑属痛，焦黑为肾精亏耗之凶兆。耳肿痛多为邪气实；耳旁红肿疼痛可因风热外袭或肝胆火热；耳中疼痛，耳聋流脓者为胆经有热或肝胆湿热；久病血瘀可见耳轮甲错。

### 3. 望鼻

主要反映肺与脾胃的情况。鼻端色青多为虚寒或腹痛，色赤多为脾肺热盛，色黄多为湿热，色白为气血不足，色黑为水气内停；鼻燥色黑可因热毒炽盛，鼻冷色黑为阴寒内盛，鼻肿为邪气盛，鼻陷为正气虚；鼻塞多涕为外感，涕清为风寒，涕浊为风热，久流浊涕，色黄稠黏，香臭不分多为鼻渊；鼻翼翕动，发病急骤者为风热痰火或实热壅肺；鼻柱溃陷可见于梅毒；鼻柱崩坏，眉毛脱落多见于麻风病。

### 4. 望口唇

主要反映脾胃的情况。色红明润为正常。唇色深红而干多为实证、热证；色淡而晦暗为虚证、寒证；唇色青紫多属寒凝、瘀滞、痛证；唇黑为脾胃将绝；久病唇黑预后不佳。唇舌糜烂，色白如苔多因脾胃湿热或阴虚火旺；口角歪斜可见于中风；口噤不语为痉病；撮口唇青而抽搐多为肝木乘脾；小儿口疮，多为脾经郁热或消化不良。

### 5. 望齿龈

主要反映肾与胃的情况。齿龈色淡白为血虚；色深红或紫为热证；齿肿痛为胃火；不红而肿多属气虚或虚火伤络；咬牙磨齿者多为肝风内动，或惊厥之征；牙龈腐烂或牙齿脱落多为牙疳。

### 6. 望咽喉

主要反映肺胃与肾的情况。咽部红肿疼痛，为肺胃有热，兼见咽喉有灰白点膜，为肺胃热盛，迅速扩大，剥落则出血可见于白喉。

## （三）望躯体

见瘿瘤者，为肝气郁结，气结痰凝；见瘰疬者，为肺肾阴虚，虚火灼津，或感受风火时毒，郁滞气血；项强者，或为风寒外袭，经气不利，或为热极生风；鸡胸者，多为先天不足，或后天失养；腹部深陷，多为久病虚弱，或新病津脱；腹壁青筋暴露者，多属肝郁血瘀。

## （四）望皮肤

主要观察皮肤的外形变化及斑疹、痘疮、痈疽、疔疖等情况。

### 1. 望表皮

全身皮肤肿胀，或只有眼皮、足胫肿胀，按之有凹痕者，为水肿。若头面四肢不肿，只是腹部膨胀有振水声，或兼见皮肤有血痣者多为鼓胀；皮肤干瘪枯槁者是津液耗伤；小儿骨弱肌瘦，皮肤松弛多为疳积证；皮肤甲错者常为瘀血内阻。

### 2. 望斑疹

多为温热病邪热郁于肺胃，内迫营血所致。斑形如锦，或红或紫，平摊于肌肤，抚之不碍手消失后不脱皮，其有阴斑、阳斑之分；疹则色红，形如米粟，稍高于皮肤，摸之有碍手感，消失后脱皮，其有麻疹、风疹、隐疹之别。斑疹均有顺逆之分，以其色红活润泽，分布均匀，疏密适中，松浮于皮面为顺证，预后良好；其色紫红稠密而紧束有根，压之不易褪色，若色如鸡冠为逆证，预后不良。

### 3. 望痈毒疔疖

若皮肤赤色如涂丹砂，边缘清楚，热痛并作，或形如云片，上有粟粒小疹，发热作痒，渐及他位，或流水浸淫，皮肤破溃，或缠腰而发者多为丹毒；皮肤瘙痒小疹，夹杂脓疱，黄水淋漓者多为湿毒；若局部红肿热痛，高出皮肤，根部紧束者为痈；漫肿无头，坚硬而肤色不红者为疽；初起如粟米，根部坚硬，麻木或发痒，顶白痛剧者为疔；形如豆粒梅核，红热作痛，起于浅表，继而顶端有脓头者为疖。

## （五）望排出物

包括排泄物和分泌物。主要反映有关脏腑的盛衰和邪气的性质。

### 1. 望痰、涎、涕、唾

外感病邪，痰清有泡沫为风痰；色白清稀为寒痰；痰多色白，咯之易出多为湿痰；痰黄稠黏为热痰；痰少色黄，不易咯出，或痰夹血丝者是燥火；咳唾腥臭脓痰或脓血的是肺痈证；多涎喜唾可见于胃寒；劳瘵久咳，咯吐血痰多为虚火伤肺。

2. 望呕吐物

胃热则吐物稠浊酸臭，胃寒则吐物清稀无臭；食滞则呕吐酸腐；朝食暮吐，暮食朝吐，多为胃反；胃络伤则见呕血；呕吐黄绿苦水，多为肝胆湿热。

3. 望大便

虚寒之证大便溏薄，实热之证大便燥硬；便如羊粪为肠燥津枯；便黄如糜状，溏黏恶臭多为肠胃湿热；小儿绿便有泡多为消化不良或受惊吓；大便脓血，赤白相杂是下痢；便血色鲜红者是血热，色黑如漆为瘀血内积；先便后血，其色褐黑者，病多在脾胃，又称远血。先血后便，其色鲜红或深红者，病多在大肠与肛门，又称近血。

4. 望小便

小便清澈而长为寒，赤涩短少为热；其色黄甚可见于湿热证；小儿尿如米泔，多是食滞肠胃，内生湿热，或为脾虚；黄赤混浊，或偶有砂粒为石淋，混浊如米泔，淋沥而痛是膏淋，尿中有血色，热涩刺痛为血淋。

**（六）望小儿指纹**

望小儿指纹适用于 3 岁以内的小儿，与成人诊寸口脉具有相同的诊断意义。小儿指纹是手太阴肺经的分支，按部位可分为风、气、命三关。示指第一节为风关，第二节为气关，第三节为命关。正常指纹为红黄隐隐于示指风关之内。其临床意义可概括为纹色辨寒热，即红紫多为热证，青色主惊风或疼痛，淡白多为虚证；淡滞定虚实，即色浅淡者为虚证，色浓滞者为实证；浮沉分表里，即指纹浮显者多表证，指纹深沉者多为里证；三关测轻重，即指纹突破风关，显至气关，甚至显于命关，表明病情渐重，若直达指端称为"透关射甲"，为临床危象。

# 三、舌诊

舌诊历来为医者所重视，望舌对了解疾病本质，指导辨证论治有重要意义。望舌主要是观察舌质与舌苔的变化。舌质也称舌体，是舌的肌肉脉络组织。舌苔是附于舌面的一层苔垢，其由胃气上蒸而成。足太阴脾经、足少阴肾经、足厥阴肝经、手少阴心经均联于舌，说明脏腑经络与舌有密切关系，即脏腑的精气上荣于舌，其病变则可从舌质与舌苔变化反映出来。一般舌质反映正气情况，脏腑虚实、气血盈亏；舌苔反映邪气情况，病邪深浅，及胃气存亡。通过望舌可以判断正气的盛衰，分辨病位的深浅，区别病邪的性质，推断病邪的进退。

望舌时应注意光线充足，以自然光线为佳。患者应自然伸舌，不可太过用力。医生应循舌尖、舌中、舌根、两旁顺序察看，并注意辨别染苔。

**（一）正常舌**

正常舌象可概括为淡红舌，薄白苔，即舌质淡红明润，胖瘦适中，柔软灵活；舌苔薄白均匀，干湿适中，不黏不腻，揩之不去。为气血充盛，脏腑功能健旺的表现。

**（二）望舌质**

1. 望舌神

望舌神是判断疾病预后的关键。舌质红活明润为有神，说明津液充足，气血充盈，或病情轻浅，正气未伤；舌质干瘪晦暗为无神，说明津液亏乏，气血虚衰，正气已伤，病较危重的表现。

2. 望舌色

（1）淡白舌：舌色红少白多，色泽浅淡，多为阳气衰弱或气血不足，使血不盈舌，舌失所养而致。主虚证、寒证。舌淡白而胖嫩多为阳虚寒湿；淡白而瘦薄多为气血两虚。

（2）红舌：舌色鲜红或正红，多由热邪炽盛，追动血行，舌之血脉充盈所致。主热证。全舌深红，质粗有苔，甚至起芒刺者多为实热新病；舌红而舌心干燥可为热灼胃津；舌边红赤为肝胆有热；舌尖红起刺多为心火上炎；舌红而见紫色紫点多为血热发斑之象。舌质嫩红，少苔或无苔，多为阴虚发热。

（3）绛舌：舌色深红甚于红舌。主邪热炽盛，主瘀。实热者多为外感热病。舌绛而起刺为热入营血；绛而舌心干者是胃火热邪内伤津液；绛而干燥裂纹是热灼阴精；绛而苔黑者是实热盛极；舌绛而舌面黏腻，似苔非苔，为中焦秽浊，虚热者多为内伤杂病。舌绛少苔或无苔多为阴虚火旺；舌绛无苔，舌面光亮无津称为镜面舌，为内热阴液亏耗；舌绛不鲜，干枯而萎者，可见肾阴枯竭。舌绛色暗或有瘀斑、瘀点，是血瘀夹热；舌面红斑散在，可见热入血分，斑疹欲发。

（4）青紫舌：色淡紫无红者为青舌，舌深绛而暗是紫舌，两者常常并见。青舌主阴寒，瘀血；紫舌主气血壅滞，瘀血。舌色淡紫带青，嫩滑湿润，多为寒邪直中肝肾阴经，阴寒内盛；舌色深青，或舌边青，口干漱水不欲咽，可见气血凝滞，瘀血内停；舌色紫绛，干燥苔黄，多为瘀热闭阻，热毒炽盛；舌色深紫可见于热入血分，脏腑皆热；色紫暗晦而湿润，多为痰湿或瘀血；全舌青紫为重证血瘀；舌紫肿大可见于酒毒攻心。

3. 望舌形

（1）老嫩：虚实的关键。舌质粗糙，坚敛苍老，主实证或热证，多见于热病极期；舌质细腻，浮胖娇嫩，或边有齿痕，主虚证或寒证，多见于疾病后期。

（2）胖瘦：舌体肥大肿胀为胖肿舌，舌体瘦小薄瘪为瘦瘪舌。舌淡白胖嫩，苔白水滑，多为脾肾阳虚，水湿停留；舌红绛胖大，苔黄厚腻，多是脾胃湿热，痰浊停滞；舌赤肿胀而苔黄，乃热毒壅盛，心脾有热；舌胖嫩紫暗多为中毒证；舌瘦瘪淡红而嫩为心脾两虚，气血不足；舌瘦薄绛干多为阴虚热盛。

（3）芒刺：舌面有突起的星点，状如草莓，为热盛之象；舌有芒刺，色红而干为热入营血；舌有芒刺紫绛而干，为热甚伤阴；舌边芒刺为肝胆火盛；舌中有芒刺为胃肠热甚；舌尖红赤起刺为心火上炎。

（4）裂纹：舌面有裂沟，深浅不一，浅如划痕，深：如刀割，常见于舌面的前半部及舌尖两侧，多因阴液耗伤；舌质红绛，少苔燥裂为热盛伤阴；舌淡红而嫩，有裂纹者多为肾阴不足或血虚阴亏；舌生裂纹细碎常见于年老阴虚。

（5）齿印：舌边有齿痕印称为齿痕舌，常与胖大舌并见，多属气虚或脾虚。舌质淡红胖嫩，边有齿痕，多为脾虚水湿内停；舌质淡白，苔白湿润而有齿痕，常为寒湿困脾。

（6）舌疮：以舌边或舌尖为多，形如粟粒，或为溃疡，局部红痛，多因心经热毒壅盛而成；疮不出舌面，红痛较轻，多是肝肾阴虚，虚火上炎所致。

（7）舌下络脉：舌尖上卷，可见舌底两侧络脉，呈青紫色。若粗大迂曲，兼见舌有瘀斑、瘀点，多为有瘀血之象。

4. 望舌态

（1）痿软：舌体痿软无力，伸卷不灵，多为病情较重。久病舌体痿软，舌色淡白，属气血两虚筋脉失养；痿软色绛，舌光无苔为肝肾阴液枯涸；突发舌体痿软，色红少津则为热灼阴液。

（2）强硬：舌体板硬强直，活动不利，言语不清，称舌强，为无胃气之重证。舌强而干，舌色红绛多为热入心包，灼伤津液；舌强语謇，口眼歪斜，半身不遂者，多为中风；舌灰胖而硬，多因痰浊阻滞。

（3）震颤：舌体震颤抖动，不能自已。舌色红绛，震颤明显，常因热极生风；舌色淡白，蠕蠕微动，多为虚风内动。

（4）歪斜：舌体伸出时，舌尖向左或向右偏斜，多为风中经络，或风痰阻络而致。

（5）卷缩：舌体卷缩，不能伸出，多为危重之证。舌卷缩而赤干，属热极伤阴；舌卷缩而淡白湿润，是阳气暴脱，寒凝经脉；舌胖黏腻而短缩多为痰浊内阻。

（6）吐弄：舌体伸出，久不回缩吐舌。舌体反复伸出舐唇，旋即缩回为弄舌。舌红吐弄为心脾有热；舌紫绛吐弄为疫毒攻心；小儿弄舌多是惊风先兆，或久病危候；先天不足，智能低下者，也可见弄舌。

（7）麻痹：舌体麻木，转动不灵，称舌麻痹。常见于血虚风动或肝风夹痰等证。

（8）舌纵：舌体伸出，难以收回，称为舌纵。舌纵麻木可见于气血两虚；舌纵深红，口角流涎，口眼歪斜，多为风痰或痰火扰心；舌纵不收，舌枯无苔，言语謇涩，多属危重凶兆。

**（三）望舌苔**

1. 苔质

（1）厚薄：透过舌苔能隐约见到舌质者为薄，不见舌质者为厚。苔质的厚薄可反映病邪的浅深和轻重。苔薄者多邪气在表，病轻邪浅；苔厚者多邪入脏腑，病较深重。由薄渐厚，为病势渐增；由厚变薄，为正气渐复。

（2）润燥：反映津液之存亡。苔润表示津液未伤；太过湿润，水滴欲出者为滑苔，主脾虚湿盛或阳虚水泛。苔燥多为津液耗伤，或热盛伤津，或阴液亏虚。舌质淡白，口干不渴，或渴不欲饮，多为阳虚不运，津不上承。

（3）腐腻：主要反映中焦湿浊及胃气的盛衰情况。颗粒粗大，苔厚疏松而厚，易于刮脱者，称为腐苔，多因实热蒸化脾胃湿浊所致；颗粒细小，状如豆腐渣，边中致密而黏，中厚边或糜点如渣，可见于湿热或痰热；苔薄，刮之不脱者，称为腻苔，多为湿浊内蕴，阳气被遏所致；舌苔霉腐，见于胃体腐败之危象；舌苔白中夹红，腐黏如脓，多为内痈。苔厚腻色黄，滑腻而色白多为寒湿。

2. 苔色

（1）白苔：多主表证，寒证，湿证。苔薄白为病邪在表，病情轻浅。苔薄白而滑，主外感风寒；苔白而厚，主湿浊内盛，或寒湿痰饮；苔白滑黏腻多主痰湿；若舌苔白如积粉，舌质红赤，则主湿遏热伏，或瘟疫初起；苔白燥裂，可见于湿瘟病邪热炽盛，暴伤津液。

（2）黄苔：多主里证，热证。黄色越深，热邪越重。薄黄苔常为风热在表；舌苔黄滑，舌淡胖嫩，多为阳虚水湿不化；苔黄厚滑，多因湿热积滞；苔黄黏腻，为脾胃湿热或痰湿食滞；老黄焦裂或有芒刺，为里热盛极，耗伤气阴。

（3）灰苔：多主痰湿，里证。舌苔灰而润滑，为寒湿内阻或痰饮内停；舌苔灰而干燥，舌质红绛，为热炽津伤或阴虚火旺。

（4）黑苔：主里证，多见于病情较重者。苔黑干焦而舌红，多为实热内炽；苔黑燥裂，舌绛芒刺，为热极津枯；苔薄黑润滑，多为阳虚或寒盛；苔黑生刺，望之虽燥，但渴不多饮，舌质淡白而嫩，多为假热真寒；舌中黑燥或黑刺，可见于阳明腑实证；苔黑坚敛而起刺者，多为津枯液涸。

3. 苔形

舌苔布满全舌者为全苔，分布于局部者为偏苔，部分剥脱者为剥苔。全苔主痰湿阻滞；苔偏舌之左右者，多属肝胆病证；苔剥多处而不规则称为花剥苔，主胃阴不足；小儿苔剥，状如地图者，多见于虫积；舌苔光剥，舌质绛如镜面，为肝肾阴虚或热邪内陷。

# 第三节　闻诊

闻诊是通过听声音和嗅气味来诊察疾病的方法。人体的声音和气味，都是在脏腑生理和病理活动中产生的，因而能够反映出脏腑的变化情况。

## 一、听声音

**（一）声音**

实证和热证，声音重浊而粗、高亢洪亮，烦躁多言；虚证和寒证，声音轻清、细小低弱，静默懒言；声音重浊，或声音嘶哑，见于新病骤起，多为外感风寒或风热犯肺；见于久病形瘦体弱者，多肺肾阴亏，或虚劳之证。小儿惊呼阵发，尖利高亢，多见惊风；阵哭拒食，辗转不安，多因腹痛；小儿夜啼，可因惊恐、虫积、饥饱不调而致。呻吟不已，哀号啼叫，多为剧烈疼痛。神昏不醒，鼾声作响，手撒尿遗，多见于中风危候。

**（二）语言**

1. 谵语

神志不清，语无伦次，语意数变，声音高亢。多为热扰心神之实证。

2. 郑声

神志不清，声音细微，语多重复，时断时续。为心气大伤，精神散乱之虚证。

3. 独语

喃喃自语，喋喋不休，逢人则止。属心气不足之虚证，或痰气郁结清窍阻蔽所致。

4. 狂言

精神错乱，语无伦次，不避亲疏。多为痰火扰心。

5. 言謇

舌强语謇，言语不清。多见于中风证。

**（三）呼吸**

呼吸主要与肺肾病变有关。呼吸声高，气粗而促，多为实证和热证；呼吸声低，气微而慢，多为虚证和寒证。呼吸急促而气息微弱，为元气大伤的危重证候。久病肺肾之气欲绝，可见虽气粗但呼吸不匀，或时断时续。

1. 喘

呼吸急促，甚则鼻翼翕动，张口抬肩，难以平卧。实喘者，发作较急，呼吸喘促，胸满声高而气粗，呼出为快，多为病邪壅塞肺气；虚喘者，来势较缓，呼吸喘促，气怯声低，吸少呼多，气不得续，吸入为快，动则喘甚，为肾虚不纳气或肺气虚衰。

2. 哮

呼吸时喉中有哮鸣音。哮证有冷热之别，多时发时止，反复难愈。

3. 少气

呼吸微弱，气少不足以息，声低无力的症状。多为气虚而致。

4. 太息

时发长吁短叹，以呼气为主。太息后自觉宽舒，多为情志抑郁，肝不疏泄所致。

**（四）咳嗽**

有声无痰为咳，有痰无声为嗽，有痰有声为咳嗽。暴咳声哑为肺实；咳声低弱而少气，或久咳音哑，多为虚证；外感病多咳声重浊；咳嗽阵发，连声不绝，终止时作鹭鸶叫声，可为百日咳；小儿咳声嘶哑，如犬吠，可见于白喉。

**（五）呕吐**

胃气上逆，有声有物自口而出为呕吐，有声无物为干呕，有物无声为吐。虚证或寒证，呕吐来势徐缓，呕声低微无力；实证或热证，呕吐来势较猛，响亮有力。

**（六）呃逆**

气逆于上，自咽喉出，其声呃呃，不能自主，俗称"打呃"。虚寒者，呃声低沉而长，气弱无力；实热者，呃声频发，高亢而短，响而有力；新病呃逆，声响有力，多因邪客于胃；久病呃逆不绝，声低气怯，多为胃气衰败征兆。

# 二、嗅气味

**（一）病体气味**

1. 口气

酸馊者是胃有宿食；臭秽者，是脾胃有热，或消化不良；腐臭者，可为牙疳或内痈。

2. 汗气

汗有腥膻味为湿热蕴蒸；腋下汗臭者，多为狐臭。

3. 痰涕气味

咳唾浊痰脓血，味腥臭者为肺痈；鼻流浊涕，黄稠有腥臭为肺热鼻渊。大便酸臭为肠有积；大便溏薄味腥为肠寒；矢气奇臭为宿食积滞；小便臭秽黄赤多为湿热；小便清长色白而无臭为虚寒。

4. 二便气味

大便酸臭为肠有积热；大便溏薄味腥为肠寒；失气奇臭为宿食积滞；小便臊臭黄赤为湿热；小便清长色白为虚寒。

5. 经带气味

白带气味臭秽，多为湿热；带下清稀腥臊多为虚寒。

6. 呕吐物气味

呕吐物清稀无臭味者，多属胃寒；气味酸臭秽浊者，多属胃热证；呕吐未消化食物，气味酸腐者为食积。

**（二）病室气味**

有腐臭或尸臭气味，为脏腑衰败；尿臊味者，多见于水肿病晚期患者；有血腥臭气的是血证；有烂苹果味者可见于消渴重证。

# 第四节　问诊

问诊是医生通过对患者或陪诊者进行有目的的询问，了解疾病的起始、发展及治疗经过，现在症状和其他与疾病有关的情况，以诊察疾病的方法。

问诊包括询问一般情况、主诉、既往史、个人生活史、家族史等。更须围绕主诉重点询问现在证候。

## 一、问寒热

**（一）恶寒发热**

指恶寒与发热同时出现，多为外感病初期，是表证的特征。如恶寒重发热轻，为外感风寒的特征；发热重恶寒轻，为外感风热的特征；发热轻而恶风，多属外感风邪，伤风表证。

**（二）但寒不热**

患者只觉发热而不恶寒，多为里寒证。新病畏寒为寒邪直中；久病畏寒为阳气虚衰。

**（三）但热不寒**

高热不退，为壮热多里热炽盛；按时发热，或按时热盛为潮热（日晡潮热者，为阳明腑实证；午后潮热，入夜加重，或骨蒸痨热者，为阴虚）；午后热盛，身热不扬者见于湿温病；身热夜甚者，也可见于温热病热入营血。

**（四）寒热往来**

恶寒与发热交替而发，为正邪交争于半表半里，见于少阳病和疟疾。

## 二、问汗

汗液是阳气蒸化阴液出于腠理而成，问汗可辨邪正盛衰、腠理疏密和气血盈亏。主要诊察有否汗出、部位、时间、性质、多少等。

**（一）表证辨汗**

表实无汗，多为外感风寒；表证有汗，为表虚证或表热证。

**（二）里证辨汗**

汗出不已，动则加重者为自汗，多因阳气虚损，卫阳不固；睡时汗出，醒则汗止为盗汗，属阴虚内热；身大热大汗出，为里热炽盛，迫津外泄；汗热味咸，脉细数无力，为亡阴证；汗凉味淡，脉微欲绝者，为亡阳证；先恶寒战栗，继而全身大汗，为战汗，见于急性热病，正邪剧烈交争，为疾病转折点；汗出热退，脉静身凉为邪去正复之吉兆；汗出身热，烦躁不安，脉来急促为邪盛正衰之危候。

**（三）局部辨汗**

头汗可因阳热或湿热；额部汗出，脉微欲绝，为元阳离散，虚阳浮越之危象；半身汗出者，多无汗部位为病侧，可因痰湿或风湿阻滞，或中风偏枯；手足心汗出甚者，多因脾胃湿热，或阴经郁热而致。

## 三、问疼痛

**（一）疼痛的性质**

导致疼痛的病因病机不同，可使疼痛的性质及特点各异。凡新病疼痛，痛势剧烈，持续不解而拒按者为实证；久病疼痛，痛势较轻，时痛时止而喜按者为虚证。

疼痛伴有胀感者为胀痛，为气滞所致，见于胸胁为肝郁气滞，发于头部为肝阳上亢或肝火上炎；痛如针刺刀割者为刺痛，为瘀血所致；痛处走窜，病位游移者为游走痛，或为气滞，或为风胜；痛处固定者，发于胸胁脘腹多为血瘀，见于关节为痹证；冷痛者，常因寒邪阻络或阳虚所致；灼痛者，多因邪热亢盛；

绞痛者，或有形实邪阻滞气机，或阴寒之邪凝滞气机；隐痛者，多为精血亏虚，或阳虚有寒；重痛者，常为湿邪困阻，气机不畅所致；酸痛见于肢体多为湿阻，见于腰膝多属肾虚。

### （二）疼痛的部位

1. 头痛

痛连项背，病在太阳经；痛在前额或连及眉棱骨，病在阳明经；痛在两颞或太阳穴附近，为少阳经病；头痛而重，腹满自汗，为太阴经病；头痛连及脑齿，指甲微青，为少阴经病；痛在巅顶，牵引头角，气逆冲，甚则作呕，为厥阴经病。

2. 胸痛

多为心肺之病。常见于热邪壅肺，痰浊阻肺，气滞血瘀，肺阴不足及肺痨、肺痈、胸痹等证。

3. 胁痛

多与肝胆病关系密切，可见于肝郁气滞、肝胆湿热、肝胆火盛、瘀血阻络及水饮内停等病证。

4. 脘腹痛

其病多在脾胃。有寒热虚实之分，一般喜暖为寒，喜凉为热，拒按为实，喜按为虚。即可因寒凝、热结、气滞、血瘀、食积、虫积而发，也可由气虚、血虚、阳虚所致。

5. 腰痛

或为寒湿痹证，或为湿热阻络，或为瘀血阻络，或为肾虚所致。

6. 四肢痛

多见于痹证。风邪偏盛，疼痛游走者，为行痹；寒邪偏盛，剧痛喜暖者，为痛痹；湿邪偏盛，重着而痛者，为湿痹；热邪偏盛，红肿疼痛者，为热痹。足跟或胫膝酸痛气血亏虚，经气不利常见。

## 四、问饮食口味

主要问食欲好坏，食量多少，口渴饮水，口味偏嗜，冷热喜恶，呕吐与否等情况，以判断胃气有无及脏腑虚实寒热。

### （一）食欲与食量

食少纳呆者，或为脾胃气虚，或为内伤食滞，或为湿邪困脾；厌食脘胀，嗳腐吞酸，多为食停胃脘；喜热食或食后常感饱胀，多是脾胃虚寒；厌食油腻，胁胀呕恶，见于肝胆湿热，横逆犯胃；消谷善饥者，多为胃火炽盛；伴有多饮多尿，可见于消渴；饥不欲食者，为胃阴不足，小儿嗜食异物，可见于虫积、疳积；食已即吐，其热较猛，多属胃中实火上逆；朝食暮吐，暮食朝吐，多因脾胃虚寒；吞咽艰涩，哽噎不顺，胸膈阻塞者，见于噎膈证；久病重病，厌食日久，突然思食、索食、多食，多为脾胃之气将绝之除中证，属回光返照之象。

### （二）口渴与饮水

口渴可见于津液已伤，或水湿内停，津气不运；渴喜冷饮为热盛伤津；喜热饮者为寒湿内停，气化受阻；渴不多饮，或水入即吐者，可见于痰饮水湿内停，或湿热内困，水津不能上承；口干但欲漱水不欲咽者，多为瘀血之象；多饮多尿者，可见于消渴。

### （三）口味

口苦多见于胃热胃火，或肝胆湿热；口淡多见于脾胃虚寒，或水湿内停；口甜多见于脾胃湿热；口酸多见于肝胃不和；口咸多见于肾虚内热；口腻多见于脾胃湿阻；口臭多见于胃火炽盛，或肠胃积滞；口腥多见于肺胃血络损伤，咯血呕血者；口有尿味可见于尿毒攻心。

## 五、问睡眠

主要有失眠与嗜睡。不易入睡，或睡而易醒不能再睡，或睡而不酣，易于惊醒，甚至彻夜不眠者为失眠，为阳不入阴，神不守舍所致。其原因有虚实之分，虚者或为心血不足，心神失养，或阴虚火旺，内扰心神；实证可由邪气内扰，或气机失调，或痰热食滞等所致。时时欲睡，眠而不醒，精神不振，头沉困倦者为嗜睡，实证多见于痰湿内盛，困阻清阳；虚证多见于阳虚阴盛或气血不足。

# 六、问二便

了解脾胃、大肠的寒热虚实和肺、脾、肾及膀胱情况。其要点主要是次数、便量、性状、颜色、气味以及便时有无疼痛、出血等方面。

## （一）问小便

主要通过小便的色、量辨别寒热虚实。

小便色黄赤而短少者，多属热证；尿色白而清长者，多属寒证；多尿、多饮而消瘦者，多为消渴；尿频量多而色白，为下焦虚寒；尿频、尿急而色赤，甚至血尿、尿痛，多为膀胱湿热；夜间遗尿或尿失禁，多为肾气不固，膀胱失约。尿频数而不畅，或尿流中断，有砂石排出者为石淋；老人膀胱胀满，小便不利或癃闭，多因肾气虚弱，或血瘀湿热所致；产妇尿闭，常因血瘀或胞宫膨大压迫膀胱所致；重病之中癃闭无尿，或神昏遗尿，为阳气外脱，精气衰败之凶兆。

## （二）问大便

主要有便次、便质、便感等不同寻常情况。

大便次数减少，质硬便难，或排便时间延长，称便秘，有寒热虚实之分。实热者，多腹胀满闷，痛而拒按，苔黄燥裂，为热邪炽盛，腑气不通；实寒者，多腹痛拒按，苔白身冷，为寒邪阻遏阳气，腑气不通；大便燥结，硬如羊粪，排便困难，常见于病久不愈、年老体弱、孕中产后，乃因气虚不足，阴血亏少，无水行舟所致。大便次数增加，一日数次或更多，便质溏稀或稀水状，称为泄泻，有寒热虚实之别。湿热泄泻，可见暴发泄泻，大便臭秽，腹痛肠鸣，肛门灼热；寒湿泄泻可见泻如稀水，色淡黄而味腥臭；食滞泄泻，可见吐泻交作，吐物酸臭，泻下臭秽。

完谷不化，便稀溏薄，迁延日久，可见脾虚泄泻；大便脓血，下利赤白，多为痢疾；先便后血，血色暗紫稀薄，脘腹疼痛，为远血，多为胃脘出血或内有瘀血；先血后便，血色鲜红，为近血，常见于热伤脉络。大便时干时稀，多为肝郁脾虚，肝脾不调；大便先干后稀，多属脾胃虚弱。

肛门灼热者，多为大肠湿热；里急后重者，多为湿热痢疾，肠道气滞；排便不爽，或因湿热内蕴，或为饮食积滞；晨起腹痛泄泻，泄后痛减，多为肾阳虚泄泻，又称"五更泄"；肛门气坠，甚则脱肛，多属中气下陷。

# 七、问小儿及妇女

## （一）问小儿

主要应了解出生前后的情况，及预防接种、传染病史和传染病接触史，小儿常见致病因素有易感外邪、易伤饮食、易受惊吓等。

## （二）问妇女

除常规问诊内容外，尤应了解其月经、带下、妊娠、产育等情况。对于月经，主要了解末次月经、初潮或绝经年龄、月经周期、行经天数、经量、经色、经质，以及有无经闭或行经腹痛等情况。如月经先期或量多，多为脾不统血，或邪热迫血；月经后期或量少，多为血海不充，或气滞血瘀，或寒凝血瘀；痛经者，可因气滞、血瘀、寒凝、阳虚及气血两虚等所致。对于带下，主要了解色、量、质、气味等情况。如白带量多质稀如涕，淋漓不绝者，多为脾肾阳虚，寒湿下注。带下色黄，质黏臭秽，多属湿热下注。带下有血，赤白夹杂，多属肝经郁热，或湿热下注。

# 第五节　切诊

切诊包括脉诊、腹诊和肌肤切诊，是医生用手指触摸患者的一定部位，了解病情的诊察方法。

# 一、脉诊

脉诊又称切脉，是医生用手指触摸患者的动脉，根据脉动应指的形象，了解病情变化的一种方法。

**（一）脉象的形成与脉诊的临床意义**

中医学脏象学说认为，心主血脉，心脏搏动把血液排入血管，形成脉搏。而血液行于脉中，除心主血脉的主导作用外，还必须由其他脏腑的协调配合才能正常。如肺朝百脉；脾胃为气血化生之源，脾主统血；肝藏血、主疏泄，以调节循环血量；肾藏精，精化血等。可见脉象的形成与各脏均有密切关系，因而，根据脉象的变化，可以了解疾病的病因、病位、病性、邪正关系、病情轻重及其预后情况。

**（二）脉诊的部位和方法**

1. 脉诊的部位

手腕部的寸口脉，其为手太阴肺经的原穴所在，是脉之大会，脏腑的生理和病理变化均能在这里有所反映。寸口脉分为寸、关、尺三部。通常以腕后高骨为标记，其内侧为关，关前（腕侧）为寸，关后（肘侧）为尺。一般为左手寸候心，关候肝胆，尺候肾；右手寸候肺，关候脾胃，尺候肾（命门）。

2. 切脉方法

脉诊时，以环境安静，气血平和为佳。体位应正坐或仰卧，手臂与心脏近于同一水平，前臂平伸，掌心向上，腕下垫脉枕。布指时，以中指定关位，示指切寸位，环指切尺位，三指呈弓形，指头平齐，以指腹切脉体，三指布指疏密，应根据患者手臂长短而调整。医生用轻指力切在皮肤上称为举，即浮取或轻取；用力不轻不重称寻，即中取；用重力切按筋骨间称为按，即沉取或重取。寸、关、尺三部，每部有浮、中、沉3种取法，合称"三部九候"。同时，医生的呼吸要自然均匀，以医生正常的一呼一吸的时间计算患者的脉搏至数。切脉的时间必须在50动以上。

**（三）正常脉象**

正常脉象又称平脉，其基本特点是：三部有脉，沉取不绝；一息四到五至（相当于60～80次/min）；不浮不沉，不大不小，从容和缓，流利有力。即有胃、有神、有根。有胃即从容、和缓、流利为主要特点，反映脾胃运化功能的盛衰和营养状况的良好。有神以应指有力柔和、节律整齐为主要特点，反映病情轻浅或病虽重而预后良好。有根以尺脉有力，沉取不绝为特点，反映肾气充足，生机不息。平脉反映了机体气血充盈，脏腑功能健旺，阴阳平衡，精神安和的生理状态，是健康的标志。

由于人体内外诸多因素的影响，正常脉象可相应地发生生理性变化，如性别、年龄、体格、情绪、劳逸、饮食、季节气候、地理、环境等。但总以有胃、有神、有根者为平脉范围。此外，临床所见斜飞脉、反关脉均为脉道位置的变异，不属于病脉。

**（四）常见病脉及主病**

在历代脉学记载中，脉象种类及命名很不一致。如《脉经》提出二十四脉；《诊宗三昧》为三十二脉；《景岳全书》分为十六脉；《濒湖脉学》分为二十七脉；《诊家正眼》为二十八脉。各种脉象均有位、数、形、势的不同特点。现将临床常用的14种脉象及主病分述如下。

1. 浮脉

（1）脉象：轻取即得，重按稍弱，脉搏显现部位表浅。

（2）主病：主表证。浮而有力为表实证，浮而无力为表虚证。

（3）说明：浮脉病位表浅，轻轻触及脉位的皮肤处，就可以感到脉搏的跳动，稍加重按脉搏应指反而减弱。浮脉主表证，为卫阳与邪气交争，脉气鼓动于外而致。也见于虚证，多因精血亏损，阴不敛阳或气虚不能内守，脉气浮散于外而致。内伤里虚见浮脉，为虚象严重。

2. 沉脉

（1）脉象：轻取不应，重按始得，脉搏显现部位深。

（2）主病：里证。沉而有力为表寒证，沉而无力为虚寒证。

（3）说明：沉脉位居肌肉深部，近于筋骨处，轻取不应，重按力能明显。里实证可见于气滞血瘀、积聚等，为邪气内郁，气血困阻，阳气被遏，不能浮应于外而致，多脉沉而有力按之不衰。里虚证，为气血不足，阳气衰微，不能运行营气于脉外所致，多脉沉无力。

3. 迟脉

（1）脉象：脉来缓慢，一息脉动不足四至（每分钟少于60次）。

（2）主病：寒证。脉迟有力，为里实寒证。脉迟无力，为阳气衰微的里虚寒证。

（3）说明：迟是以字数而言，一息不足四至，每分钟60次以下，迟脉主寒证，若脉迟无力，多因阳虚气弱，无力推动血液正常运行而致。若脉迟有力，多因寒凝血滞，气血运行缓慢而致。另外，热结肠道，腑气不通，脉气闭阻，亦可见到迟脉，但迟而有力。久经体育锻炼者，脉象迟而和缓有力，为健康的表现。

4. 数脉

（1）脉象：脉来急促，一息脉来五至以上（每分钟多于90次）。

（2）主病：热证。

（3）说明：数是以字数而言，一息五至以上，每分钟超过90次，数脉主热证，若脉数而有力，多因邪热鼓动，气盛血涌，气血运行加速所致；数而无力，多因精血亏虚，虚阳外越，气弱，致血液运行加速而致。

5. 滑脉

（1）脉象：往来流利，应指圆滑，如盘走珠。

（2）主病：痰饮，食积，实热。

（3）说明：滑脉的特点是指下如圆珠滚动，脉搏极其流利。为邪正交争，气血涌盛，脉行通畅所致。脉滑和缓者，可见于青壮年的常脉和妇人的孕脉。

6. 涩脉

（1）脉象：脉细行迟，往来艰涩不畅，如轻刀刮竹。

（2）主病：气滞血瘀，伤精血少，痰食内停。

（3）说明：涩脉脉搏艰涩，往来不流利。实证脉涩有力，多为有形之邪闭阻气机，脉道不畅而致；虚证脉涩无力，多因阴血亏虚，脉道不充而致。

7. 洪脉

（1）脉象：脉形宽大，状如波涛，来盛去衰。

（2）主病：气分热盛。

（3）说明：洪脉的脉形宽大，按之满指，状如波涛汹涌，来盛去衰。证属实证，乃邪热炽盛，正气抗邪有力，气盛血涌，脉道扩张而致。

8. 细脉

（1）脉象：脉细如线，应指明显，按之不绝。

（2）主病：虚证劳损，湿证。

（3）说明：细脉脉象细小如线，软弱无力，应指明显，按之不绝。虚证因营血亏虚，脉道不充，血运无力而致。实证暴受寒冷或疼痛，则脉道拘急收缩，细而弦紧。湿邪阻遏脉道则见脉象细缓。

9. 濡脉

（1）脉象：浮而细软。

（2）主病：虚证，湿证。

（3）说明：濡脉脉位表浅，轻取即得，细软无力，重按渐无。为气血不足所致，气血亏虚则脉浮而软，阴血不足则脉形细小。又主湿，湿邪内侵，机体抗邪，气血趋于肌表则脉浮，湿邪压抑脉道，则脉细而软。

10. 弦脉

（1）脉象：端直以长，如按琴弦，脉体的硬度大。

（2）主病：肝胆病，痛证，痰饮，疟疾。

（3）说明：弦为肝脉，以上诸因致使肝失疏泄，气机失常，经脉拘急而致；老年人脉象多弦硬，为精血亏虚，脉失濡养而致。此外，春令平脉亦见弦象。

11. 紧脉

（1）脉象：脉来绷急，紧张有力，屈曲不平，左右弹指，如牵绳转索。

（2）主病：寒证，痛证，宿食。

（3）说明：紧脉脉来绷紧有力，状如绞转紧张的绳索，指感比弦脉更加有力，主病为寒证，痛证，宿食等。乃邪气内扰，气机阻滞，脉道拘急紧张而致。

12. 促脉

（1）脉象：往来急促，数而时止，止无定数。

（2）主病：阳盛实热，气血痰食郁滞，脏气衰微。

（3）说明：促脉往来急促，时而出现无规律的间歇，间歇时间较短，止后复动。实证多为阳盛热实或邪实阻滞，见脉促有力。前者因阳热亢盛，追动血行而脉数，热灼阴津，津血衰少，致急行血气不相接续，故脉有歇止。后者由气滞、血瘀、痰饮、食积等有形之邪阻闭气机，脉气不相接续而致；虚证多为脏气衰败，可见脉促无力。多因阴液亏耗，真元衰疲，气血不相接续而致。

13. 结脉

（1）脉象：脉来缓慢，时而一止，止无定数。

（2）主病：主阴盛气结，寒痰瘀血，气血虚衰。

（3）说明：结脉往来缓慢，时而出现无规律的间歇，间歇时间较短，止后即恢复搏动。实证者脉实有力，迟中有止，为实邪郁遏，被抑，脉气阻滞而致。虚证者脉虚无力，迟中有止，为气虚血衰，脉气不相顺接所致。

14. 代脉

（1）脉象：脉来迟缓力弱，时而一止，止有定数。

（2）主病：脏气衰微，风证，痛证，惊恐，跌仆损伤。

（3）说明：代脉往来缓慢，时而出现规律的间歇，间歇时间较长，良久恢复搏动。虚证多脉代而无力，良久不能自还，为脏气衰微，脉气不复所致。实证多脉代而有力，多为痹证、痛证、七情内伤、跌打损伤等邪气阻抑脉道，涩滞血行而致。

**（五）相兼脉、真脏脉及主病**

1. 相兼脉

临床上，由于疾病常常由多种病因而致，因而脉象也常是兼夹出现，凡脉象由两种或两种以上复合构成者称为相兼脉，也称为复合脉。

相兼脉象的主病，往往就是脉象主病的综合，如浮紧脉多主外感风寒表实证，或风寒痹证；浮缓脉主外感风寒表虚证；浮数脉主表热证；浮滑脉多见于表证夹痰证；沉迟脉多主里寒证；沉涩脉多主阳虚寒凝血瘀证；沉缓脉主脾肾阳虚，水湿内停证；沉细数脉多主阴虚内热或血虚证；弦紧脉常见于寒滞肝脉，或肝郁气滞证；弦数脉多主肝郁化火夹痰，或肝胆湿热；弦细脉多主肝肾阴虚或血虚肝郁，或肝郁脾虚诸证；滑数脉多主痰热、湿热或食积；洪数脉主气分热盛证等等。

每种脉象均通过脉位、脉率、脉形、脉势体现出来，并因某一方面突出异常而命名。诊脉时，必须综合考察其变化，从而确认相兼脉象及主病，以正确地认识疾病。

2. 真脏脉

是指疾病危重期出现的脉象，以无胃、无神、无根为特点。又称败脉、死脉、绝脉等。

**（六）脉症的顺逆与从舍**

脉象和症状者是疾病的表现，两者通常对于病情的反映一致，即脉症相应。但也有脉症不相应，甚至相反的情况。一般脉症相应者为顺证，多易治；反之为逆证，预后较差。

临床上脉症相悖时，常有真假之别。在症真脉假时，须舍脉从症；而症假脉真时，须舍症从脉。

# 二、按诊

按诊是医生用手直接触摸或按压患者胸腹一定的部位，以了解局部冷热、润燥、软硬、压痛、肿块或其他异常变化，从而推断疾病部位、性质和病情轻重等情况的一种诊病方法。主要包括触、摸、按、叩四法。临床上多先触摸，后按压，由轻到重，由浅入深，先远后近，先上后下地进行诊察。

**（一）按胸胁**

主要了解心、肺、肝的病变。前胸高起按之气喘者，为肺胀；胸胁按之胀痛者，多为痰热气结或水饮内停；胁下肿块，多属气滞血瘀；疟疾日久，胁下痞块为疟母。

**（二）按虚里**

虚里位于左乳下心尖搏动处，反映宗气的盛衰，若微动不显，多为宗气内虚；若动而应衣，为宗气外泄；若洪大不止或绝而不应，为危重之象；其动欲绝而无恶兆者，多为悬饮证。

**（三）按脘腹**

主要审察有无压痛及包块。腹部疼痛，按之痛减，局部柔软者为虚证；按之痛剧，局部坚硬者为实证。右少腹疼痛拒按为肠痈。腹中包块固定不移，痛有定处，按之有形者，称为积，病在血分。若包块往来不定，痛无定处，聚散无常者，称为聚，病属气分。脐腹包块，起伏聚散，往来不定，按之指下蠕动者多为虫积。

**（四）按肌肤**

主要了解寒热、润燥、肿胀等内容。肌肤灼热为热证，清冷为寒证。湿润多为汗出或津液未伤；干燥者多为无汗或津液已伤；肌肤甲错，为内有瘀血；按之凹陷，应手而起者为气胀，不能即起者为水肿。

# 第四章 肺系疾病

## 第一节 感冒

感冒是感受触冒风邪，邪犯卫表而导致的常见外感疾病，临床表现以鼻塞、流涕、喷嚏、咳嗽、头痛、恶寒、发热、全身不适、脉浮为其特征。

本病四季均可发生，尤以春冬两季为多。病情轻者多为感受当令之气，称为伤风、冒风、冒寒；病情重者多为感受非时之邪，称为重伤风。在一个时期内广泛流行、病情类似者，称为时行感冒。

早在《内经》即已有外感风邪引起感冒的论述，如《素问·骨空论》说："风者百病之始也……风从外入，令人振寒，汗出头痛，身重恶寒。"《素问·风论》也说："风之伤人也，或为寒热。"汉代张仲景《伤寒论·辨太阳病脉证并治》篇论述太阳病时，以桂枝汤治表虚证，以麻黄汤治表实证，提示感冒风寒有轻重的不同，为感冒的辨证治疗奠定了基础。

感冒病名出自北宋《仁斋直指方·诸风》篇。元朱丹溪《丹溪心法·中寒二》提出："伤风属肺者多，宜辛温或辛凉之剂散之。"明确本病病位在肺，治疗应分辛温、辛凉两大法则。

及至明清，多将感冒与伤风互称，并对虚入感冒有进一步的认识，提出扶正达邪的治疗原则。至于时行感冒，隋巢元方《诸病源候论·时气病诸候》中即已提示其属"时行病"之类，具有较强的传染性。如所述："时行病者，春时应暖而反寒，冬时应寒而反温，非其时而有其气。是以一岁之中，病无长少，率相近似者，此则时行之气也。"即与时行感冒密切相关。

至清代，不少医家进一步强化了本病与感受时行之气的关系，林佩琴在《类证治裁·伤风》中明确提出了"时行感冒"之名。徐灵胎《医学源流论·伤风难治论》说："凡人偶感风寒，头痛发热，咳嗽涕出，俗谓之伤风……乃时行之杂感也。"指出感冒乃属触冒时气所致。

凡普通感冒（伤风）、流行性感冒（时行感冒）及其他上呼吸道感染而表现感冒特征者，皆可参照本节内容进行辨证论治。

## 一、病因病机

感冒是因六淫、时行之邪，侵袭肺卫；以致卫表不和，肺失宣肃而为病。

### （一）病因

感冒是由于六淫、时行病毒侵袭入体而致病。以风邪为主因，因风为六淫之首，流动于四时之中，故外感为病，常以风为先导。

但在不同季节，每与当令之气相合伤人，而表现力不同证候，如秋冬寒冷之季，风与寒合，多为风寒证；春夏温暖之时，风与热合，多见风热证；夏秋之交，暑多夹湿，每又表现为风暑夹湿证候。但一般以风寒、风热为多见，夏令亦常夹暑湿之邪。至于梅雨季节之夹湿，秋季兼燥等，亦常可见之。再有遇时令之季，如旱天其情为火为热为燥，伤阴津，耗五脏之阴气血，其证为干燥竭液证，治多以润、清、凉育之，如冬旱、春旱、夏秋之旱都常出现，应按此调之。

若四时六气失常，非其时而有其气，伤人致病者，一般较感受当令之气为重。而非时之气夹时行疫毒伤人，则病情重而多变，往往相互传染，造成广泛的流行，且不限于季节性。正如《诸病源候论·时气病诸候》所言："夫时气病者，此皆因岁时不和，温凉失节，人感乖戾之气而生，病者多相染易。"

**（二）病机**

外邪侵袭入体是否发病，关键在于卫气之强弱，同时与感邪的轻重有关。《灵枢·百病始生》曰："风雨寒热不得虚，邪不能独伤人"。

若卫外功能减弱，肺卫调节疏解，外邪乘袭卫表，即可致病。如气候突变，冷热失常，六淫时邪猖獗，卫外之气失于调节应变，即每见本病的发生率升高。或因生活起居不当，寒温失调以及过度疲劳，以致腠理不密，营卫失和，外邪侵袭为病。

若体质虚弱，卫表不固，稍有不慎，即易见虚体感邪。它如肺经素有痰热、痰湿，肺卫调节功能低下，则更易感受外邪，内外相引而发病。加素体阳虚者易受风寒，阴虚者易受风热、燥热，痰湿之体易受外湿。正如清李用粹《证治汇补·伤风》篇说："肺家素有痰热，复受风邪束缚，内火不得疏泄，谓之寒暄。此表里两因之实证也。有平昔元气虚弱；表疏腠松；略有不慎，即显风证者。此表里两因之虚证也。"

外邪侵犯肺卫的途径有二，或从口鼻而入，或从皮毛内侵。风性轻扬，为病多犯上焦。故《素问·太阴阳明论》篇说："伤于风者，上先受之。"肺处胸中，位于上焦，主呼吸，气道为出入升降的通路，喉为其系，开窍于鼻，外合皮毛，职司卫外，为人身之藩篱。故外邪从口鼻、皮毛入侵，肺卫首当其冲，感邪之后，随即出现卫表不和及上焦肺系症状。因病邪在外、在表，故尤以卫表不和为主。

由于四时六气不同，以及体质的差异，临床常见风寒、风热、暑湿三证。若感受风寒湿邪，则皮毛闭塞，邪郁于肺，肺气失宣；感受风热暑燥，则皮毛疏泄不畅，邪热犯肺，肺失清肃。如感受时行病毒则病情多重，甚或变生它病。在病程中亦可见寒与热的转化或错杂。

一般而言，感冒预后良好，病程较短而易愈，少数可因感冒诱发其他宿疾而使病情恶化。对老年、婴幼儿、体弱患者以及时感重症，必须加以重视，防止发生传变，或同时夹杂其他疾病。

## 二、诊查要点

**（一）诊断依据**

（1）临证以卫表及鼻咽症状为主，可见鼻塞、流涕、多嚏、咽痒、咽痛、周身酸楚不适、恶风或恶寒，或有发热等。若风邪夹暑、夹湿、夹燥，还可见相关症状。

（2）时行感冒多呈流行性，在同一时期发病人数剧增，且病证相似，多突然起病，恶寒、发热（多为高热）、周身酸痛、疲乏无力，病情一般较普通感冒为重。

（3）病程一般3～7日，普通感冒一般不传变，时行感冒少数可传变入里，变生它病。

（4）四季皆可发病，而以冬、春两季为多。

**（二）病证鉴别**

1. 感冒与风温

本病与诸多温病早期症状相类似，尤其是风热感冒与风温初起颇为相似，但风温病势急骤，寒战发热甚至高热，汗出后热虽暂降，但脉数不静，身热旋即复起，咳嗽胸痛，头痛较剧，甚至出现神志昏迷、惊厥、谵妄等传变入里的证候。而感冒发热一般不高或不发热，病势轻，不传变，服解表药后，多能汗出热退，脉静身凉，病程短，预后良好。

2. 普通感冒与时行感冒

普通感冒病情较轻，全身症状不重，少有传变。在气候变化时发病率可以升高，但无明显流行特点。若感冒1周以上不愈，发热不退或反见加重，应考虑感冒继发它病，传变入里。时行感冒病情较重，发病急，全身症状显著，可以发生传变，化热入里，继发或合并它病，具有广泛的传染性、流行性。

**（三）相关检查**

本病通常可作血白细胞计数及分类检查，胸部 X 线检查。部分患者可见白细胞总数及中性粒细胞升高或降低。有咳嗽、痰多等呼吸道症状者，胸部 X 线摄片可见肺纹理增粗。

# 三、辨证论治

**（一）辨证要点**

本病邪在肺卫，辨证属表、属实，但应根据证情，区别风寒、风热和暑湿兼夹之证，还需注意虚体感冒的特殊性。

**（二）治疗原则**

感冒的病位在卫表肺系，治疗应因势利导，从表而解，遵《素问·阴阳应象大论》"其在皮者，汗而发之"之义，采用解表达邪的治疗原则。风寒证治以辛温发汗；风热证治以辛凉清解；暑湿杂感者，又当清暑祛湿解表。

**（三）证治分类**

1. 风寒束表证

恶寒重，发热轻，无汗，头痛，肢节酸疼，鼻塞声重，或鼻痒喷嚏。时流清涕，咽痒，咳嗽，咳痰稀薄色白，口不渴或渴喜热饮，舌苔薄白而润，脉浮或浮紧。

证机概要：风寒外束，卫阳被郁，腠理闭塞，肺气不宣。

治法：辛温解表。

代表方：荆防达表汤或荆防败毒散加减。两方均为辛温解表剂，前方疏风散寒，用于风寒感冒轻证；后方辛温发汗，疏风祛湿，用于时行感冒，风寒夹湿证。

常用药：荆芥、防风、苏叶、豆豉、葱白、生姜等解表散寒；杏仁、前胡、桔梗、甘草、橘红宣通肺气。

若表寒重，头痛身痛，憎寒发热，无汗者，配麻黄、桂枝以增强发表散寒之功用；表湿较重，肢体酸痛，头重头胀，身热不扬者，加羌活、独活祛风除湿，或用羌活胜湿汤加减；湿邪蕴中，脘痞食少，或有便溏，苔白腻者，加藿香、苍术、厚朴、半夏化湿和中；头痛甚，配白芷、川芎散寒止痛；身热较著者，加柴胡、薄荷疏表解肌。

2. 风热犯表证

身热较著，微恶风，汗泄不畅，头胀痛，面赤，咳嗽，痰黏或黄，咽燥，或咽喉乳蛾红肿疼痛，鼻塞，流黄浊涕，口干欲饮，舌苔薄白微黄，舌边尖红，脉浮数。

证机概要：风热犯表，热郁肌腠，卫表失和，肺失清肃。

治法：辛凉解表。

代表方：银翘散或葱豉桔梗汤加减。两方均有辛凉解表，轻宣肺气功能，但前者长于清热解毒，适用于风热表证热毒重者，后者重在清宣解表，适用于风热袭表，肺气不宣者。

常用药：金银花、连翘、黑山栀、豆豉、薄荷、荆芥辛凉解表，疏风清热；竹叶、芦根清热生津；牛蒡子、桔梗、甘草宣利肺气，化痰利咽。

若风热上壅，头胀痛较甚，加桑叶、菊花以清利头目；痰阻于肺，咳嗽痰多，加贝母、前胡、杏仁化痰止咳；痰热较盛，咳痰黄稠，加黄芩、知母、瓜蒌皮；气分热盛，身热较著，恶风不显，口渴多饮，尿黄，加石膏、黄芩清肺泄热；热毒壅阻咽喉，乳蛾红肿疼痛，加青黛、玄参清热解毒利咽；时行感冒热毒较盛，壮热恶寒，头痛身痛，咽喉肿痛，咳嗽气粗，配大青叶、蒲公英、鱼腥草等清热解毒；若风寒外束，入里化热，热为寒遏，烦热恶寒，少汗，咳嗽气急，痰稠，声哑，苔黄白相兼，可用石膏和麻黄内清肺热，外散表寒；风热化燥伤津，或秋令感受温燥之邪，伴有呛咳痰少，口、咽、唇、鼻干燥，苔薄，舌红少津等燥象者，可酌配南沙参、天花粉、梨皮清肺润燥，禁用伍辛温之品。

3. 暑湿伤表证

身热，微恶风，汗少，肢体酸重或疼痛，头昏重胀痛，咳嗽痰黏，鼻流浊涕，心烦口渴，或口中黏腻，渴不多饮，胸闷脘痞，泛恶，腹胀，大便或溏，小便短赤，舌苔薄黄而腻，脉濡数。

证机概要：暑湿遏表，湿热伤中，表卫不和，肺气不清。

治法：清暑祛湿解表。

代表方：新加香薷饮加减。本方功能清暑化湿，用于夏月暑湿感冒，身热心烦，有汗不畅，胸闷等症。

常用药：金银花、连翘、鲜荷叶、鲜芦根清暑解热；香薷发汗解表；厚朴、扁豆化湿和中。

若暑热偏盛，可加黄连、山栀、黄芩、青蒿清暑泄热；湿困卫表，肢体酸重疼痛较甚，加豆卷、藿香、佩兰等芳化宣表；里湿偏盛，口中黏腻，胸闷脘痞，泛恶，腹胀，便溏，加苍术、白蔻仁、半夏、陈皮和中化湿；小便短赤加滑石、甘草、赤茯苓清热利湿。

感冒小结：体虚感冒应选参苏饮、血虚宜不发汗等补血解表。

# 四、西医治疗

呼吸道病毒感染目前无特异性抗病毒药物，治疗着重在减轻症状，休息，多饮水，戒烟，室内保持一定的温度和湿度，缩短病程，防止继发细菌感染和并发症的发生为主。

1. 对症治疗

发热、头痛可选用阿司匹林、对乙酰氨基酚（扑热息痛）或一些抗感冒制剂，也可选用中成药。咽痛可选用咽漱液或咽含片。声音嘶哑可用雾化吸入。鼻塞流涕可用 1% 麻黄素滴鼻液等。

2. 抗菌药物治疗

一般患者不必用抗菌药物，如年幼体弱、有慢性呼吸道炎症或细菌感染时，可根据临床情况及病原菌选择抗菌药物，临床常首选青霉素、磺胺类、大环内酯类或第一代头孢菌素。

3. 抗病毒药物治疗

早期应用抗病毒药物有一定效果，并可缩短病程。利巴韦林对流感病毒、副流感病毒和呼吸道合胞病毒有较强的抑制作用。奥司他韦对甲、乙型流感病毒有效。也可选用金刚烷胺、吗啉胍或抗病毒中成药。

# 五、预防调护

**（一）在流行季节须积极防治**

（1）生活上应慎起居，适寒温，在冬春之际尤当注意防寒保暖，盛夏亦不可贪凉露宿。

（2）注意锻炼，增强体质，以御外邪。

（3）常易患感冒者，可坚持每天按摩迎香穴，并服用调理防治方药。

冬春风寒当令季节，可服贯众汤（贯众、紫苏、荆芥各 10 g，柴胡 10 g，甘草 3 g）；夏令暑湿当令季节，可服藿佩汤（藿香、佩兰各 10 g，薄荷 3 g，鲜者用量加倍）；如时邪毒盛，流行广泛，可用贯众、板蓝根、生甘草煎服。

（4）在流行季节，应尽量少去人口密集的公共场所，防止交叉感染，外出要戴口罩。室内可用食醋熏蒸，每立方米空间用食醋 5 ~ 10 mL，加水 1 ~ 2 倍，加热熏蒸 2 小时，每日或隔日 1 次，作空气消毒，以预防传染。

**（二）治疗期间应注意护理**

（1）发热者须适当休息。

（2）饮食宜清淡。

（3）对时感重症及老年、婴幼儿、体虚者，须加强观察，注意病情变化，如高热动风、邪陷心包、合并或继发其他疾病等。

（4）注意煎药和服药方法。

汤剂煮沸后 5 ~ 10 min 即可，过煮则降低药效。趁温热服，服后避风覆被取汗，或进热粥、米汤以助药力。得汗、脉静、身凉为病邪外达之象，无汗是邪尚未祛。出汗后尤应避风，以防复感。

# 第二节 咳嗽

咳嗽是指由外感或内伤等多种因素导致肺失清肃，肺气上逆，以咳嗽为主要表现的一种病证。古人认为"有声无痰谓之咳，有痰无声谓之嗽，有声有痰谓之咳嗽。"临床多痰声并见，难以截然分开，故统称咳嗽。

咳嗽是内科疾病中极为常见、发病率很高的一种病证。既是肺系多种疾病的一个主要症状，又是一个具有独立性的疾病。本节讨论范围重点在于以咳嗽为主要表现的病症，其他疾病兼见的咳嗽可与本节联系互参。

咳嗽病名最早见于《内经》，该书对咳嗽的成因、症状、证候分类、病理转归及治疗等问题做了较系统的论述，如《素问·宣明五气》篇说："五气所病……肺为咳。"指出咳嗽的病位在肺。《素问·咳论》篇说："皮毛先受邪气，邪气以从其合也。""五脏六腑皆令人咳，非独肺也。"指出了咳嗽的病因，外邪犯肺可以致咳，其他脏腑功能失调影响于肺亦可致咳，咳嗽不只限于肺而不离乎肺。在咳嗽的分类上，以脏腑命名分为肺咳、心咳、肝咳、脾咳、肾咳、胃咳、大肠咳、小肠咳、胆咳、膀胱咳、三焦咳，并描述了各种咳嗽的证候特征。《诸病源候论·咳嗽候》有干咳之称，除五脏咳外，尚有风咳、寒咳、久咳、胆咳、厥阴咳。《景岳全书》执简驭繁，将咳嗽归纳为外感、内伤两大类，曰："咳嗽之要，止惟二证。何为二证？一曰外感，一曰内伤而尽之矣。"至此，咳嗽之辨证分类始较完善，切合临床实用。

西医学的急、慢性支气管炎以及上呼吸道感染、肺炎、慢性咽炎等表现以咳嗽为主症者，可参照本病辨证论治。

## 一、病因病机

咳嗽的病因有外感、内伤两大类。外感咳嗽为六淫之邪犯肺，内伤咳嗽为脏腑功能失调，内邪干肺。无论邪从外入或邪自内生，均可导致肺失宣肃、肺气上逆而作咳嗽。

**（一）外邪袭肺**

六淫之邪乘人体肺卫功能减退或失调时，从口鼻或皮毛而入，侵袭肺系，致肺失宣肃，肺气上逆而作咳嗽，正如《河间六书·咳嗽论》所说："寒、暑、燥、湿、风、火六气，皆令人咳。"即是此意。由于风为六淫之首，善合他邪，故常以风邪为主，多挟寒、热、燥邪等。外感咳嗽有风寒、风热、风燥之别，而以风挟寒者居多，诚如张景岳所言："六气皆令人咳，风寒为主。"

**（二）内邪干肺**

内伤咳嗽总由脏腑功能失调、内邪干肺所致，可分为肺脏自病或其他脏腑病变累及于肺两方面。

1. 肺脏自病

常由肺系多种疾病迁延不愈，肺脏虚弱，阴伤气耗，肺主气功能失常，肃降无权，肺气上逆致咳。

2. 他脏有病及肺

可因情志刺激，肝失条达，气郁化火，气火上逆犯肺；或过食辛辣肥甘，滋生痰热，或饮食不节，损伤脾胃，脾失健运，痰浊内生，上干于肺，此即"脾为生痰之源，肺为贮痰之器"之意；或先天禀赋不足，或房劳过度，使肾阴下亏，虚火上灼于肺，或损伤肾阳，致肾阳虚衰，不能蒸腾汽化水液，水饮内停，上犯于肺；或心的功能失常，心血瘀阻，心病及肺。上述原因均能导致脏腑功能失调，累及于肺，肺失宣肃，气逆于上而作咳嗽，此即为"五脏六腑皆令人咳，非独肺也"之理。但必须指出，无论何脏腑有病，最终要影响到肺的宣肃功能，咳嗽才能发生。正如《医学三字经》所言："咳嗽不止于肺，而不离乎肺也。"

总之，咳嗽病因有外感和内伤之分，病位主要在肺，涉及五脏，尤与肝、脾、肾关系密切，病机主要为肺失宣肃、肺气上逆。病理性质外感咳嗽多为邪实，若外邪不能及时透达，可进一步演变为风寒郁久化热、风热灼津化燥、肺热蒸液为痰等情况。内伤咳嗽多邪实与正虚并见，但有因实致虚与因虚致实之别，他脏有病及肺者多因实致虚，如肝火犯肺，气火灼伤肺津，炼液为痰等；肺脏自病者多因虚致实，如肺阴不足每致阴虚火旺、灼津为痰，或肺气亏虚、气不化津、津聚为痰等。病理因素主要为"痰"与"火"，而痰有寒痰、热痰之分，火有虚火、实火之别。痰与火每多互为因果，痰可郁而化火，火能灼津为痰。

外感咳嗽与内伤咳嗽关系十分密切，常相互影响为病，如外感咳嗽迁延不愈易伤肺气，肺气耗伤，更易反复感邪而致咳嗽屡作，肺气益伤，逐渐转成内伤咳嗽；内伤咳嗽时肺脏有病，卫外不强，易受外邪引发或加重，特别在气候转寒、气温骤降时尤为明显。因此，咳嗽虽有外感、内伤之分，但两者常互为因果。

## 二、诊断

### （一）诊断要点

1. 病史

外感咳嗽起病较急，病程较短，一般不超过1个月，常伴有寒热表证；内伤咳嗽常反复发作，病程较长，以经常咳嗽咳痰为主，多伴其他脏腑兼症。

2. 临床特征

以咳嗽、咳痰，或伴咽痒为主要表现。

### （二）辅助检查

外感咳嗽可无明显体征，肺部X线摄片检查多为正常，或肺纹理增粗，或听诊两肺野呼吸音增粗，或伴散在干性啰音，血常规检查大多正常，或可见白细胞总数和中性粒细胞比例增高。内伤咳嗽胸部X线透视或摄胸片可见两肺纹理增粗、紊乱等，病轻时也可无改变，发作期可在背部或肺底部闻及散在的干、湿性啰音。

### （三）病证鉴别

1. 咳嗽与感冒

外感咳嗽与感冒均有咳嗽和表卫失和的症状，但主次不同。外感咳嗽以咳嗽为主症，兼有寒热表证；而感冒以卫表失和的恶寒发热、头身疼痛、鼻塞流涕、喷嚏等为主症，咳嗽较轻或无咳嗽。

2. 咳嗽与肺痨

二者都以咳嗽为主要表现，但肺痨常伴咯血或痰中带血、潮热、盗汗、消瘦等症状，结合血沉、结核菌素试验、痰液涂片、细菌培养、X线胸部检查有特异性病灶可资鉴别。

3. 咳嗽与肺癌

二者都以咳嗽为主症，但肺癌常伴咯血，多见于40岁以上吸烟男性，咳嗽多为刺激性呛咳，病情发展快，呈恶病质，胸部X线摄片、CT摄影、支气管碘油造影、纤维支气管镜及痰细胞学检查有助于确诊。

## 三、辨证

### （一）辨外感内伤

咳嗽首当分清外感与内伤。外感咳嗽多是新病，起病急，病程短，常伴恶寒、发热、头痛等肺卫表证；内伤咳嗽多为久病，常反复发作，病程较长，多伴他脏见症。

### （二）辨咳嗽特点

包括时间、节律、性质、声音以及加重因素。

咳嗽白天重于夜间，喉痒咳作，咳而急剧，声重或咳声嘶哑，病势急而病程短者，多为外感风寒、风热或风燥所致；病势缓而病程长者为阴虚或气虚咳嗽；咳声粗浊者多为风热或痰热伤津引起；晨间咳甚，咳声重浊，痰出咳减者，多为痰湿或痰热咳嗽；午后或夜间咳甚，咳声短促者，多属肺燥阴虚挟瘀；夜卧咳嗽较剧，持续不已，少气或伴气喘胸闷者，为久咳致喘的虚寒挟瘀证；咳而声低气怯者属虚，洪亮有力者属实；饮食肥甘、生冷加重者多为痰湿；情志郁怒加重者常为气火；劳累、受凉后加重者多因于痰湿、虚寒。

### （三）辨痰的色、质、量、味

痰白而稀薄者属风、属寒；痰黄而黏稠者属热；痰白质黏者属阴虚、燥热；痰白清稀透明呈泡沫状的属虚、属寒；痰色灰暗者为痰浊；痰中带血者多为肺热或阴虚肺燥；咳而少痰或干咳无痰者多属燥热、气火、阴虚；痰多者常为痰湿、痰热、虚寒；咳痰有热腥味或腥臭气的为痰热或痰热胶结成痈；味甜者为痰湿；味咸者属肾虚。

**（四）辨证候虚实**

外感咳嗽以风寒，风热、风燥为主，均属邪实；而内伤咳嗽中的痰湿、痰热、肝火多为邪实正虚；肺阴亏虚、肺气亏虚则属正虚或虚中夹实。

# 四、治疗原则

咳嗽的治疗应分清邪正虚实。外感咳嗽为实证，治宜祛邪宣肺，要因势利导，使肺气宣畅则咳嗽自止，忌用收涩留邪之品；内伤咳嗽多属邪实正虚，治当祛邪止咳，扶正补虚，标本兼顾，禁用宣散伤正之药。此外，咳嗽的治疗除直接治肺外，还应从整体出发，重视治脾、治肝、治肾等。

# 五、中药治疗

**（一）外感咳嗽（暴咳）**

1. 风寒袭肺证

证候：咳嗽声重，气急，喉痒，咳痰稀薄色白；常伴鼻塞，流清涕，头痛，肢体酸痛，恶寒发热，无汗等表证；舌苔薄白，脉浮紧。

证候分析：本证以风寒袭肺、肺气失宣为主要病机。风寒袭肺，肺气壅遏不得宣通，故咳嗽声重，气急喉痒；寒邪郁肺，气不布津，凝聚为痰，故咳痰稀薄色白；风寒束表，腠理闭塞，卫阳被郁，故见鼻塞，流清涕，头痛，肢体酸痛，恶寒发热无汗等表证；苔薄白，脉浮紧为风寒在表之征。本证以咳嗽声重，痰稀薄色白，伴风寒表证为辨证要点。

治法：疏风散寒，宣肺止咳。

方药：三拗汤合止嗽散加减。

若咽痒者，加防风祛风止痒；若热为寒遏，即"寒包火咳"，症见咳嗽音嘎，气急似喘，痰黏稠，口渴，咽痛，心烦，恶寒鼻塞，流清涕，或有身热者，加石膏、桑白皮、黄芩、鱼腥草以清肺热；若夹痰湿，咳而痰黏色白，胸闷，苔腻者，加半夏、厚朴、茯苓、苍术以燥湿化痰。

2. 风热犯肺证

证候：咳嗽气粗或咳声嘎哑，咳痰不爽，痰黏稠或黄稠，口干咽痛喉燥；常伴鼻流黄涕，头痛，发热，有汗，恶风等症；舌苔薄黄，脉浮数。

证候分析：本证以风热犯肺、肺失清肃为主要病机。风热袭肺，肺失宣肃，故咳嗽气粗或咳声嘶哑；肺热内郁，蒸液为痰，则见咳痰不爽，痰黄黏稠；肺热伤津，故口干咽痛喉燥；风热犯表，表卫失和，故见鼻流黄涕、头痛发热、有汗恶风等表热证；舌苔薄黄、脉浮数为风热在表之象。本证以咳嗽痰黏或黄稠伴风热表证为审证要点。

治法：疏风清热，宣肺止咳。

方药：桑菊饮化裁。

咳嗽较重者，加前胡、牛蒡子、浙贝母加强宣肺止咳之力；咽痒者，加蝉蜕疏风止痒；肺热较甚者，加黄芩、鱼腥草清肺泄热；咽痛声嘎者，加射干、马勃清热利咽；热灼肺津而口干咽燥者，加南沙参、天花粉清热生津；若风热伤络，见鼻衄、痰中带血丝者，加白茅根、侧柏叶、生地、藕节以凉血止血；若夏令风热夹暑湿，见咳嗽，胸闷，心烦口渴，尿赤，舌红，苔黄腻，脉濡数者，加六一散、鲜荷叶、香薷、藿香、佩兰等以清解暑湿。

3. 风燥伤肺证

证候：喉痒干咳，连声作呛，无痰或痰少而黏，不易咯出，或痰中带有血丝，咽燥干痛，口鼻唇干燥；初起常伴头痛，身热微恶寒等表证；舌尖红，苔薄黄少津，脉浮数或小数。

证候分析：本证以风燥伤肺、肺失清润为主要病机。燥热犯肺，肺津耗伤，肺失清润，故喉痒干咳，连声作呛，无痰或痰少而黏，不易咯出；燥热伤肺，肺络受损，则痰中带有血丝；燥胜则干，燥易伤津，故咽燥干痛，口鼻唇干燥；初起伴有头痛、身热、微恶寒等表证，为风热燥邪客表、表卫失和之征；苔薄黄少津、舌尖红、脉浮数或小数为燥热伤津、病在肺卫上焦之象。本证以喉痒干咳，或痰少而黏，口咽鼻干燥，伴风热表证，多见于初秋为审证要点。

治法：疏风清肺，润燥止咳。

方药：桑杏汤加减。常加桔梗、百部、川贝母、麦冬、花粉以加强润肺止咳之力。

若喉痒甚者，加蝉蜕疏风止痒；痰中带血者，加白茅根、生地凉血止血。若是温燥伤肺之重证，可用清燥救肺汤加减治疗。

若系凉燥犯肺，与前述感冒中的凉燥证基本相同，只是咳嗽症状更为突出，多见于深秋，临床表现是燥证与风寒证并见，症见喉痒，干咳无痰或少痰，咽干鼻燥，兼有恶寒发热，头痛无汗，舌苔薄白而干，脉浮紧。用药当以温而不燥、润而不凉为原则，方用杏苏散合止嗽散化裁，以疏散风寒、温润止咳，切不可用发汗峻剂或过于滋腻之品，喉痒甚者加荆芥、防风，既疏散风寒，又祛风止痒。

**（二）内伤咳嗽（久咳）**

1. 痰湿蕴肺证

证候：咳嗽反复发作，咳嗽痰多，咳声重浊，痰白或灰色黏腻或稠厚成块，因痰而嗽，痰出咳平，每于晨间或食后咳甚痰多，进甘甜油腻食物尤重；常伴胸闷脘痞，呕恶，食少体倦，大便时溏；舌质淡，苔白腻，脉濡滑。

证候分析：本证以脾虚生痰、壅遏肺气为主要病机。"脾为生痰之源，肺为贮痰之器"，饮食劳倦伤脾，脾虚生痰，上渍于肺，壅遏肺气，故咳嗽痰多，咳声重浊，痰白带灰而黏腻或稠厚成块；痰多则气阻，痰出则肺气通畅，故因痰而嗽，痰出咳平；晨间痰壅，食后加重脾的负担，且肥甘厚味之物能助湿生痰，故每于晨间或食后咳甚痰多，进甘甜油腻之物加重；痰湿中阻，胃失和降，则胸闷脘痞，呕恶；脾气虚弱，运化无力，则见食少体倦，大便时溏；舌质淡、苔白腻、脉濡滑为脾虚痰湿内盛之象。本证以咳嗽痰多色白黏稠，晨间为甚，苔白腻，脉滑为辨证要点。

治法：健脾燥湿，化痰止咳。

方药：二陈汤合平胃散加减。常加枳壳，行气有助于化痰，正所谓"气行则湿行，气顺则痰消"；加桔梗宣肺止咳化痰。

若痰浊壅肺，咳逆气急痰涌，苔浊白腻者，加三子养亲汤降气化痰止咳；若寒痰较重，痰多清稀，怯寒背冷者，加干姜、细辛温肺化饮；脾虚明显者，加党参、焦白术益气健脾。病情平稳后可服六君子汤（丸）以资巩固。

2. 痰热郁肺证

证候：咳嗽气粗，痰多质黏黄稠，咯吐不爽，或咳引胸痛，咯血痰；面赤，身热，口干欲饮；舌质红苔黄腻，脉滑数。

证候分析：本证以痰热壅肺、肺失肃降为主要病机。过食辛辣肥甘，酿成痰热，或痰湿郁久化热，痰热壅肺，肺失清肃，气逆于上，故咳嗽气粗，痰多质黏黄稠，咯吐不爽；热伤肺络，则咳引胸痛，咯血痰；肺热郁蒸，故面赤身热，口干欲饮；舌质红、苔黄腻、脉滑数均为痰热之征。本证以咳嗽气粗，痰多黄稠，苔黄腻，脉滑数为辨证要点。

治法：清热肃肺，化痰止咳。

方药：清金化痰汤加减。

若痰热壅盛，腑气不通，胸满咳逆，痰涌，便秘者，加葶苈子、大黄泻肺通腑以逐痰；若痰热郁蒸，痰黄如脓或有热腥味者，加鱼腥草、浙贝母、冬瓜仁、薏苡仁等清肺化痰排脓；痰热伤津而口干、舌红少津者，配南沙参、玉竹、天花粉以养阴生津。

3. 肝火犯肺证

证候：气逆作咳，咳则连声，面红目赤，急躁易怒，口苦咽干，痰少质黏，咯之难出，甚则痰中带血，胸胁胀痛，咳时引痛，症状常随情绪波动而增减，舌质红或舌边红，苔薄黄少津，脉弦数。

证候分析：本证以肝郁化火、上逆侮肺为主要病机。情志所伤，肝气郁结，气郁化火，木火刑金，肺失肃降，以致气逆作咳，咳则连声；肝火上炎，扰及心神，故见面红目赤，急躁易怒，口苦咽干；肝火犯肺，炼液成痰，甚则肺络受损，故痰少质黏，咯之难出，或痰中带血丝；肝脉布两胁，上注于肺，肝肺络气不和，则胸胁胀痛，咳时引痛；情志舒畅则气郁稍减，性情急躁则气郁复加，故症状每随情绪波动而增减；舌质红或舌边红、苔薄黄少津、脉弦数均为肝火肺热伤津之征。本证以气逆作咳，咳则连声，面红目赤，急躁易怒，口苦，脉弦数为辨证要点。

治法：清肝泻肺，降气止咳。

方药：黛蛤散合加味泻白散化裁。

若咳频痰稠难咯者，加浙贝母、海浮石、枇杷叶降气化痰止咳；胸胁痛甚者，加郁金、丝瓜络、瓜蒌壳理气和络；火郁伤津而口干咽燥者，加南沙参、麦冬、知母、花粉养阴生津。

4. 肺阴亏虚证

证候：干咳，咳声短促，痰少而黏或痰中带血；口干咽燥，或声音嘶哑，午后潮热，颧红，手足心热，盗汗，形体消瘦，神疲乏力；舌红少苔，脉细数。

证候分析：本证以肺阴亏虚、肺失润降为主要病机。久咳耗伤肺阴，虚热内灼，肺失润降而见干咳，咳声短促；虚火灼津为痰，肺损络伤，则痰少而黏，或痰中带血；阴虚肺燥，津液不能濡润上承，故口干咽燥，或声音逐渐嘶哑；阴虚火旺，虚热内蒸，故午后潮热，颧红，手足心热，夜寐盗汗；阴精亏虚，不能充养形体，故形瘦神疲；舌红少苔、脉细数为阴虚内热之征。本证以干咳痰少和阴虚内热见症为辨证要点。

治法：滋阴润肺，化痰止咳。

方药：沙参麦冬汤加减。常加川贝母、甜杏仁、百部、桔梗、炙粟壳，或用九仙散以加强润肺收敛止咳之力。

若潮热盗汗明显者，加知母、地骨皮、青蒿、五味子、乌梅以清退虚热、收敛止汗；痰中带血者，加白及、白茅根、藕节、丹皮等清热凉血止血；咯吐黄痰者，加黄芩、鱼腥草、瓜蒌以清热化痰；若久病及肾，金不生水，母病及子而致肺肾阴虚，症见五心烦热、腰膝酸软、梦遗者，可合用麦味地黄丸加知母、黄柏益肾敛肺、滋阴降火。

5. 肺气亏虚证

证候：咳嗽声低无力，痰多稀薄色白；气短乏力，面白无华，自汗，畏风，易于感冒；舌淡苔白，脉虚弱。

证候分析：本证以肺气亏虚、气失所主、肺失宣肃为主要病机。久咳肺虚或素体虚弱，肺气不足，气失所主，肃降失司，故见咳嗽声低无力；肺气亏虚，气不化津，水聚成痰，则痰多清稀色白；肺气不足，功能减退，故气短乏力，面白无华；肺气虚则卫外不固，故自汗、怕风、易于感冒；舌淡、苔白、脉虚弱为肺气虚弱之象。本证以咳嗽声低无力，痰多稀白，气短乏力，自汗，畏风，易感冒为辨证要点。

治法：补益肺气，化痰止咳。

方药：补肺汤合玉屏风散加减。

若兼见食少便溏、脘腹痞满等脾虚者，加六君子汤补气以健脾，培土以生金；若病久肺虚及肾，致肾阳虚衰，水饮内停，水饮上泛，凌心射肺，症见咳嗽痰多清稀，喘促心悸，水肿，形寒肢冷，苔白滑，脉弦滑沉弱者，用真武汤加细辛、干姜、桂枝以温阳化气、温肺化饮、平冲降逆。

# 六、其他中医治疗

## （一）中成药

治疗咳嗽的中成药较多，如川贝精片，适用于外感风寒咳嗽；蛇胆川贝液、肺宁冲剂用于痰热咳嗽；麻杏止咳糖浆、蛇胆川贝枇杷膏、双黄连口服液适用于风热咳嗽；急支糖浆用于外感咳嗽；咳速停糖浆用于久咳气阴两虚证；肺宝冲剂适用于肺气虚咳嗽；枇杷止咳胶囊用于各种咳嗽等，可酌情选用。

## （二）单验方

（1）川贝母 10 g，梨 1 个，煮汁饮服，适用于肺阴虚咳嗽。

（2）千年红 15 g，虎耳草、四季青、矮地茶各 12 g，水煎服，每日 1 次，治痰热咳嗽。

（3）虎耳草 15 g，苏叶、莱菔子各 6 g，水煎服，治痰湿咳嗽。

（4）川贝粉 6 g，豆浆 1 碗，先将豆浆烧热，冲川贝粉内服，治久咳不愈。

## 七、西医治疗

1. 一般治疗

适当休息，注意保暖，多饮水、补充足够的热量。防止呼吸道的理化刺激。

2. 对症治疗

干咳无痰可用喷托维林（咳必清）25 mg，每日 3 次或可待因 30 mg，睡前服用。痰液黏稠不易咳出时，用溴己新（必嗽平）8 ~ 16 mg，每日 3 次，氯化铵 0.3 ~ 0.6 g，每日 3 次等；也可雾化吸入帮助祛痰；也可选用中成药止咳祛痰药。支气管痉挛者可用平喘药如：氨茶碱 0.1 ~ 0.2 g，每日 3 次，沙丁胺醇（舒喘灵）2 ~ 4 mg，每日 3 次。发热可用解热镇痛剂如阿司匹林 0.3 ~ 0.6 g，每日 3 次。

3. 抗菌药物治疗

根据感染的病原体及药物敏感试验选择抗菌药物。可选用大环内酯类、青霉素类、第一代头孢菌素、氟喹酮类。一般口服抗菌药物即可，症状较重者可用肌内注射或静脉滴注。

## 八、预防与调护

**（一）咳嗽的预防**

首先应注意气候的变化，防寒保暖，避免受凉，饮食不宜肥甘辛辣，要戒烟限酒；避免刺激性气体伤肺；加强体育锻炼，增强体质，提高机体卫外功能以及皮毛肌腠御寒抗病能力；若有感冒应及时诊治，卫表虚而自汗出、易感冒者可服玉屏风散之类方药以益气固表，同时配合晚上面部迎香穴按摩，夜间足三里艾灸；内伤咳嗽在缓解期应坚守缓则治其本的原则，补虚固本，以图根治。

**（二）咳嗽的调护**

对外感咳嗽，如发热等全身症状明显者，应适当休息；风热咳嗽应忌食辛辣香燥之物；痰湿咳嗽应忌食肥甘厚味之品；感冒常致咳嗽反复难愈，故应特别注意勿使受凉、受热，易出汗者应及时更换干衣或用干毛巾擦干汗液，以免受凉感冒而加重咳嗽。内伤咳嗽多呈慢性反复发作，特别要注意饮食起居的调护，可根据病情适当选食梨、山药、百合、荸荠、枇杷等，做到劳逸结合，勿使过劳。

## 九、转归预后

咳嗽的预后与身体素质、正气强弱、病位深浅、病情轻重、诊治是否得当密切相关。

外感咳嗽多属暴病，病位较浅，病情较轻，及时诊治容易治愈，预后良好；若迁延失治、误治，反复发作，亦可转为内伤而累及他脏，可由肺及脾及肾，病在肺脾，治疗尚易，累及于肾则治疗棘手，预后较差。

内伤咳嗽多呈慢性反复发作，病程长，病位深，治疗不易速效，久延不愈必伤脾肾，所谓肺不伤不咳，脾不伤不久咳，肾不伤不喘，病久则咳喘并作，部分患者病情逐渐加重，甚至累及于心，最终导致肺、脾、肾、心诸脏皆虚，痰浊、水饮、气滞、血瘀互结而演变成肺胀，则病程缠绵，迁延难愈，预后极差。

# 第三节　哮病

哮证是指以发作时喉中哮鸣有声，呼吸急促困难，甚则喘息不能平卧为主要临床表现的一种发作性痰鸣气喘的肺系病证。

哮证的症状、病因病机的记载最早见于《内经》。如《素问·阴阳别论》谓："阴争于内，阳扰于外，魄汗未藏，四逆而起，起则熏肺，使人喘鸣"。

汉张仲景《金匮要略》明确指出了哮证发作时的特征和治疗方药，即"咳而上气，喉中水鸡声，射干麻黄汤主之"。元朱丹溪《丹溪心法》首创哮喘病名，并认为"哮喘必用薄滋味，专主于痰"，提出"未发以扶正气为主，既发以攻邪气为急"的治疗原则。明·秦景明在《症因脉治·哮病》篇提出伏痰留饮是哮证的病因，七情、饮食、外感是哮证的诱发因素："哮病之因，痰饮留伏，结成窠臼，潜伏于内，偶有七情之犯，饮食之伤，或外有时令之风寒束其肌表，则哮喘之症作矣"。明·虞抟在《医学正传》中则进一步区分哮和喘，认为"哮以声响言，喘以气息言"。

现代医学的支气管哮喘、喘息性支气管炎，或其他急性肺部过敏性疾患所致的哮喘等疾病，出现哮证的临床表现时，均可参考本节进行辨证论治。

# 一、病因病机

哮证的发生，主要责之于痰伏于肺，每因外邪侵袭、饮食不节、情志不调、体虚劳倦等诱因引触而发，致痰壅气道，肺失宣降。

## （一）外邪侵袭

外感风寒或风热之邪，失于表散，邪蕴于肺，肺气壅阻，气不布津，聚液生痰；或吸入花粉烟尘、异味气体等，影响肺气的宣发肃降，以致津液凝聚，痰浊内蕴，均可致哮。

## （二）饮食不当

过食生冷，寒饮内停，或嗜食肥甘厚味，积痰蒸热，或因进食海膻等发物，而致脾失健运，饮食不归正化，痰浊内生，上干于肺而致哮病。由于个体素质的差异，对不同食物致病的敏感性亦有区别，因此，古有"食哮""鱼腥哮""卤哮""糖哮""醋哮"等名。

## （三）体虚病后

先天不足，或病后体弱，如幼年患麻疹、顿咳，或反复感冒，咳嗽日久等，以致肺气耗伤，气不化津，痰饮内生；或热病伤阴，阴虚火盛，热蒸液聚，痰热胶固，均可致哮。先天不足多以肾虚为主，而病后所致者多以肺脾虚为主。

哮证之病位主要在于肺系。哮证的发生，为宿痰内伏于肺，每因外感、饮食、情志、劳倦等诱因而引触，以致痰阻气道，肺失肃降，气道挛急，其中尤以气候因素为主，多发于气候变化较大的深秋、冬春寒冷季节。哮证的病理因素以痰为主，如朱丹溪所说"哮喘专主于痰"。痰的来源不外肺不能布散津液，脾不能运化精微，肾不能蒸化水液，以致津液凝聚成痰，伏藏于肺，成为发病的潜在"夙根"，再遇各种诱因而引发。

哮证之病性分虚实两类。哮证发作时，以邪实为主，主要为痰阻气闭；若哮证反复发作，寒痰伤及脾肾之阳，痰热耗灼肺肾之阴，则可从实转虚，在平时表现肺、脾、肾等脏器虚弱之候。三脏之间可交互影响，合而同病，表现肺、脾、肾气虚及阳虚，或肺肾阴虚。在缓解期感觉短气、疲乏，常有轻度哮症，难以全部消失。一旦大发作时，每易持续不解，邪实与正虚错综并见，肺肾两虚而痰浊又复壅盛，严重者因肺不能治理调节心血的运行，命门之火不能上济于心，则心阳亦同时受累，甚至发生"喘脱"危候。

# 二、诊断要点

## （一）症状

常因气候突变、饮食不当、情志失调、劳累等因素诱发。发作前多有鼻痒、喷嚏、咳嗽、胸闷等先兆。发作时喉中哮鸣有声，呼吸困难，甚则张口抬肩，不能平卧，或口唇指甲发绀。呈反复发作的特点。多有过敏史或家族史。

## （二）检查

发作时两肺可闻及哮鸣音，或伴有湿啰音。实验室检查周围血象中血嗜酸性粒细胞可增高，痰液涂片可见嗜酸细胞。支气管激发试验或运动试验阳性。支气管扩张试验阳性。胸部 X 线检查一般无特殊改变，久病可见肺气肿体征。

# 三、鉴别诊断

## （一）喘证

哮证与喘证都是呼吸急促、喘息不宁的肺系病证。哮以声响言，喉中有哮鸣声，是一种反复发作的独立性疾病；喘以气息名，为呼吸急促困难，是多种急慢性疾病的一个症状。哮必兼喘，而喘未必兼哮。

**（二）支饮**

支饮虽然也有痰鸣气喘的症状，但咳和喘重于哮鸣，病势时轻时重，发作与间歇界限不清，与哮证之间歇发作，突然发病，迅速缓解，哮鸣声重而咳轻，或不咳，两者有显著的不同。支饮多系慢性咳嗽经久不愈，逐渐加重而成。

# 四、辨证

本病属邪实正虚，发作时以邪实为主，缓解时以正虚为主，但久病正虚者，发时每多虚实错杂。在分清虚实的基础上，实证需分冷哮、热哮以及是否兼证的不同。

**（一）发作期**

1. 冷哮

证候：呼吸急促，喉中哮鸣有声，胸膈满闷，咳不甚，痰少咯吐不爽，面色晦暗，口不渴，或渴喜热饮，受寒易冷，形寒畏冷，舌苔白滑，脉弦紧或浮紧。

分析：寒痰伏肺，外寒触发，气逆痰升，闭拒气道，搏击有声，故呼吸急促，喉中哮鸣有声；寒痰阻肺，肺气郁闭，故见胸膈满闷；痰阻气道，肺失宣肃则咳嗽；阴盛于内，阳气不能敷布于外，故面色晦暗，形寒畏冷；无热则口不渴，有寒则喜热饮；外寒侵袭，触动伏痰，故受寒易发；舌苔白滑，脉弦紧或浮紧均为寒痰内盛之象。

2. 热哮

证候：气粗息涌，喉中哮鸣，胸高胁胀，咳呛阵作，痰黄或白而黏稠，咳吐不利，心烦面赤，汗出，口渴喜饮，舌质红，苔黄腻，脉弦滑或滑数。

分析：痰热壅肺，肺失清肃，肺气上逆，故气粗息涌，喉中哮鸣，胸高胁胀，咳呛阵作；热灼津液成痰，痰热胶结，故咳痰色黄或白而黏稠，咳吐不利；痰火郁蒸，则烦闷不安，汗出，面赤；热盛伤津，故口渴喜饮；舌质红，苔黄腻，脉弦滑或滑数均为痰热内盛之象。

3. 寒包热哮

证候：喉中哮鸣有声，胸膈烦闷，呼吸急促，喘咳气逆，咳痰不爽，痰稠色黄，或黄白相兼，烦躁，发热恶寒，无汗身痛，口干欲饮，大便偏干，舌苔白腻罩黄，舌尖边红，脉弦紧。

分析：痰热壅肺，复感风寒，客寒包火，肺失宣降，故喘咳气逆，喉中哮鸣有声，呼吸急促，胸膈烦闷；寒包热火，故咳痰不爽，痰稠色黄，或黄白相兼；痰热郁结，化火，则烦躁，发热，恶寒，无汗，口干欲饮；痰饮流窜经络，气血运行不畅，则身痛；肺热移于大肠，则大便偏干；舌苔白腻罩黄，舌尖边红，脉弦紧，均为寒包热证之象。

4. 风痰哮

证候：喉中痰盛，声如拽锯，或鸣声如吹笛，喘急胸满，但坐不得卧，痰白带泡，寒热不显，面色青黯，起病多急，发病前自觉有鼻、咽、眼、耳发痒，鼻塞流涕，喷嚏，胸闷，舌苔厚浊，脉滑实。

分析：痰浊伏肺，风邪引触，肺气郁闭，升降失司，则喉中痰盛，声如拽锯，或鸣声如吹笛，喘急胸满，但坐不得卧；痰饮随肺气逆于上，则痰白带泡；风邪善行数变，则起病急；风邪上犯清窍，则有鼻、咽、眼、耳发痒，鼻塞流涕、喷嚏等；风痰郁结，胸闷；舌苔厚浊，脉滑实，均为风痰证之象。

5. 虚哮

证候：喉中哮鸣如鼾，声低，气短息促，动则喘甚，发作频繁，甚则持续喘哮，口唇、爪甲青紫，咳痰无力，痰稀或质黏起沫，口不渴或咽干口渴，形寒肢冷或烦热，舌质淡或偏红，或紫黯，脉沉细或细数。

分析：哮病久发，肺肾两虚，摄纳失常，痰气瘀阻，则喉中哮鸣如鼾，声低，气短息促，动则喘甚，发作频繁，甚则持续喘哮；肺肾两虚，不能推动气血，瘀阻脉络，则口唇、爪甲青紫；肺虚则津液不得布散，聚而为痰，故痰稀或质黏起沫，咳痰无力；肾阳虚，则温煦失职，故见形寒肢冷，口不渴；肾阴虚则虚火内扰，故见烦热，咽干口渴；舌质淡或紫黯，脉沉细乃肺肾阳虚之象；舌偏红，脉细数乃肺肾阴虚之象。

**（二）缓解期**

1. 肺脾气虚

证候：气短声低，时有轻度哮鸣，痰多质稀色白，自汗怕风，常易感冒，倦怠无力，食少便溏，舌质淡，苔白，脉细弱。

分析：哮病日久，肺虚不能主气，脾虚健运无权，气不化津，痰饮蕴肺，肺气上逆，则气短声低，时有轻度哮鸣，痰多质稀色白；肺虚不能卫外，则自汗怕风，常易感冒；脾虚运化失权，则食少便溏；化源亏乏，气血津液不能输布，则倦怠乏力；舌质淡，苔白，脉细弱乃肺脾气虚之象。

2. 肺肾两虚

证候：短气息促，动则为甚，吸气不利，咳痰质黏起沫，脑转耳鸣，腰酸腿软，心慌，不耐劳累。或五心烦热，颧红，口干，舌红少苔，脉细数；或畏寒肢冷，面色苍白，舌胖，苔淡白，脉沉细。

分析：哮病久发，精气亏乏，肺肾摄纳失常，气不归原，则短气息促，动则为甚，吸气不利；津凝为痰，则咳痰质黏起沫；肾虚则脑耳失充，故脑转耳鸣；腰膝失养，则腰酸腿软，不耐劳累；肾虚不能温煦心阳，水气凌心，则心慌；肺肾阴虚，虚火内扰，则五心烦热，颧红，口干；肺肾阳虚，温煦失职，则畏寒肢冷，面色苍白；舌质红少苔，脉细数乃肺肾阴虚之象；舌苔淡白，质胖，脉沉细乃肺肾阳虚之象。

# 五、治疗

当朱丹溪"未发以扶正气为主，既发以攻邪气为急"之说，以"发时治标，平时治本"为基本原则。发时攻邪治标，祛痰利气，寒痰宜温化肃肺，热痰当清化肃肺，寒热错杂者，当清温并施，表证明显者兼以解表，属风痰为患者又当祛风涤痰。反复日久，正虚邪实者，又当兼顾，不可单纯拘泥于祛邪。若发生喘脱危候，当急于扶正救脱。平时应扶正治本，阳气虚者应予温补，阴虚者则予滋养，分别采取补肺、健脾、益肾等法。

**（一）中药治疗**

1. 冷哮

治法：温肺散寒，化痰止哮。

处方：射干麻黄汤加减。

方中用射干开郁散结，豁痰利咽；麻黄宣肺平喘；细辛、半夏、生姜温肺蠲饮降逆；紫菀、款冬花、甘草化痰止咳；五味子收敛肺气；大枣和中。

若痰涌喘逆不得卧，可加葶苈子泻肺涤痰；若表寒里饮，寒象较甚者，可用小青龙汤，并可酌配杏仁、苏子、青皮、橘皮等利气化痰；若痰稠胶固难出，哮喘持续难平者加猪牙皂、白芥子豁痰利窍以平喘。

2. 热哮

治法：清热宣肺，化痰止哮。

处方：定喘汤加减。

方中麻黄宣降肺气，既能平喘，又能解表；白果味甘性涩，既能化痰祛浊，又可敛肺平喘，并可防麻黄过于耗散之弊；杏仁降逆平喘，与麻黄相配，宣肺化痰定喘之功更强；桑白皮、黄芩清肺热而止咳平喘，二药相配，一味宣肺降逆，一味清化热痰，使表证得解，痰热得清，以消除致病之因；苏子、半夏、款冬花降气平喘，止咳化痰；甘草调和诸药。

若哮久热伤肺阴，且痰热不净，虚中夹实，发时喘急气促，或喘哮持续，咳呛，痰少质黏，口燥咽干，烦热颧红，舌红少苔，脉细数者，又当养阴清热，敛肺化痰，可用麦门冬汤。

3. 寒包热哮

治法：解表散寒，清化痰热。

处方：小青龙加石膏汤加减。

方中麻黄解表散寒，宣肺平喘，石膏清泄肺热，二药合用辛凉配伍，外散风寒，内清里热；厚朴、杏仁平喘止咳；生姜、半夏化痰降逆；甘草、大枣调和诸药。

若表寒重者，加桂枝、细辛以辛温散寒；喘哮、痰鸣加射干、葶苈子、苏子以祛痰平喘；痰吐稠黄胶黏加黄芩、前胡、瓜蒌皮以清热化痰。

4. 风痰哮

治法：祛风涤痰，降气止哮。

处方：三子养亲汤加减。

方中用白芥子温肺利气涤痰；苏子降气化痰，止咳平喘；莱菔子行气祛痰；麻黄宣肺平喘；杏仁、僵蚕祛风化痰；厚朴、半夏、陈皮降气化痰；茯苓健脾化痰。

若痰壅喘急，不能平卧，加用葶苈子、猪牙皂泻肺涤痰，必要时可暂予控涎丹泻肺祛痰；若感受风邪而发作者，加苏叶、防风、苍耳子、蝉衣、地龙等祛风化痰。

5. 虚哮

治法：补肺纳肾，降气化痰。

处方：平喘固本汤（南京中医学院附院验方）。

方中用党参、黄芪补益肺气；胡桃肉、沉香、脐带、冬虫夏草、五味子补肾纳气；苏子、半夏、款冬、橘皮降气化痰。诸药合用共奏补益肺肾、降气平喘之功。

若肾阳虚加附子、鹿角片、补骨脂、钟乳石；肺肾阴虚配沙参、麦冬、生地、当归；痰气瘀阻，口唇青紫，加桃仁、苏木；气逆于上，动则气喘，加紫石英、磁石镇纳肾气。

6. 喘脱危证

治法：补肺纳肾，扶正固脱。

处方：回阳急救汤合生脉饮加减。

方中人参、附子、甘草益气回阳；山萸肉、五味子、麦冬固阴救脱；龙骨、牡蛎敛汗固脱；冬虫夏草、蛤蚧纳气归肾。

如喘急面青，烦躁不安，汗出肢冷，舌淡紫，脉细，另吞黑锡丹镇纳虚阳，温肾平喘固脱，每次 3 ~ 4.5 g，温水送服。肾阳虚，气息微弱，汗出肢冷，舌淡，脉沉细，加肉桂、干姜回阳固脱；气息急促，心烦内热，汗出黏手，口干舌红，脉沉细数，加生地、玉竹养阴救脱，人参改用西洋参。

7. 肺脾气虚

治法：健脾益气，培土生金。

处方：六君子汤加减。

方用党参、白术健脾益气；山药、薏苡仁、茯苓甘淡补脾；法半夏、橘皮燥湿化痰；五味子敛肺气；甘草补气调中。若表虚自汗加炙黄芪、浮小麦、大枣；怕冷，畏风，易感冒，可加桂枝、白芍、附片；痰多者加前胡、杏仁。

8. 肺肾两虚

治法：补肺益肾。

处方：生脉地黄汤合金水六君煎加减。

方中熟地、山萸肉、胡桃肉补肾纳气；人参、麦冬、五味子补益肺之气阴；茯苓、甘草益气健脾；半夏、陈皮理气化痰。

若气阴两虚为主者加黄芪、沙参、百合；肾阳虚为主者，酌加补骨脂、仙灵脾、鹿角片、制附片、肉桂；肾阴虚为主者加生地、冬虫夏草。还可常服紫河车粉补益肾精。

**（二）针灸治疗**

1. 基本处方

肺俞、天突、膻中、孔最、丰隆。

肺俞配天突、膻中，遵前后配穴法之意，旨在调理肺气，化痰止哮；天突、膻中宽胸理气，降气止哮；郄穴孔最，肃肺平喘；丰隆功擅化痰。

2. 加减运用

（1）冷哮证：加风门、列缺以祛风散寒。诸穴针用泻法，或加灸法。

（2）热哮证：加大椎、曲池以祛风清热，大椎放血。余穴针用泻法。

（3）寒包热哮证：加风门、鱼际以解表散寒，清热平喘。诸穴针用泻法，或加灸法。

（4）风痰哮证：加中脘、合谷以祛风涤痰。诸穴针用泻法。

（5）肺脾气虚证：加脾俞、足三里以健脾益气，培土生金。诸穴针用补法，或加灸法。

（6）肺肾阴虚证：加膏肓、肾俞、太溪以滋肾益阴，膏肓可用灸法。诸穴针用补法。

（7）肾阳虚证：加膏肓、命门、肾俞、关元以益阳化水。诸穴针用补法，或加灸法。

3．其他

（1）穴位敷贴疗法：对减少和控制哮证发作有一定疗效。

取穴：大椎、肺俞、膏肓、百劳、膻中；药物：白芥子、延胡索各20 g，甘遂、细辛各10 g。

方法：上药共研为末，密封瓶中备用。在夏季三伏中使用时加麝香0.6 g，和匀，分3次用姜汁调成糊状，敷于穴位上，大小如蚕豆，1～2 h去之，每10日敷1次。

（2）耳针疗法：取肺、肾、肾上腺、平喘、交感、皮质下、神门，每次取2～3穴，毫针刺法，中等刺激，每次留针15～30 min，每日或隔日1次，10次为1疗程。

（3）穴位注射疗法：适用于哮证缓解期。

取穴：胸1～6夹脊穴。

方法：每次取穴1对，每穴注射胎盘组织液0.5～1 mL，由上而下。

（4）埋线疗法。

取穴：大椎、定喘、肺俞、膏肓、膻中、足三里、丰隆。

方法：将羊肠线用埋线针植入穴位内，无菌操作，每月1次，连续3次。

（5）穴位割治法。

取穴：膻中、大包、鱼际。

方法：每次选1～2穴，常规消毒后，局麻浸润，切开穴位1 cm，割去皮下脂肪，缝合，外敷纱布包扎即可，每10～15日1次，一般1～2次。

## 六、预防

哮病是一种发作性的痰鸣气喘疾患，病理因素为宿痰伏肺，遇感引发，发作时以邪实为主。祛除宿疾伏痰，当为预防哮病发作之首务。哮病还应注意避免接触过敏物。

# 第四节　喘证

喘证，喘即气喘、喘息，以气息迫急为其主要临床表现，可见呼吸困难，甚至张口抬肩，鼻翼翕动，不能平卧，严重者每致喘脱。作为一个症状，喘可以出现在许多急、慢性疾病过程中，如咳嗽、肺胀、悬饮、哮证等。但喘不仅是肺系病的主要证候之一，也可因其他脏腑病变影响于肺所致，如水肿、鼓胀、虚劳等。当喘成为这些疾病某一阶段的主证时，即称作喘证。

## 一、历史沿革

《内经》一书最早记载了喘的名称、症状表现和病因病机。如《灵枢·五阅五使》说："肺病者，喘息鼻张。"《灵枢·本脏》也说："肺高则上气，肩息咳。"提示喘证以肺为主病之脏。《素问·脏气法时论篇》说："肾病者，腹大胫肿，喘咳身重。"《灵枢·经脉》亦谓："肾足少阴之脉……是动则病饥不欲食……咳唾则有血，喝喝而喘。"认为喘证的病位除肺之外，还与肾有关。至其病因，则与"风热""水气""虚邪贼风"（泛指六淫之邪）"岁火太过""岁水太过""气有余"等有关。

汉代张仲景除在《伤寒论》中记载了麻黄汤证之风寒束肺、小青龙汤证之外寒内饮、桂枝加厚朴杏子汤证之"下之微喘者，表未解"、麻杏石甘汤证之余热迫肺等致喘外，其在《金匮要略》的"肺痿肺痈""虚劳""胸痹""痰饮咳嗽上气""水气""黄疸""吐血"以及妇人篇等许多篇章里，也都有关于喘这一症状的论述。尤其可贵的是，还记载了有因医而喘的现象，告诫"误下、误汗"等均可致喘。他在喘证的辨证、立法和方药运用方面的经验，一直为后世所尊奉。

隋代巢元方所著《诸病源候论》一书，认为喘有虚、实之异。如"虚劳上气候"描述："虚劳之病，或阴阳俱伤，或血气偏损，今是阴不足，阳有余，故上气也"，即是论虚喘；又"上气鸣息候"表现："邪乘于肺……故气上喘逆……"即是论实喘。宋代《圣济总录》明确提出"下虚上实"的病机："盖肺为五脏之华盖，肾之脉入肺中，故下虚上实，则气道奔迫，肺叶高举，上焦不通，故喘急不得安卧。"唐代王焘《外台秘要》记载"肘后疗咳上气，喘息便欲绝，以人参末之，方寸匕，日五次"，是肺虚气脱之喘，为后世治肺虚气脱之独参汤的起源。

其后医家又充实了内伤致喘的证治。如宋代严用和《济生方》指出："将理失宜，六淫所伤，七情所感，或因坠堕惊恐，渡水跌仆，饱食过伤，动作用力，遂使脏气不和，营卫失其常度，不能随阴阳出入以成息，促迫于肺，不得宣通而为喘也……更有产后喘急，为病尤亟，因产所下过多，营血暴竭，卫气无所主，独聚于肺，故令喘急。"喘可由于多种原因诱发，故治喘必求其本。如宋代张锐《鸡峰普济方》指出："因他疾而发喘者，当只从本病治之，则喘证自已。"宋代杨士瀛《仁斋直指方》明确指出喘之由："肺虚肺寒……法当温补；肺实肺热……法当清利；水气者……与之逐水利小便；惊扰者……与之宽中下气；真阳虚惫以金石镇坠、助阳接真而愈者……至若伤寒发喘，表汗里下，脚气喘满，疏导收功，此则但疗本病，其喘自安。"唯此期著作，仍都把哮病与喘证混论，统称为喘；虽然南宋王执中《针灸资生经》中已经有了哮与喘的病名，宋代许叔微《普济本事方》另有"齁喘"（即哮病）之说，但由于哮必兼喘，所以一直未能做出明确的分证论述。

金元时期的医家著书立说多各明一义，因此互有发明，亦互有短长。如刘完素论喘因于火热；但张子和则认为亦有"寒乘肺者，或因形寒饮冷，冬月坐湿地，或冒冷风寒，秋冬水中感之，嗽急而喘"。这些论述，对于后世影响很大。元代朱丹溪《丹溪心法·喘》说："六淫七情之所感伤，饱食动作，脏气不和，呼吸之息，不得宣畅而为喘急，亦有脾肾俱虚，体弱之人，皆能发喘。"明代秦景明《脉因证治》则谓喘有虚实，"实喘气实肺盛"，与痰、火、水气有关；"虚喘由肾虚"，亦有肺虚者；实喘宜泻肺为主，虚喘宜补肾为主。

至明代，诸医家对喘证的症状特点、喘与哮和短气的鉴别、喘证的分类与治疗、喘证的预后等各个方面的描述，都更加深入细致。如明代王肯堂《证治准绳·杂病·喘》描述喘证的临床特点云："喘者，促促气急，喝喝息数，张口抬肩，摇身撷肚。"《症因脉治》中对喘证进行证候分类，分作外感三条（风寒、暑湿、燥火），内伤六条（内火、痰饮、食积、气虚、阴虚、伤损），产后二条；陈文治的《诸症提纲》则分作十类（肺虚挟寒、水气乘肺、惊忧气郁、肺胀、阴虚、气虚、痰、食积、胃虚、火炎上）。张景岳则主张以虚喘、实喘分之以扼其要："实喘者有邪，邪气实也；虚喘者无邪，元气虚也；实喘者，气长而有余；虚喘者，气短而不续。实喘者，胸胀气粗，声高息涌，膨膨然若不能容，惟呼出而快也；虚喘者，慌张气怯，声低息短，惶惶然若气欲断……劳动则甚。"这些对临床辨证是很有指导意义的。

清代叶天士《临证指南医案》在前人基础上进一步把哮喘的证治纲领扼要总结为"在肺为实，在肾为虚"。张聿青、蒋宝素、方仁渊对此又有补充。方氏说："实喘治肺，须兼治胃；虚喘治肾，宜兼治肺。"张、蒋二氏则对治痰加以强调，指出"喘因痰作"，"欲降肺气，莫如治痰"，也均颇有见地。

综上所述，从《内经》以后，历汉唐宋元而至明清，历代医家在《内经》有关喘证论述的基础上，通过实践，又不断有所丰富和发展，并且积累了许多治疗经验。近年来，在对肺、脾、肾等脏腑实质的研究方面以及老年性慢性气管炎、肺气肿、肺心病的防治方面，做了大量工作，有一定成绩，促进了喘证论治的发展。

## 二、范围

西医学中的急、慢性支气管炎及肺炎、肺气肿、慢性肺源性心脏病、心力衰竭等疾病过程中所出现的呼吸困难，均可参照喘证辨证论治。

# 三、病因病机

六淫外感、七情所伤、水饮潴留、痰热内蕴以及饮食劳倦都可以引起喘证，而喘证发生的根本原因又在于人体肺、脾、肾等脏的功能失调，或者由于上述致病因素作用于这些脏器所引起，或者因为这些脏器本身虚损而发病。兹分述如下。

## （一）六淫外感

六淫之邪或侵犯人的肌表肺卫，或从口鼻而入。皮毛为肺之合，肺开窍于鼻，外邪袭入，表卫闭塞，肺气失于宣发，气壅于肺，肃降不行，因而奔迫为喘。六淫之邪侵犯入体时常相合致病，主要为风寒与燥热两端，如《简易方》说："形寒饮冷则伤肺……重则为喘，轻则为嗽。"素体阳虚者皮毛不固、脾运不健，既易受外寒，又易内蓄水饮寒痰，外内相引而病作，临床所见甚多；素有痰热内蕴，或感受风热、燥热之邪，或风寒入里化热，而致肺胃热盛，火灼肺金，炼液为痰，阻塞气道，清肃失司，亦在所常见。

## （二）水饮、痰热内蓄

痰和水饮都是人体病理产物之一，而且两者之间往往互为因果，即所谓"痰即煎炼之饮，饮即稀薄之痰"。饮邪迫肺，可使肺气上逆而为喘，如《素问·平人气象论篇》"颈脉动喘疾咳，曰水"，《伤寒论》小青龙汤证"伤寒表不解，心下有水气"，皆指水饮为患作喘。水饮久蓄体内，受阳气煎熬，或阴虚火旺，或肺有蓄热，或饮食厚味积热，皆能蒸炼津液为痰，而形成痰火，胶结于肺，阻闭肺络，使肺气的宣降失常。正如清代何梦瑶《医碥》所记："食味酸咸太过，渗透气管，痰入结聚，一遇风寒，气郁痰壅即发。"

## （三）七情所伤

因七情关乎内脏，故气喘的发生，与精神因素亦有关系。而七情之病，多从肝起。七情太过，气迫于肺，不得宣通而为喘，《病机汇论》就指出："若暴怒所加，上焦郁闭，则呼吸奔迫而为喘。"此外，七情太过也是痰饮产生的原因之一。如郁怒伤肝，肝气横逆既能乘脾土，影响脾的运化功能；肝郁化火，或肝阴虚而肝火亢盛，又可炼液为痰，甚至反侮肺金，暗耗肾水，如南宋张从正《儒门事亲》所说："愤郁不得伸，则肝气乘脾，脾气不化，故为留饮。"

## （四）饮食不节

《素问·痹论篇》指出："饮食自倍，肠胃乃伤。"唐代孙思邈《备急千金要方》亦反复道及"临盆大饱，贪味多餐"之害。饮食不节，特别是多食膏粱厚味，积而不化，影响脾胃功能，变生痰浊，闭阻肺络；且因积食化热，熏蒸清道，影响人体气机的正常升降，而成为喘证的内在病因。

## （五）肺肾亏虚

肺主气，司呼吸，肺气不足则呼吸失司。平素劳倦汗出，或久咳不已，或痰热久羁，或水饮内停，或频感外邪，或久病不愈等，皆能引起肺气、肺阴不足，令气失所主，而为短气、喘促。如《素问·玉机真脏论篇》说："秋脉……不及则令人喘，呼吸少气而咳。"《证治准绳》亦谓"肺虚则少气而喘"。肾居下焦，为气之根，主纳气。如房劳伤肾，或久病及肾，肾虚摄纳无权，则呼多吸少，动则喘急。如明代赵献可《医贯·喘》说："真元耗损，喘出于肾气之上奔……及气不归元也。"又肾主水，主命门火，火衰不能暖土，水失其制，上泛而为痰饮。此外，心阳式微，不能下归于肾而致心肾阳虚，则水失其制，皆可随肺气上逆，凌心射肺，而致喘促、心悸。

明代李梴《医学入门》则认识到本病与瘀血有一定关系，指出"肺胀满，即痰与瘀血碍气，所以动作喘息"。

综上所述，喘证的发病虽在肺、肾，但与五脏相关。肺为气之主，司呼吸，外合皮毛，内为五脏华盖，若外邪侵袭，或他脏病气上犯，可使肺气失于宣肃而致喘促；肾为气之根，主纳气，肾元不固，摄纳无权，则气不归元而为喘。此外，心阳虚衰，不能下归于肾可致阳虚水泛、凌心射肺之喘；脾虚痰阻、上干于肺，或肝失疏泄、逆乘于肺等均可致喘。

喘证的病机可分为虚实两类。实喘在肺，以肺气宣肃失常为病机要点，因外邪（风寒燥热）、痰浊、水饮或肝郁气逆、壅塞肺气而宣降不利；虚喘在肾，或在肺肾两脏，以肺气失肃、肾失摄纳为其病机要点；因精气不足，或气阴亏耗，而致肺肾出纳失常。病情错杂者，可下虚上实并见，即叶天士所谓"在肺为实，在肾为虚"。

# 四、诊断与鉴别诊断

## （一）诊断

### 1. 发病特点

喘证可见于所有人群，在呼吸、心血管等多个系统的常见疾病中均可出现。呼吸系统疾病发生喘证常因感染诱发，大多表现为实喘，而虚喘则主要见于阻塞性肺气肿；循环系统疾病表现喘证则多发生于慢性心衰患者，急性加重（肺水肿）时可表现为喘脱，出现亡阳、亡阴的危候。

### 2. 临床表现

发病主要表现为呼吸困难的临床症状。实喘病势急骤，声粗息高，甚则张口抬肩；虚喘病势徐缓，慌张急促，呼多吸少，动则加剧。喘脱则不仅喘逆剧甚，端坐不能平卧，还见烦躁不安、面青唇紫、汗出如珠、肢冷、脉浮大无根，或模糊不清，为肺气欲绝、心肾阳衰危象。

## （二）鉴别诊断

### 1. 哮病

喘证应与哮病相鉴别。喘证是一个临床症状，可见于多种急、慢性疾病过程中；哮病是一个独立的疾病，哮必兼喘，故称哮喘，以反复发作、喉间哮鸣有声的特点而区别于喘证。

### 2. 短气

喘证还应与短气相鉴别。短气即呼吸微弱而浅促，状若不能接续，似喘而无声，亦不抬肩，但卧为快。但喘证有时为短气之渐，故既有区别又有联系。

# 五、辨证

## （一）辨证要点

### 1. 辨虚实

可从病史、临床表现（症状、体征）、舌象、脉象等方面来辨别。

病史方面应注意了解患者的年龄、性别、既往健康状况及有关病史。青壮年发生喘证多为实证，中、老年则多见虚证；既往体健，多属于实；平素多病，喘证遇劳、遇寒即发，多属于虚。妇女产后失血，突发气喘，多属虚证，甚至是元气败绝的危候。

从发病诱因而论，一般受寒或饮食不当而喘者，多属于实；精神紧张，或因疲劳而喘者，多属于虚。

临床表现方面，喘而呼吸深长，面赤身热，舌质红，舌苔厚腻或黄燥，无浮肿，脉象浮大滑数者为实证；呼吸微弱浅表，呼多吸少，慌张气怯，面色苍白或青灰，额有冷汗，舌质淡，舌上无苔或有苔而白滑或黑润，明显消瘦或浮肿，脉象微弱或浮大中空者为虚证。如气喘痰鸣，张口抬肩，不得卧，四肢厥冷，面色苍白，汗出如珠如油，六脉似有似无，为元气欲脱的危候。

### 2. 辨寒热

属寒者咳痰清稀如水或痰白有沫，面色青灰，口不渴或渴喜热饮，舌质淡，苔白滑，脉象浮紧或弦迟；属热者咳痰色黄、稠黏或色白而黏，咯吐不利，面赤，口渴引饮或腹胀便秘，舌质红，苔黄腻或黄燥，脉象滑数。

## （二）证候

### 1. 实喘

（1）风寒束肺：咳嗽，气喘，胸闷，痰色白而清稀，口不渴；初起多兼恶寒、发热、无汗、头痛、身痛、喉痒、鼻痒等症。舌质不红，舌苔薄白，脉象浮紧。

病机分析：风寒表证以恶寒、发热、无汗、苔白脉浮为特点。肺合皮毛、主气、司呼吸，风寒袭表，肺气不宣，故咳嗽气喘。寒主收引，故初起兼见恶寒、发热、无汗、头痛等表证；鼻痒、喉痒，是风邪干于清道的表现。舌、脉亦均系风寒外束之象。

（2）外寒内饮：喘息，咳嗽，痰多稀薄，恶寒，发热无汗，形寒肢冷，背冷，面色青晦，口不渴或渴喜热饮，舌苔白滑，脉弦紧。

病机分析：饮邪内伏故背冷、痰多而清稀，并见腹中辘辘有声、小便不利等，为脾肾之阳不足，不能制水，化为痰饮内停。感受风寒，外寒引动内饮，阻塞气道，肺气不得宣降，遂发气喘。饮邪内停，津液受阻，不能上承则无口渴，而渴喜热饮则是风寒外束所致。

（3）痰湿蕴肺：气喘，咳嗽，痰多而黏，咯吐不利，胸中满闷，恶心。舌苔白腻，脉滑。

病机分析：湿痰上壅于肺，肺气不得宣畅，故为喘、嗽、胸闷、恶心诸症。湿痰留恋体内，既影响脾的健运，又成为喘证的内在病因，一受风寒或因疲劳汗出、饮食不当则喘息加剧。

（4）风热犯肺：发热，恶风，有汗，口渴欲饮，咳喘气粗，甚则鼻张肩息，痰黄而黏稠，舌尖红，苔薄黄或薄白而干，脉浮数。

病机分析：风热之邪外袭，肺气郁闭，发为咳喘。邪热迫肺，灼津为痰，故痰黄而黏稠；热灼津伤，故口渴欲饮。舌尖红、苔薄黄或薄白而干、脉浮数，均为风热犯肺之象。

（5）燥热伤肺：发热，恶风，咳喘气急，痰少而咯吐不易，胸膺疼痛，痰中带血，口干，鼻干，大便干结，舌尖红，苔薄黄而干，脉浮数。

病机分析：此证多系感受秋令燥热之邪所致，燥热伤肺，清肃失司，咳喘作矣。燥热耗伤肺阴，故痰少而咯吐不易；灼伤肺络，则痰中带血。所见口鼻干燥等症状，均为燥热之征。

（6）痰热壅肺：喘急面红，胸闷炽热，口干，痰黄而稠，或虽白而黏，咯吐不利。舌红，苔黄腻而干，脉滑数。

病机分析：风寒入里化热，或肺胃素有蕴热，或饮食厚味积热，或湿痰蕴久化热，皆可成为痰热，胶结于肺，壅塞气道，而为咳嗽、喘息。舌红、苔黄腻而干、脉滑数皆为痰热之象。

（7）外寒里热：恶寒发热，无汗或有汗不多，喘急烦闷，痰黄而稠、咳吐不利，口渴，舌尖红，舌苔薄白微黄，脉浮数。

病机分析：风寒之邪，在表未解，却已入里化热；或里有蕴热，复受风寒，则寒束于外，热郁于内，肺气既不得宣散，又不得清肃下行，因而喘急奔迫，症见恶寒发热、喘急烦闷。痰热内蕴而症见痰黄而稠、咳吐不利；口渴、舌红、舌苔白微黄、脉浮数皆里热外寒之象。

（8）肺气郁闭：每遇情志郁怒而诱发喘促，发时突然呼吸短促，但喉中痰声不著，气憋，胸闷胸痛，咽中如窒，或伴失眠、心悸，苔薄，脉弦。

病机分析：郁怒伤肝，肝气冲逆犯肺，肺气不降，则喘促气憋、咽中如窒。肝肺络气不和而胸闷胸痛。心肝气郁则失眠、心悸、脉弦。

2. 虚喘

（1）脾肺两虚：喘促短气，乏力，咳痰稀薄，自汗畏风，面色苍白，舌不红，脉细弱；或见面红，口干，咽喉不利，盗汗，舌红苔少或剥，脉细数。或兼食少、食后腹胀不舒、便溏或食后即便，或大便不尽感，消瘦，痰多。

病机分析：肺气不足，故短气而喘，言语无力，咳声低弱；肺气虚弱则卫外不固，故自汗畏风；肺阴不足则虚火上炎，故见面红、口干、盗汗、舌红苔少、脉细数等象；脾气虚弱，则食少、消瘦，脾虚生痰上干于肺则喘息痰多。

（2）肾阳虚衰：喘促日久，呼多吸少，稍一活动则其喘更甚，呼吸不能接续，汗出肢冷，面浮，胫肿，腰酸，夜尿频多，精神委顿，痰多清稀，舌淡，脉沉细无力或弦大而虚。

病机分析：病由房劳伤肾，或大病久病之后，精气内亏，肾为气之根，肾虚则气失摄纳，故喘促甚而气不接续、呼多吸少，动辄益甚；阳虚内寒，不能温煦、固摄，故汗出肢冷、夜尿频多、精神委顿。舌淡，脉沉细无力或弦大而虚，皆肾阳虚衰之候。如病情进一步发展，可致心肾之阳暴脱，而见喘促加剧，冷汗如珠如油、肢冷、脉微、烦躁不安、脉浮大无根、面唇青紫等危候。

（3）肾阴不足：喘促气短，动则喘甚，口干，心烦，手足心热，面赤，潮热，盗汗，尿黄，舌红，脉细数。

病机分析：肾阴不足，则耳鸣、腰酸；精气不能互生，气不归元，故喘促乏力；阴虚火旺，故五心烦热、面赤咽干、盗汗潮热。尿黄、舌质红、脉细数亦为阴虚内热之象。阴阳互根，故若阴虚日久，必损阳气，进而成为阴阳两虚之证。

# 六、治疗原则

**（一）平喘**

实喘治肺为主，以祛邪为急：在表解之，在里清之；寒痰则温化宣肺，热痰则清化肃肺，湿痰则燥湿理气。

虚喘治在肺肾，以扶正培本为主：或补肺，或健脾，或补肾。阳虚则温补之，阴虚则滋养之。

至于虚实夹杂、上实下虚、寒热兼见者，又当分清虚实，权衡标本，根据具体情况辨证选方用药。

**（二）积极防治原发病**

由于喘证常继发于多种急、慢性疾病过程中，所以还应当积极治疗原发病，不能不问原因，见喘平喘。如因产后大失血引起的喘息，久病、重病突然出现呼吸迫促等，皆属正虚气脱的危候，亟应明辨。

# 七、中药治疗

**（一）实喘**

1. 风寒束肺

治法：辛温解表，宣肺平喘。

方药：麻黄汤加减。麻黄、桂枝辛温发汗，杏仁下气平喘，甘草调和诸药。外感风寒，体实无汗者服药后往往汗出喘平。

若表证不重，可去桂枝，即为宣肺平喘之三拗汤；喘甚加苏子、前胡降气平喘，痰多加半夏、橘红，或制天南星、白芥子燥湿化痰，胸闷加枳壳、桔梗、苏梗。若发热恶风、汗出而喘、脉浮缓者，可用桂枝加厚朴杏子汤调营卫而兼下气平喘。高龄、气虚之体，恐麻、桂过汗伤气，可选用参苏饮。

2. 外寒内饮

治法：温肺散寒，解表化饮。

方药：小青龙汤加减。方中麻黄、桂枝解表散寒；细辛、干姜辛散寒饮；五味子收敛肺气；半夏降逆化痰。如咳喘重者，加杏仁、射干、前胡、紫菀。

若痰鸣、咳喘不得息，可合葶苈大枣泻肺汤；兼烦躁面赤、呛咳内热者，小青龙汤加生石膏、芦根，煎取药汁，稍凉服。内饮每因脾肾阳虚而生，故药后喘证缓解即当健脾益肾，以治其本，常用苓桂术甘汤、六君子汤、金匮肾气丸等，脾肾双补，温阳化饮。素体阳虚而患外寒内饮者，不任发越，可用小青龙汤去麻黄、细辛，或以六君子汤加干姜、细辛、五味子。阳虚水泛、阴寒内盛，症见恶寒肢冷、面目虚浮、口唇青紫、脉细微、苔白滑者，宜选真武汤或四逆汤加人参、肉桂、茯苓、麻黄等。

3. 痰湿壅肺

治法：祛痰降逆，宣肺平喘。

方药：三子养亲汤合二陈汤化裁。三子养亲汤化痰、平喘；痰多湿盛，合二陈汤、平胃散、小萝皂丸；兼寒加温化之品，或用苏子降气汤，除寒温中，降逆定喘；兼热宜加清化之品，如黄芩、瓜蒌仁、胆南星、海蛤壳、桑白皮等。

4. 风热犯肺

治法：祛风清热宣肺。

方药：桑菊饮加味。常加金银花、连翘、板蓝根、桑白皮、黄芩、鱼腥草、射干、瓜蒌等味。

若肺热较甚，口渴欲冷饮，舌燥唇红，面赤，加生石膏、知母清热泻火；有热结便秘者，加凉膈散泻火清金；若喘促较甚，改用麻杏石甘汤加味，宣肺清热平喘。

5. 燥热伤肺

治法：清金润燥，宣肺平喘。

方药：桑杏汤、清燥救肺汤加减。桑杏汤用桑叶、杏仁宣肺润燥；豆豉发表散邪；沙参、梨皮润肺生金；栀子皮清热；象贝母化痰。辛甘凉润共济，喘促自平。

若病情较重者，用清燥救肺汤，方用桑叶、石膏清金润肺；阿胶、胡麻仁、麦门冬养阴增液；杏仁、枇杷叶降气平喘；人参、甘草兼益肺气，若嫌其性温，可改用西洋参、沙参、玉竹之类。燥热化火而迫肺者，治宜泻火清金，常用泻白散、黛蛤散加竹沥、贝母、马兜铃、杏仁、石膏、寒水石等。若喘咳痰稠、大便不通、苔黄脉实者，可加莱菔子、葶苈子、大黄，或礞石滚痰丸等以清下痰热。

**6. 痰热壅肺**

治法：清热化痰，宣肺平喘。

方药：麻杏石甘汤加味。麻黄与杏仁配伍可宣肺平喘，与石膏配伍能发散郁热；常加薏苡仁、冬瓜仁、苇茎、地龙等，清热化痰定喘。

若里热重，可加黄芩、大青叶、板蓝根、七叶一枝花以清热解毒；若喘甚痰多，可加射干、桑白皮、葶苈子；便秘腹胀加草决明、瓜蒌仁、大黄或青礞石。

**7. 外寒里热**

治法：解表清里，化痰平喘。

方药：定喘汤加减。方中麻黄、杏仁宣肺平喘；黄芩、桑白皮清热泻肺；苏子、半夏降气化痰；白果、款冬花敛肺气之耗散；甘草调和诸药。全方清中有散，散中有收，配伍精当可法。此外，大青龙汤、越婢加半夏汤亦可因证选用。

若因饮食积滞而喘者，当消导食滞、化痰平喘，常用保和丸加减。方中神曲、山楂消食健胃；半夏、茯苓、陈皮、莱菔子化痰降逆；连翘清积滞之热。若气喘、大便不通，或见腹胀拒按者，必下之，腑气得通，其喘始平，用大承气汤。若伴发热烦躁、腹泻不爽、肛门灼热者，用葛根芩连汤加桑白皮、瓜蒌、杏仁等清热平喘。

**8. 肺气郁闭**

治法：行气开郁，降逆平喘。

方药：五磨饮子加减。本方用沉香、木香、槟榔、乌药、枳壳、白酒等开郁降气平喘。伴心悸、失眠者加百合、合欢花、酸枣仁、远志等宁心安神。并劝慰患者心情开朗，配合治疗。

若由气郁化火、上冲于肺而发哮喘者，治宜清肝达郁，方用丹栀逍遥散去白术加郁金、香附、川芎。方中当归、白芍养血活血；柴胡疏郁升阳；茯苓健脾渗湿；生姜温胃祛痰；薄荷疏肝泻肺；郁金合香附、川芎调理气血；栀子、丹皮以清郁火。肝复条达，气机舒畅，哮喘自已。

**（二）虚喘**

**1. 脾肺两虚。**

治法：健脾益气，补土生金。

方药：补中益气汤合生脉散加减。方中人参、黄芪、炙甘草补益肺气；五味子敛气平喘；升麻、柴胡升阳，麦门冬养阴，白术健脾，当归活血，陈皮理气，共奏脾肺并调、阴阳兼理之功。

若咳痰稀薄，形寒、口不渴，为肺虚有寒，可去麦门冬加干姜以温肺祛寒；肺阴虚者，生脉散加百合、南北沙参、玉竹或用百合固金汤；脾虚湿痰内聚之哮喘，用六君子汤加干姜、细辛、五味子，平时可常服六君子丸。妇女产后、月经后期、慢性失血，或大病之后见喘促气短者，应以大补气血为主，不能见喘平喘。可选用生脉散、当归补血汤、归脾汤、十全大补汤等。若肺肾气虚，喘促欲脱，急需峻补固脱，先用独参汤，继进大剂生脉散合六味地黄丸。

**2. 肾阳虚衰**

治法：温肾纳气。

方药：金匮肾气丸加减。本方温肾纳气，缓者用丸，急重者用汤。根据前人"虚喘治肾宜兼治肺"之论，本方尚可加用人参，以补益肺气。

若喘甚而烦躁不安、惊悸、肢冷、汗出如油、脉浮大无根或疾数模糊，为阴阳欲绝之危候，急用参附汤合龙骨、牡蛎、桂心、蛤蚧、紫石英、五味子、麦门冬等味配合黑锡丹以扶阳救脱、镇摄肾气。若阳虚饮停、上凌心肺致喘，可用真武汤合苓桂术甘汤，并重用附子以温阳利水。兼痰多壅盛，上实下虚，可酌加苏子、前胡、海蛤壳、杏仁、橘红、车前子等以降气豁痰。

3. 肾阴不足

治法：滋阴填精，纳气平喘。

方药：七味都气丸、河车大造丸加减。七味都气丸滋阴敛肺补肾，收涩精气，适用于肺肾阴虚而咳喘之证。

如正气不支，气喘较甚，可配用人参胡桃汤、参蛤散或紫河车粉；兼肺阴虚者，合生脉散、百合固金汤。若虚损劳伤，咳喘痨热，选用河车大造丸滋阴降火、益肺补肾而平喘。肾阴肾阳两虚者，可用左归丸合右归丸，或用金匮肾气丸合河车大造丸二方，平时常服。

# 八、其他治法

**（一）单方验方**

（1）麻黄、五味子、甘草各 30 g，研细末，分作 30 包，每日 2 次，每次 1 包。用于寒喘实喘。

（2）代赭石研末醋汤调服：用于上逆之咳喘。张锡纯认为："生赭石压力最胜，能镇胃气、冲气上逆，开胸膈、坠痰涎、止呕吐、通燥结，用之得当，诚有捷效"。

（3）艾灰香油鸡蛋：艾叶 10 g，点燃成白灰，搓成细末，打入鸡蛋 1 枚，加入香油 10 g，打匀后加热，炒成絮状离火，即可食用。睡前食用，服后忌饮水。用于小儿寒喘。

（4）莱菔子（蒸），皂角（烧存性），姜汁和蜜丸如梧子大，每服 50 丸，每日 2 ~ 3 次。用于实喘、痰喘。

（5）桑白皮、苦葶苈各等份，炒黄，捣为粗末，水煎 9 g，去渣，食后温服。用于痰喘、热喘。

（6）人参胡桃汤：人参 10 g 切成片，胡桃 5 个去壳取肉，生姜 5 片，加清水武火煮沸，改用文火煮约 20 min，去渣取汁。用于肾虚型喘证。

**（二）针灸**

1. "老十针"

针刺上脘、中脘、下脘、气海、天枢、内关、足三里共 7 穴 10 针。

2. 梅花针叩刺

急性期取大椎、风门、肺俞为主穴，缓解期取肺俞、脾俞、肾俞为主穴。治疗小儿咳喘。

3. 天灸疗法

用白芥子 10 g、葶苈子 10 g、细辛 6 g、杏仁 10 g、肉桂皮 10 g、前胡 10 g 等研细成末，用姜汁、陈醋调制成 0.5 厘米 ×0.5 厘米大小颗粒，置于 1.5 厘米 ×1.5 厘米胶布中间贴在穴位上留置 2 ~ 3 d。

取穴：A 组取大椎、定喘（双）、肺俞（双）；B 组取脾俞（双）、肾俞（双）、足三里（双）。两组穴位交替应用，每星期治疗 1 次，4 次为一个疗程，第 1 疗程后改为 10 日治疗 1 次。

**（三）穴位贴敷**

1. 温肺化痰膏

白芥子、细辛、甘遂、细麻黄、麝香（比例为 10：3：3：4：0.1），烘干、研末、过筛、装瓶加盖贮存。使用前以生姜适量煎水取汁，调成膏状，取指甲大小涂于敷料，然后胶布固定在穴位上。于每年夏季的初、中、末 3 个伏天，选患者背部俞穴定喘（双）、肺俞（双）、心俞（双）及前胸天突穴各贴敷 1 次，每次 2 ~ 4 小时取下。

2. 白芥子散

（1）敷贴药物为白芥子、延胡索、细辛、甘遂各等份共研细粉。

（2）方法：用新鲜姜汁调制成药饼 6 只，分别敷贴在百劳、肺俞、膏肓穴上，并用胶布固定，0.5 ~ 2 小时后取下，每日 1 次，6 日为一个疗程。

（3）功效：温肺化痰，止咳平喘。

**（四）食疗**

1. 白果桑葚饮

白果 10 g，人参 3 g，桑葚 20 g，冰糖适量。白果炒熟，去壳，与人参、桑葚加水煎煮 20 min 后调入冰糖适量，煮沸片刻即可。用于肾虚型喘证。

2. 杏仁炖雪梨

取杏仁 10 g，雪梨 1 个放入盅内，隔水炖 1 h，然后以冰糖调味，食雪梨饮汤。用于风热犯肺型喘证。

3. 贝母粥

将贝母 10 g 去心研末，备用；粳米 100 g，洗净，加清水，煮至米熟时，投入贝母末，继续煮 10 min，待米烂粥稠供食用。用于痰热遏肺型喘证。

4. 杏仁饼

将杏仁 10 g 炒黄研为泥状，与青黛 10 g 搅拌均匀，放入 10 个掰开的柿饼中，以湿黄泥巴包裹，煨干后取柿饼食用。用于痰热遏肺型喘证。

5. 柚子皮茶

柚子皮切成细条，晒干备用。每次取 20 g，放入茶杯内，用开水冲泡，温浸 10 min 即可代茶饮。用于气郁乘肺型喘证。

6. 山药甘蔗汁

将山药 250 g 放入锅中，煮取汁液；甘蔗 250 g 榨汁；用于肺脾气虚型喘证。

7. 参枣汤

人参 6 g，大枣 10 枚洗净，加清水以武火煮沸后改用文火继续煎煮 15 min 即可。用于肺脾气虚型喘证。

## 九、转归及预后

喘证有虚实寒热之异，一般初起多为实喘，其病位主要在肺，治疗以祛邪为主，邪去则喘自平，预后一般良好；部分患者上气身热，不得平卧，喘急鼻煽，张口抬肩，烦躁不安，病情为重，但仍尚易于治疗。如延误治疗，以至病邪羁留，久咳久喘，既伤肺气，又可影响脾肺功能，而至脾虚生痰，肾不纳气，由实转虚，治疗上就比较困难。如喘息陡作，特别是急、慢性疾病危重阶段出现呼吸迫促、气不接续、烦躁不安、头汗如珠如油、四末不温、面赤躁扰、便溏、脉象浮大无根者，为阴阳离绝之危象，预后不良。

若因寒入肺俞，津液不行而为痰，遂为宿根，一遇风寒、风热之邪外袭，新邪宿邪相引，痰气相击，哮鸣有声，即由喘证而发展为哮病，经常发作，以至终生受累。如久喘不愈，肺脾肾虚损，气道滞塞不利，出现胸中胀满、痰涎壅盛、上气咳喘、动后尤显，甚则面色晦暗、唇舌发绀、颜面四肢浮肿，则成肺胀，病程缠绵，经久难愈。

## 十、预防与护理

本病发作每有外感引发，故重在预防。未病要慎风寒，适寒温，节饮食，薄滋味，并积极参加体育活动增强体质；青年、中年人，可试行冷水浴，以增强机体对寒冷的适应能力。已病则应注意早期治疗，力求及早根治，避免受凉，冬季要特别注意背部和颈部的保暖；有吸烟嗜好者应坚决戒烟；房事应有节制。在护理方面，饮食宜清淡而富有营养，忌油腻、荤腥，保持大便通畅；室内空气要新鲜，避免烟尘刺激；痰多者要注意排痰，使呼吸通畅。

# 第五节 肺胀

肺胀是指以胸部膨满，憋闷如塞，喘息气促，咳嗽痰多，烦躁，心慌等为主要临床表现的一种病证。日久可见面色晦暗，唇甲发绀，脘腹胀满，肢体浮肿。其病程缠绵，时轻时重，经久难愈，重者可出现神昏、出血、喘脱等危重证候。多种慢性肺系疾患反复发作，迁延不愈，导致肺气胀满，不能敛降。

现代医学的慢性阻塞性肺部疾患，常见如慢性支气管炎、支气管哮喘、支气管扩张、重度陈旧性肺结核等合并肺气肿以及慢性肺源性心脏病、肺源性脑病等，出现肺胀的临床表现时，可参考本节进行辨证论治。

## 一、病因病机

本病的发生，多因久病肺虚，痰浊潴留，而至肺失敛降，肺气胀满，又因复感外邪诱使病情发作或加剧。

（一）久病肺虚

因内伤久咳、久哮、久喘、支饮、肺痨等慢性肺系疾患，迁延失治，以致痰浊潴留，壅阻肺气，气之出纳失常，还于肺间，日久导致肺虚，肺体胀满，张缩无力，不能敛降而成肺胀。

（二）感受外邪

久病肺虚，卫外不固，腠理疏松，六淫之邪每易反复乘袭，诱使本病发作，病情日益加重。

肺胀病变首先在肺，继则影响脾、肾，后期病及于心。外邪从口鼻、皮毛入侵，每多首先犯肺，导致肺气上逆而为咳，升降失常而为喘，久则肺虚，主气功能失常。若子耗母气，肺病及脾，脾失健运，则可导致肺脾两虚。母病及子，肺虚及肾，肺不主气，肾不纳气，则气喘日益加重，呼吸短促难续，尤以吸气困难，动则更甚。且肾主水，肾衰则不能化气行水，水邪泛溢肌表则肿，上凌心肺则喘咳心悸。肺与心脉相通，肺虚不能调节心血的运行，气病及血，则血瘀肺脉，肺病及心，临床可见心悸、发绀、水肿、舌质暗紫等症。心阳根于命门真火，肾阳不振，进一步导致心肾阳衰，可出现喘脱危候。

肺胀的病理因素主要为痰浊、水饮与血瘀。痰的产生，病初由肺气郁滞，脾失健运，津液不归正化而成；渐因肺虚不能化津，脾虚不能转输，肾虚不能蒸化，痰浊潴留益甚，喘咳持续难已。三种病理因素之间又可互相影响和转化，如痰从寒化则成饮；饮溢肌肤则为水；痰浊久留，肺气郁滞，心脉失畅则血滞为瘀；瘀阻血脉，"血不利则为水"。一般早期以痰浊为主，渐而痰瘀并见，终至痰浊、血瘀、水饮错杂为患。

肺胀的病性多属本虚标实，但有偏实、偏虚的不同，且多以标实为急。外感诱发时偏于邪实，平时偏于本虚。早期多属气虚、气阴两虚，病位以肺、脾、肾为主。晚期气虚及阳，或阴阳两虚，纯属阴虚者少见，病位以肺、肾、心为主。正虚与邪实多互为因果，阳虚致卫外不固，易感外邪，痰饮难蠲；阴虚致外邪、痰浊易从热化，故虚实诸候常夹杂出现，每致愈发愈频，甚则持续不已。

## 二、辨证论治

（一）辨证要点

1. 症状

以咳逆上气，痰多，喘息，胸部膨满，憋闷如塞，动则加剧，甚则鼻煽气促，张口抬肩，目胀如脱，烦躁不安等为主证。日久可见面色晦暗，面唇发绀，脘腹胀满，肢体浮肿，甚或出现喘脱等危重证候。病重可并发神昏、动风或出血等症。有长期慢性咳喘病史，常因外感而诱发，病程缠绵，时轻时重；发病者多为老年，中青年少见。

2. 检查

体检可见桶状胸，胸部叩诊呈过清音，心肺听诊肺部有干湿性啰音，且心音遥远。X线检查见胸廓扩张，肋间隙增宽，膈降低且变平，两肺野透亮度增加，肺血管纹理增粗、紊乱，右下肺动脉干扩张，右心室增大。心电图检查显示右心室肥大，出现肺型P波等。血气分析检查可见低氧血症或合并高碳酸血症，$PaO_2$降低，$PaCO_2$升高。血液检查红细胞和血红蛋白可升高。

（二）类症鉴别

肺胀与哮病、喘证均以咳而上气，喘满为主证，其区别如下。

1. 哮证

哮证是一种反复发作性的痰鸣气喘疾患，以喉中哮鸣有声为特征，常突然发病，迅速缓解，久病可致肺胀，而肺胀以喘咳上气、胸膺膨满为主要表现，为多种慢性肺系疾病日久积渐而成。

2. 喘证

喘证以呼吸困难，甚至张口抬肩，不能平卧为主要表现，可见于多种急慢性疾病的过程中。而肺胀是由多种慢性肺系疾病迁延不愈发展而来，喘咳上气，仅是肺胀的一个症状。

（三）分证论治

肺胀为多种肺病迁延不愈，反复发作而致，总属标实本虚，感邪发作时偏于标实，缓解时偏于本虚。偏实者须分清痰浊、水饮、血瘀。早期以痰浊为主，渐而痰瘀并重。后期痰瘀壅盛，正气虚衰，本虚与标实并重。偏虚者当区别气（阳）虚、阴虚。早期以气虚或气阴两虚为主，病位在肺、脾、肾。后期气虚及阳，甚则阴阳两虚，病变部位在肺、肾、心。

本病的治疗当根据标本虚实不同，有侧重地选用扶正与祛邪的不同治则。标实者。根据病邪的性质，分别采取祛邪宣肺，降气化痰，温阳利水，活血祛瘀，甚或开窍、熄风、止血等法。本虚者，当以补养心肺，益肾健脾为主，或气阴兼调，或阴阳双补。正气欲脱时则应扶正固脱，救阴回阳。

1. 痰浊壅肺

（1）证候：胸膺满闷，短气喘息，稍劳即重，咳嗽痰多，色白黏腻或呈泡沫，晨风自汗，脘痞纳少，倦怠无力，舌暗，苔薄腻或浊腻，脉稍滑。

（2）分析：肺虚脾弱，痰浊内生，上逆于肺，肺失宣降，则胸膺满闷，咳嗽、痰多色白黏腻；痰从寒化饮，则痰呈泡沫状；肺气虚弱，复加气因痰阻，放短气喘息，稍劳即重；肺虚卫表不固，则畏风、自汗；肺病及脾，脾虚健运失常，故见脘痞纳少，倦怠无力；舌质暗，苔薄腻或浊腻，脉滑为痰浊壅肺之征。

（3）治法：化痰降气，健脾益肺。

（4）方药：苏子降气汤（《太平惠民和剂局方》）合三子养亲汤（《韩氏医通》）。二方均能降气化痰平喘，但苏子降气汤偏温，以上盛下虚，寒痰喘咳为宜；三子养亲汤偏降，以痰浊壅盛，肺实喘满，痰多黏腻为宜。其中，苏子、前胡、白芥子化痰降逆平喘；半夏、厚朴、陈皮燥湿化痰，行气降逆；白术、茯苓、甘草运脾和中。若痰多，胸满不能平卧，加葶苈子、莱菔子泻肺祛痰平喘；症见短气乏力，易出汗，痰量不多者为肺脾气虚，酌加党参、黄芪、防风健脾益气，补肺固表；若因外感风寒诱发，痰从寒化为饮，喘咳，痰多黏白泡沫，见表寒里饮证者，宗小青龙汤意加麻黄、桂枝、细辛、干姜散寒化饮；饮郁化热，烦躁而喘，脉浮用小青龙加石膏汤兼清郁热。

2. 痰热郁肺

（1）证候：咳逆，喘息气粗，胸部膨满，烦躁不安，痰黄或白，黏稠难咯，或伴身热微恶寒，微汗，口渴，溲黄便干，舌边尖红，苔黄或黄腻，脉滑数。

（2）分析：痰浊内蕴，感受风热或郁久化热，痰热壅肺，故痰黄、黏白难咯；肺热内郁，清肃失司，肺气上逆，则喘咳气逆息粗，胸满；热扰于心，则烦躁；风热犯肺则发热微恶寒，微汗；痰热伤津，则口渴，溲黄，便干；舌红，苔黄或黄腻，脉数或滑数均为痰热内郁之象。

（3）治法：清肺化痰，降逆平喘。

（4）方药：越婢加半夏汤（《金匮要略》）或桑白皮汤（《景岳全书》）。越婢加半夏汤宣泻肺热，用于饮热郁肺，外有表邪，喘咳上气，目如脱状，身热，脉浮大者；桑白皮汤清肺化痰，用于痰热壅肺，喘急胸满，咳吐黄痰或黏白稠厚者。若痰热内盛，痰黄胶黏，不易咯出者，加瓜蒌皮、鱼腥草、海蛤粉、象贝母、桑白皮等清热化痰利肺；痰鸣喘息，不得平卧者，加射干、葶苈子泻肺平喘；便秘腹满者，加大黄、芒硝，通腑泻热以降肺平喘；痰热伤津，口舌干燥，加天花粉、知母、芦根以生津润燥；阴伤而痰量已少者，酌减苦寒之品，加沙参、麦门冬等养阴。

3. 痰蒙神窍

（1）证候：神志恍惚，表情淡漠，谵妄烦躁，撮空理线，嗜睡神昏，或肢体瞤动，抽搐，咳逆喘促，咯痰不爽，舌质暗红或淡紫，苔白腻或淡黄腻，脉细滑数。

（2）分析：痰迷心窍，蒙蔽神机，故见神志恍惚，表情淡漠，谵妄烦躁，撮空理线，嗜睡神昏；肝风内动，则肢体瞤动抽搐；痰浊阻肺，肺虚痰蕴，故咳逆喘促而咯痰不爽；舌质暗红或淡紫，乃心血瘀阻之征；苔白腻或淡黄腻，脉细滑数皆为痰浊内蕴之象。

（3）治法：涤痰开窍，熄风醒神。

（4）方药：涤痰汤（《济生方》）。本方可涤痰开窍，熄风止痉。方中用二陈汤理气化痰；用胆南星清热涤痰，熄风开窍；竹茹、枳实清热化痰利膈；菖蒲开窍化痰；人参扶正防脱。若痰热较盛，烦躁身热，神昏谵语，舌红苔黄者，加黄芩、葶苈子、天竺黄、竹沥以清热化痰；肝风内动，抽搐加钩藤、全蝎、另服羚羊角粉以凉肝熄风；瘀血明显，唇甲青紫加桃仁、红花、丹参活血通脉；如热伤血络，见紫斑、咯血，便血色鲜者，配清热凉血止血药，如水牛角、白茅根、生地、丹皮、紫珠草、地榆等。另外，可选用安宫牛黄丸清心豁痰开窍，每次 1 丸，日服 2 次。

### 4. 阳虚水泛

（1）证候：心悸，喘咳，咯痰清稀，面浮肢肿，甚则一身悉肿，腹部胀满有水，脘痞食欲缺乏，尿少，畏寒，面唇青紫，舌胖质黯，苔白滑，脉沉细。

（2）分析：久病喘咳，肺脾肾亏虚，肾阳虚不能温化水液，水邪泛滥，则面浮肢肿，甚则一身悉肿，腹部胀满有水；水液不归州都之官，则尿少；水饮上凌心肺，故心悸，喘咳，咯痰清稀；脾阳虚衰，健运失职则脘痞食欲缺乏；脾肾阳虚，不能温煦则畏寒；阳虚血瘀，则面唇青紫；舌胖质黯，苔白滑，脉沉细为阳虚水泛之征。

（3）治法：温肾健脾，化饮利水。

（4）方药：真武汤合五苓散（《伤寒论》）。真武汤温阳利水，五苓散健脾渗湿利水使水湿由小便而解，两方配伍，可奏温肾健脾，利尿消肿之功。方中用附子、桂枝温肾通阳；茯苓、白术、猪苓、泽泻、生姜健脾利水；赤芍活血化瘀。若水肿势剧，上凌心肺，见心悸喘满，倚息不得卧者，加沉香、黑白丑、川椒目、葶苈子行气逐水；血瘀甚，发绀明显者，加泽兰、红花、丹参、益母草、北五加皮化瘀行水。

### 5. 肺肾气虚

（1）证候：呼吸浅短难续，声低气怯，甚则张口抬肩，倚息不能平卧，咳嗽，痰白如沫，咯吐不利，心慌胸闷，形寒汗出，面色晦暗，舌淡或黯紫，脉沉细数无力，或结代。

（2）分析：久病咳喘，肺肾两虚，故呼吸浅短难续，声低气怯，甚则张口抬肩，倚息不能平卧；寒饮伏肺，肾虚水泛，则咳嗽痰白如沫，咯吐不利；肺病及心，心气虚弱，故心慌胸闷；阳气虚，则形寒；腠理不固，则汗出；气虚血行瘀滞，则面色晦暗，舌淡或黯紫，脉沉细数无力，或有结代。

（3）治法：补肺纳肾，降气平喘。

（4）方药：平喘固本汤（南京中医学院附院验方）合补虚汤（《圣济总录》）。平喘固本汤补肺纳肾，降气化痰，补虚汤重在补肺益气。方中用党参、人参、黄芪、炙甘草补肺；冬虫夏草、熟地、胡桃肉、坎脐益肾；五味子敛肺气；灵磁石、沉香纳气归元；紫菀、款冬、苏子、法半夏、橘红化痰降气。若肺虚有寒，怕冷，舌质淡，加肉桂、干姜、钟乳石温肺散寒；气虚瘀阻，颈脉动甚，面唇发绀明显者，加当归、丹参、苏木活血化瘀通脉；若肺气虚兼阴伤，低热，舌红苔少者，可加麦冬、玉竹、生地、知母等养阴清热。如见面色苍白，冷汗淋漓，四肢厥冷，血压下降，脉微欲绝等喘脱危象者，急用参附汤送服蛤蚧粉或黑锡丹补气纳肾，回阳固脱。病情稳定阶段，可常服皱肺丸。另外，可选用验方：紫河车 1 具，焙干研末，装入胶囊，每服 3 g，适于肺胀之肾虚者。百合、枸杞子各 250 g，研细末，白蜜为丸，每服 10 g，日 3 次，适于肺肾阴虚的肺胀。

## 三、针灸治疗

### （一）基本处方

肺俞、太渊、膻中。

肺俞、太渊为俞原配穴法，宣通肺气，止咳平喘；气会膻中，调气降逆。

### （二）加减运用

1. 痰浊壅肺证

加中脘、足三里、丰隆以健脾和中、运化痰湿。诸穴针用平补平泻法。

2. 痰热郁肺证

加大椎、曲池、丰隆以清化痰热，大椎、曲池针用泻法。余穴针用平补平泻法。

3. 痰蒙神窍证

加水沟、心俞、内关以涤痰开窍、熄风醒神，针用泻法。余穴用平补平泻法。

4. 阳虚水泛证

加肾俞、关元、阴陵泉以振奋元阳、化饮利水。诸穴针用补法，或加灸法。

5. 肺肾气虚证

加肾俞、太溪、气海、足三里以滋肾益肺。诸穴针用补法，或加灸法。

**（三）其他**

1. 耳针疗法

取交感、平喘、肺、心、肾上腺、胸，每次取 2 ～ 3 穴，毫针刺法，中等刺激，每次留针 15 ～ 30 min，每日或隔日 1 次，10 次为 1 疗程。

2. 保健灸法

经常艾灸足三里、关元、肺俞、脾俞、肾俞等穴，可增强抗病能力。

# 第五章 心脑疾病

## 第一节 胸痛

胸痛，又称"胸痹""真心痛"，是以胸部疼痛为主要临床表现的病症。一般来说，胸痛多与心肺有关。胸阳不足，气机阻滞是胸痛的主要病机。

西医学的冠状动脉粥样硬化性心脏病、胸膜炎、大叶性肺炎等疾病以胸痛为主证时，可参考本节辨证治疗。

### 一、病因病机

（1）气滞血瘀：情志所伤，气机郁结，气滞日久，血流不畅，则脉络瘀滞；或久病入络，气滞血瘀，心脉瘀阻，均可发为胸痛。

（2）胸阳痹阻：素体阳气不足，心肺气虚，或终日伏案少动，胸阳不展，气血运行不畅，外寒乘虚侵袭，以致阴寒凝滞，痹阻脉络；或饮食不节，或嗜酒成癖，以致脾胃损伤，聚湿成痰，阻滞胸阳，均可发生胸痛。

（3）痰热壅肺：肺中蕴热，或外感风热，热灼津液为痰，痰热结于胸中，气机痹阻，引起胸痛。

### 二、辨证论治

临证时，应详细询问胸痛的起因、部位、性质及先兆症状等，以鉴别胸痛的不同原因。胸痛而兼见咳喘、痰多、身热者，多属痰热所致；若疼痛部位固定、刺痛者，多属气滞血瘀；若痛连肩背，兼见憋闷，甚则汗出肢冷者，多属胸痹。

胸痛的治疗，一般先予活血化瘀，或辛温通阳，或涤痰泻热，待病情缓解后，再行培补阳气，以善其后。

**（一）心血瘀阻**

1. 证候

胸部刺痛，固定不移，入夜更甚，时或心悸不宁，舌质紫暗，脉象沉涩。

2. 证候分析

瘀血停着，血脉凝滞，不通则痛，故胸部刺痛，痛处不移。血属阴，夜间属阴，故疼痛入夜更甚。瘀血阻塞，脉络不通，心失所养，故心悸不宁。舌质紫暗，脉象滞涩乃瘀血内停之候。

3. 治法

活血化瘀，通络止痛。

4. 方药

血府逐瘀汤（生地黄、赤芍药、枳壳、牛膝、柴胡、当归、川芎、桃仁、桔梗、甘草、红花）加减。

（二）胸阳痹阻

1. 证候

胸痛彻背，感寒痛甚，胸闷气短，心悸，甚则喘息不能平卧，面色苍白，自汗，四肢厥冷，舌苔白，脉沉细。

2. 证候分析

诸阳受气于胸中而转行于背，阳气不运，气机阻痹，故见胸痛彻背，感寒则气机凝滞加剧而痛甚。胸阳不振，气机受阻，故见胸闷气短，心悸，甚则喘息不能平卧。阳气不足，失于温煦则面色苍白，四肢厥冷。阳气不固则自汗出。舌苔白，脉沉细，均为阳气不振之候。

3. 治法

通阳宣痹，散寒化浊。

4. 方药

当归四逆汤（当归、桂枝、芍药、细辛、甘草、通草、大枣）。若证见心痛彻背，背痛彻心，痛剧而无休止，身寒肢冷，喘息不得卧，脉象沉紧，为阴寒极盛，胸痹之重证，宜用乌头赤石脂丸（乌头、附子、蜀椒、干姜、赤石脂）合苏合香丸（白术、青木香、犀角、香附、朱砂、诃子、檀香、安息香、沉香、麝香、丁香、冰片、荜茇、苏合香油、熏陆香）。若胸痛短气，汗出肢冷，面色苍白，甚至昏厥，舌淡苔白，脉沉细无力，为阳气虚衰，心阳欲脱之征。应急服参附龙牡汤（人参、附片、龙骨、牡蛎）。

（三）痰热壅肺

1. 证候

胸痛咳喘，咯痰黄稠，或见咯血。或咯痰腥臭，烦闷发热，舌苔黄腻，脉象滑数。

2. 证候分析

痰热壅肺，气机不畅，故胸痛咳喘，咯痰黄稠。热伤肺络则咯血。瘀热内结成痈，则咳吐脓痰腥臭。热毒内灼，故烦闷发热。舌苔黄腻，脉象滑数，均为肺有痰热之征。

3. 治法

涤痰泻热，宽胸开结。

4. 方药

小陷胸汤（黄连、半夏、全瓜蒌）合千金苇茎汤（苇茎、薏苡仁、冬瓜仁、桃仁）。初起兼有风热表证者，可用银翘散（金银花、连翘、淡豆豉、牛蒡子、薄荷、荆芥穗、桔梗、甘草、竹叶、鲜芦根）或麻杏甘石汤（麻黄，杏仁、石膏、炙甘草）。

# 三、针灸治疗

（一）心血瘀阻

可选取膻中、巨阙、膈俞、阴郄、心俞穴，用泻法。每日 1 ~ 2 次。

（二）胸阳痹阻

可选取心俞、厥阴俞、内关、通里、肾俞（灸）、肺俞穴，用泻法兼灸。每日 1 ~ 2 次。

（三）痰热壅肺

可选取巨阙、膻中、郄门、太渊、丰隆、孔最穴，用泻法。每日 1 ~ 2 次。

# 第二节　心悸

心悸是以自觉心中跳动，心慌不安，甚则不能自主为特征的一种病证。或一过性、阵发性；或持续性，时间较长；或一日数发，或数日一发；或因惊恐、郁怒、激动、劳累而发。

西医学中的冠心病、风湿性心脏病、心力衰竭、心肌炎、心包炎、部分神经官能症及各种心律失常等以心悸为主证者，均可参考本篇辨证论治。

# 一、病因病机

（1）体质虚弱：先天禀赋不足，素体虚弱，或久病失养，或劳欲过度，造成气血阴阳亏虚，以致心失所养，发为心悸。

（2）饮食劳倦：恣食肥甘厚味，过度劳倦，使脾失健运，一则气血生化不足，心失所养，二则聚湿生痰，痹阻心脉，扰动心神，发为心悸。

（3）情志所伤：平素心虚胆怯，突受惊吓，惊动不已，难以自主，发为心悸。

（4）血脉瘀阻：风寒湿三气杂合而至，痹阻络脉日久，内舍于心，心脉不通；或肝气郁结、气滞血瘀，心脉阻滞，血行不畅，心失所养，发为心悸。

（5）水气凌心：脾肾阳虚，水谷转输气化失常，停聚成饮，上凌于心，心阳被遏，发为心悸。

# 二、辨证论治

心悸的辨证，首分虚实。虚证为脏腑气血阴阳亏虚所致，实证为痰饮、瘀血、火邪为患；再辨轻重，因惊恐、劳累而发，时作时止，不发时如常人，病情较轻；若终日悸动，稍劳尤甚，病情较重。

治疗原则：虚证补益气血，养心安神；实证化痰行气，活血化瘀。

**（一）心虚胆怯**

1. 证候

心悸，善惊易恐，坐卧不安，少寐多梦易醒，恶闻声响，舌苔薄白，脉虚数或细。

2. 治法

益气养心、安神宁志。

3. 方药

安神定志丸加减。方中龙骨镇惊安神；茯神、菖蒲、远志安神定志；人参益气养心；加琥珀、磁石、朱砂以增镇惊宁心之力。若伴有神疲乏力，自汗懒言，食欲缺乏，合用四君子汤以增益气养心之功；少寐加炒枣仁、夜交藤养血安神。

**（二）心脾两虚**

1. 证候

心悸气短，头晕目眩，面色无华，倦怠乏力，食欲缺乏，失眠健忘，舌淡苔白，脉细弱。

2. 治法

补血养心，益气安神。

3. 方药

归脾汤加减。方中当归、龙眼肉补血养心；人参、黄芪、白术、甘草健脾益气；酸枣仁、茯神、远志宁心安神；木香理气醒脾，使补而不滞。若心动悸，脉结代者，可用炙甘草汤加减治疗，方用人参、炙甘草、大枣益气健脾；阿胶、地黄、麦冬滋养阴血；桂枝温通心阳；合则益气养血，复脉。

**（三）阴虚火旺**

1. 证候

心悸不宁，少寐多梦，五心烦热，口干，盗汗，腰膝酸软，头晕目眩，耳鸣，舌红乏津，脉细数

2. 治法

养阴清热，宁心安神。

3. 方药

黄连阿胶汤加减。方中黄连、黄芩苦寒清泄心火；阿胶、芍药、鸡子黄滋阴养血，共奏滋阴降火，交通心肾，清心定悸之功。临证时可加酸枣仁、珍珠母、龙骨安神定志。若心悸不宁，烦躁不安，加朱砂镇心安神；若阴虚火旺，而兼腰酸梦遗者，可用知柏地黄丸加减，以滋阴降火。

**（四）心阳不振**

1. 证候

心悸不宁，胸闷气短，动则尤甚，形寒肢冷，自汗，面色苍白，舌淡苔白，脉细弱。

2. 治法

温补心阳，安神定悸。

3. 方药

桂枝甘草龙骨牡蛎汤加减。方中桂枝、甘草温补心阳；龙骨、牡蛎安神定悸。若形寒肢冷者，加人参、附子温阳益气；若病情严重，汗出肢冷，面青唇紫，喘不得卧，为真阳欲脱之象，急煎服参附汤以回阳救逆。

**（五）水饮凌心**

1. 证候

心悸眩晕，胸脘痞满，小便短少，或下肢浮肿，渴不欲饮，恶心吐涎，舌淡苔滑，脉弦滑。

2. 治法

振奋心阳，化气行水。

3. 方药

苓桂术甘汤加减。方中茯苓淡渗利水；桂枝、甘草通阳化气；白术健脾祛湿。若兼见恶心呕吐加半夏、陈皮、吴茱萸降逆止呕；尿少肢肿者加泽泻、猪苓、茯苓、防己、大腹皮利水消肿。若水肿甚、心惊、喘息不得卧者，合真武汤加减应用，以温阳利水。

**（六）心血瘀阻**

1. 证候

心悸，胸闷，心痛如针刺，唇甲青紫，舌质紫暗，或有瘀点瘀斑，脉弦涩或结代。

2. 治法

活血化瘀，理气通络。

3. 方药

桃仁红花煎加减。方中桃仁、红花、丹参、赤芍、川芎活血化瘀；延胡索、香附、青皮理气通脉；生地、当归养血活血。若气滞血瘀者加柴胡、枳壳行气化滞；阳虚寒凝致瘀者加附子、桂枝通阳散寒；胸闷苔腻者加栝蒌、薤白通阳散结、化痰宽胸。

## 三、针灸治疗

（1）主穴：内关、心俞、神门。

（2）加减：心血不足，加脾俞、足三里，针刺补法；阴虚火旺加三阴交、肾俞，针刺补法；阳气虚弱加灸关元、足三里；痰热上扰加肺俞、尺泽、丰隆，针刺泻法。

## 四、护理与预防

轻症患者，应避免剧烈活动及强体力劳动。重症患者，则应卧床休息，并严密观察病情，注意脉象变化，如有异常应及时处理。积极治疗原发病，饮食以清淡为主，忌烟、酒、茶。注意情志调节，防止一切诱发因素。保持心情愉快，饮食有节，起居有常，注意劳逸结合。

# 第三节　真心痛

真心痛是指以突然发作的剧烈而持久的胸骨下部后方或心前区压榨性、闷胀性或窒息性疼痛为临床表现特点的一种严重病症，是胸痹的进一步发展。疼痛可放射到左肩、左上肢前内侧及无名指和小指，一般持续时间较长，常伴有心悸、水肿、肢冷、喘促、面色苍白、汗出、焦虑和恐惧感等症状，甚至危及生命。多因劳累、情绪激动、饱食、受寒等因素诱发。《灵枢·厥病篇》描述了真心痛的发作和预后，称："真心痛，手足青至节，心痛甚，旦发夕死，夕发旦死。"

现代医学的冠状动脉粥样硬化性心脏病、心肌梗死、心律失常、心源性休克等，出现真心痛的临床表现时，可参考本节进行辨证论治。

# 一、病因病机

真心痛病因病机和"胸痹"类同，与年老体衰，阳气不足，七情内伤，气滞血瘀，痰浊化生，寒邪侵袭，血脉凝滞等因素有关。如寒凝气滞，血瘀痰浊，闭阻心脉，心脉不通，可出现心胸疼痛（胸痹），严重者部分心脉突然闭塞，气血运行中断，可见心胸猝然大痛，而发为真心痛。

真心痛之病位在心，其本在肾。总的病机是本虚标实，本虚是发病基础，标实是发病条件，急性发作时以标实为主，总由心之气血失调、心脉痹阻不畅而致。

# 二、诊断要点

## （一）症状

突然发作胸骨后感心前区剧痛，呈压榨性或窒息性疼痛。疼痛常可放射至左肩背和前臂，持续时间可长达数小时或数天，可兼心悸、恶心、呕吐等。

## （二）检查

### 1. 心电图检查

根据 ST 段或 T 波的异常变化来判断心肌缺血的部位及程度，同时根据相应导联所出现病理性 Q 波及 ST 段抬高的表现，来确定心肌梗死的部位。

### 2. 胸部 X 线平片

胸部 X 线平片以及冠状动脉造影有助于诊断。

# 三、辨证

本病病位在心，其本在肾，本虚标实是其发病的主要机制，而在急性期则以标实为主。

若心气不足，运血无力，心脉瘀阻，或心血亏虚，气血运行不利，可见心动悸，脉结代（心律失常）；若心肾阳虚，水邪泛滥，水饮凌心射肺，可出现心悸、水肿、喘促（心力衰竭），或亡阳厥脱，亡阴厥脱（心源性休克），或阴阳俱脱，最后导致阴阳离决。

## （一）气虚血瘀

证候：心胸刺痛，胸部闷窒，动则加重，伴短气乏力，汗出心悸，舌体胖大，边有齿痕，舌质黯淡或瘀点瘀斑，舌苔薄白，脉弦细无力。

分析：元气素虚，无力推动血液运行，血行缓慢而滞涩，闭阻心脉，心脉不通，则心胸刺痛，胸部闷窒；动则耗气更甚，故短气乏力，汗出；气虚心搏加快，故心悸；舌体胖大，边有齿痕，苔薄白为气虚之象；舌质黯淡，有瘀点瘀斑为血瘀之征。

## （二）寒凝心脉

证候：胸痛彻背，胸闷气短，心悸不宁，神疲乏力，形寒肢冷，舌质淡黯，苔白腻，脉沉迟，迟缓或结代。

分析：寒邪内侵，阳气不运，气机阻痹，故见胸痛彻背；胸阳不振，气机不利，故见胸闷气短，心悸不宁；阳气不足，上不荣头面，外不达四肢，故面色苍白，形寒肢冷；舌淡黯，苔白腻，脉沉迟缓或结代，均为寒凝心脉、阳气不运之候。

## （三）正虚阳脱

证候：心胸绞痛，胸中憋闷或有窒息感，喘促不宁，心慌，面色苍白，大汗淋漓，烦躁不安或表情淡漠；重则神志昏迷，四肢厥冷，口开目合，手撒尿遗，脉疾数无力或脉微欲绝。

分析：阳气虚衰，胸阳不运，痹阻气机，血行瘀滞，故见胸憋闷、绞痛或有窒息感；少气不续，不能维持正常心搏，故心慌，喘促不宁；大汗淋漓，烦躁不安或表情淡漠，乃为阳脱阴竭；阳气消乏，清阳不升，或失血过多，血虚不能上承，故见神志昏迷；气血不能达四末，则四肢厥冷；营阴内衰，正气不固，故口开目合，手撒遗尿；脉疾数无力或脉微欲绝，乃亡阳伤阴之征。

# 四、治疗

本病在发作期必须选用有速效止痛作用之药物，以迅速缓解心痛症状。疼痛缓解后予以辨证施治，常以补气活血、温阳通脉为法。

**（一）中药治疗**

1. 气虚血瘀

治法：益气活血，通脉止痛。

处方：保元汤合血府逐瘀汤加减。

方中人参、黄芪补气益心；桃仁、红花、川芎活血祛瘀；赤芍、当归、牛膝养血活血；柴胡、枳壳、桔梗行气豁痰宽胸；生地黄、肉桂敛汗温阳定悸；甘草调和诸药。

另外，可选用速效救心丸，每日 3 次，每日 4 ～ 6 粒，急性发作时每次 10 ～ 15 粒。

2. 寒凝心脉

治法：温补心阳，散寒通脉。

处方：当归四逆汤加减。

方中当归补血活血；芍药养血和营；桂枝温经散寒；细辛祛寒除痹止痛；炙甘草、大枣益气健脾，通行血脉。

本证寒象明显，可加干姜、蜀椒、荜茇、高良姜；气滞加白檀香；痛剧急予苏合香丸，每服 1 ～ 4 丸。

3. 正虚阳脱

治法：回阳救逆，益气固脱。

处方：四味回阳饮加减。

方中以红参大补元气；附子、炮姜回阳；可加肉桂、山萸肉、龙骨、牡蛎温助心阳，敛汗固脱；加玉竹配炙甘草养阴益气。阴竭亡阳，合生脉散。

另外，可选用丹参滴丸，10 ～ 15 粒，每日 3 次。或用参附注射液 100 mL 加 5% 葡萄糖注射液 250 mL，静脉滴注。

**（二）针灸治疗**

1. 基本处方

内关、郄门、阴郄、膻中。

内关、郄门同经相配，郄门、阴郄二郄相配，更和心包之募膻中，远近相配，共调心气。

2. 加减运用

（1）气虚血瘀证：加脾俞、足三里、气海以益气通络。诸穴针用补法。

（2）寒凝心脉证：加心俞、厥阴俞、命门以温经祛寒、通络止痛。诸穴针用补法，或加灸法。

（3）正虚阳脱证：重灸神阙、关元以回阳救逆固脱。余穴针用补法。

3. 其他

（1）耳针疗法：取心、神门、交感、皮质下、内分泌，每次选 3 ～ 4 穴，强刺激，留针 30 ～ 60 min。

（2）电针疗法：取膻中、巨阙、郄门、阴郄，用连续波，快频率刺激 20 ～ 30 min。

（3）穴位注射疗法：取心俞、厥阴俞、郄门、足三里，每次选 2 穴，用复方丹参注射液或川芎嗪注射液，每穴注射 2 mL，每日 1 次。

（4）头针疗法：取额旁 1 线，平刺激，持续捻转 2 ～ 3 min，留针 20 ～ 30 min。

# 第四节　多寐

多寐是指不分昼夜，时时欲睡，呼之能醒，醒后复睡的病证。西医的发作性睡病、神经官能症、精神病的某些患者，其症状与多寐类似者，可参考本证辨证论治。

# 一、诊断要点

**（一）诊断**

（1）不论白天黑夜，不分场合地点，随时可以入睡，但呼之能醒，但未几又已入睡。

（2）某些热性或慢性疾病过程中出现嗜睡，每为病程严重的预兆，不属本证范围。

（3）应与昏迷、厥证等相鉴别。昏迷是神志不清，意识丧失；厥证是呼之不应，四肢厥冷等。

**（二）辨证分析**

多寐主要是由于脾虚湿胜、阳衰、瘀血阻窍所致，其病理主要是由于阴盛阳虚。因阳主动，阴主静，阴盛故多寐。临床辨证主要是区分虚实，脾虚、阳衰为虚证，湿胜、瘀阻者为实证。治疗以健脾、温肾、祛湿、化瘀为主要治法。

# 二、辨证论治

**（一）湿胜**

1. 证见

多发于雨湿之季，或丰肥之人。胸闷纳少，身重嗜睡，苔白腻，脉濡缓。

2. 治法

燥湿健脾。

3. 方药

（1）主方：平胃散（陈师文等《太平惠民和剂局方》）加味。

处方：苍术15 g，厚朴12 g，陈皮6 g，藿香12 g，薏苡仁18 g，法半夏12 g，布渣叶12 g，甘草6 g。水煎服。

（2）单方验方：藿香佩兰合剂（任达然验方）。

处方：藿香、佩兰、苍术、川朴各10 g，陈皮6 g，法半夏、茯苓、石菖蒲各10 g。水煎服。

**（二）脾虚型**

1. 证见

精神倦怠，嗜睡，饭后尤甚，肢怠乏力，面色萎黄，纳少便溏。舌淡胖苔薄白，脉虚弱。

2. 治法

健脾益气。

3. 方药

（1）主方：六君子汤（虞抟《医学正传》）加减。

处方：党参15 g，白术12 g，茯苓12 g，法半夏12 g，陈皮6 g，黄芪15 g，神曲10 g，麦芽20 g，甘草6 g。水煎服。

（2）中成药。

补中益气丸，每次9 g，每日3次。

（3）单方验方：黄芪升蒲汤（刘国普验方）。

处方：黄芪30 g，升麻9 g，茯苓15 g，白术12 g，石菖蒲12 g。水煎服。

**（三）阳虚型**

1. 证见

精神疲惫，整日嗜睡懒言，畏寒肢冷，健忘。舌淡苔薄，脉沉细无力。

2. 治法

益气温阳。

3. 方药

（1）主方：附子理中丸（陈师文等《太平惠民和剂局方》）加减。

处方：熟附子12 g，干姜10 g，党参20 g，黄芪18 g，巴戟天12 g，升麻6 g，淫羊藿15 g，炙甘草6 g。

水煎服。

（2）中成药。

附桂八味丸，每次9 g，每日3次。

（3）单方验方：①附子细辛汤（何春水等《精选千家妙方》）。处方：熟附子15 g（先煎1小时），细辛、苍术、厚朴、陈皮各10 g，麻黄6 g。加水煎沸15 min，滤出药液，再加水煎20 min，去渣，两煎药液兑匀，分服，每日1剂。②嗜睡方（陈耀庭验方）。处方：红参6 g（另煎），干姜、补骨脂各10 g，附子9 g，桂枝8 g，吴茱萸6 g，焦白术、炙甘草各12 g。水煎服。

**（四）瘀阻型**

1. 证见

头昏头痛，神倦嗜睡，病情较久，或有头部外伤病史。舌质紫暗或有瘀斑，脉涩。

2. 治法

活血通络。

3. 方药

（1）主方：通窍活血汤（王清任《医林改错》）加减。

处方：赤芍15 g，川芎10 g，桃仁12 g，红花10 g，白芷10 g，丹参20 g，生姜10 g，葱白3条，大枣5枚。水煎服。

兼有气滞者，选加青皮10 g，陈皮6 g，枳壳12 g，香附10 g。兼有阴虚者，可选加生地黄15 g，牡丹皮10 g，麦冬12 g。兼有气虚者，可选加黄芪18 g，党参15 g。兼有阳虚者，选加肉桂6 g，熟附子10 g。兼有痰浊者，选加法半夏12 g，陈皮6 g，白芥子12 g。兼有热象者，可加黄芩、山栀各12 g。

（2）中成药：①盐酸川芎嗪片，每次2片，每日3次。②复方丹参片，每次3片，每日3次。

（3）单方验方：当归五灵脂合剂（隋殿军《当代中国名医秘验方精粹》）。

处方：当归、五灵脂、茺蔚子各12 g，黄芪20 g，蒲黄、赤芍、延胡索、没药各10 g，干姜8 g，小茴香、升麻、甘草各6 g。水煎服。

# 第六章　肝胆疾病

## 第一节　积聚

积聚是指以腹内结块，或胀或痛为主要临床表现的一种病证。积是有形，固定不移，痛有定处，病属血分，乃为脏病；聚是无形，聚散无常，痛无定处，病在气分，乃为腑病。积与聚关系密切，故并而讨论。

积聚之名首见于《内经》，《灵枢·五变》篇说："人之善病肠中积聚者……如此则胃肠恶，恶则邪气留止，积聚乃伤。"《金匮要略·五脏风寒积聚病脉证并治》篇说明了积与聚的不同，指出："积者，脏病也，终不移；聚者，腑病也，发作有时，辗转痛移。"《景岳全书·积聚》篇认为积聚的治疗"总其要不过四法，目攻目消目散目补，四者而已"，《医宗必读·积聚》提出积聚应分初、中、末三阶段而治疗的原则。在古代医籍中，积聚亦称为癥瘕，如《诸病源候论·癥瘕病诸候》指出："癥瘕者，皆由寒温不调，饮食不化，与脏器相搏结所生也。其病不动者，直名为癥；如病虽有结瘕而可推移者，名为瘕。瘕者假也，谓虚假可动也。"《杂病广要·积聚》篇更明确指出："癥即积，瘕即聚。"

现代医学的肝脾肿大、腹腔肿瘤及增生性肠结核等疾病，多属"积"之范畴；而胃肠功能紊乱、不完全性肠梗阻等疾病所致的包块多属"聚"之范畴，可参考本节进行辨证论治。

## 一、病因病机

积聚的发生，多因情志失调，或饮食所伤，或寒邪外袭，以及病后体虚，或黄疸、疟疾等经久不愈，致肝脾受损，脏腑失和，气机阻滞，瘀血内停或痰湿凝滞而成。

### （一）情志失调

情志不舒，肝气郁结，气机阻滞，血行不畅，气滞血瘀，日积月累，结积成块发为积聚，《金匮翼·积聚统论》篇说："凡忧思郁怒，久不得解者，多成此疾。"

### （二）饮食所伤

酒食不节，饥饱失宜，损伤脾胃，脾失健运，精微不布，湿浊凝聚成痰，痰阻气机，血行不畅，脉络壅塞，痰浊和气血搏结，而成本病。另外若纳食时遇怒，食气交阻，气机不畅，也可形成聚证。

### （三）感受寒湿

寒湿侵袭，伤及中阳，脾不健运，湿痰内聚，阻滞气机，气血瘀滞渐成积块。《灵枢·百病始生》篇说："积之始生，得寒乃生。"亦有风寒侵袭，复因饮食所伤，脾失健运，湿浊不化，凝聚成痰，风、寒、痰、食诸邪与气血搏结，壅塞脉络；或外感寒邪，复因情志内伤，气因寒遏，脉络不畅，阴血凝聚亦可形成积聚。

**（四）久病邪恋**

黄疸、胁痛病后，湿浊流连，气血蕴结；或久疟不愈，痰血凝结，脉络痹阻；或感染虫毒，致肝脾不和，气血凝滞；或久泻、久痢之后，脾气虚弱，营血运行不畅，均可导致积聚。积聚之病位主要在于肝脾。若肝气不畅，脾运失职，肝脾失调，可致气血凝滞，壅塞不通，形成腹中结块。

积聚之病机主要是气滞所导致的瘀血内结，至于湿热、风寒、痰浊均是促成气滞血瘀的间接因素。

同时，本病的形成、病机演变与正气强弱密切相关，正如《素问·经脉别论》说："勇者气行则已，怯者则著而为病也。"一般初病多实，久则多虚实夹杂，后期则正虚邪实。少数聚证日久不愈，可以由气入血，转化为积证。症积日久，瘀阻气滞，脾运失健，生化乏源，可导致气虚、血亏，甚则气阳并亏。若正气愈亏，气虚血涩，则瘕积愈加不易消散，甚则逐渐增大。如病势进一步发展，还可以出现一些严重变证，如肝脾统藏失职，或瘀热灼伤血络，可致出血；若湿热蕴结中焦，可出现黄疸；如水湿泛滥，可出现腹满肢肿等症。

# 二、诊断要点

**（一）症状**

积证以腹部可扪及或大或小、质地或软或硬的包块，并有胀痛或刺痛。积块出现之前，相应部位常有疼痛，或兼恶心、呕吐、腹胀，以及倦怠乏力，胃纳减退，逐渐消瘦等正气亏虚的症状。而积证的后期，一般虚损症状均较为突出。聚证以腹中气聚、攻窜胀痛、时作时止为临床特征。其发作时，可见病变部位有气聚胀满的现象，但一般扪不到包块，缓解时气聚胀满现象消失。

**（二）检查**

结合病史，做 B 超、CT、胃肠钡剂 X 线检查及纤维内镜检查等有助于诊断。

# 三、鉴别诊断

积聚应与痞满相鉴别。痞满是指脘腹部痞塞胀满，为自觉症状，无块状物可触及；积聚则是腹内结块，或痛或胀，不仅有自觉症状，还可以触及结块。

# 四、辨证

积聚之证，按其病情和病机的不同，分别为积为聚；但就临床所见，每有先因气滞为聚，日久则血瘀成积，由于在病机上不能绝对划分，故前人以积聚并称。为了临证便于掌握，所以下面分别论述。

**（一）聚证**

1. 肝气郁结

证候：腹中结块，时聚时散，攻窜胀痛，或脘胁胀闷不适，苔白，脉弦。

分析：肝失疏泄，气结作梗，腹气结聚，气机不畅，聚散失常，故结块时聚时散，攻窜胀痛，或脘胁胀闷不适；脉弦为肝气不舒，气机不利之象。

2. 食滞痰阻

证候：腹胀或痛，时有条索状物聚起，按则胀痛更甚，便秘，纳呆，舌苔腻，脉弦滑。

分析：食滞胃肠，脾运失司，湿痰内生，痰食互阻，气机不畅，故见腹胀或痛，便秘，纳呆；痰食阻滞，气聚不散，故腹部聚起条索状物，按之阻滞加重，故胀痛更甚；苔腻，脉弦滑均为食滞痰阻之征。

**（二）积证**

1. 气滞血阻

证候：腹部积块软而不坚，固着不移，胀痛不适，舌苔薄，脉弦。

分析：气滞血阻，脉络不和，积而成块，故腹部积块固着不移，胀痛不适；病属初起，积犹未久，放积块软而不坚；脉弦为气滞之象。

2. 瘀血内结

证候：腹部积块硬痛不移，隐痛或刺痛，面黯，消瘦，纳减乏力，面颈胸臂或有赤脉如缕，女子月事不下，舌质紫黯或有瘀斑瘀点，脉细涩。

分析：气血凝结，脉络阻塞，血瘀成块，故腹部积块硬痛不移；营卫不和，脾胃失调，故纳减乏力，消瘦；瘀血阻滞，经脉不畅，故面黯，面颈胸臂或有赤脉如缕，女子月事不下；舌暗紫，脉细涩，均为病在血分，瘀血内结之象。

3. 正虚血结

证候：积块坚硬，疼痛逐渐加重，面色萎黄或黧黑，肌肉瘦削，饮食大减，神倦乏力，甚则面肢浮肿，舌质淡紫，舌光无苔，脉细数或弦细。

分析：积块日久，血络瘀结，故积块日益坚硬，疼痛逐渐加重；瘀血久积，中气大伤，运化无权，故饮食大减，肌肉瘦削，神倦乏力；血瘀日久，新血不生，营气大虚，故面色萎黄，甚或黧黑；"血不利则为水"，气血瘀阻，水湿泛滥，则面肢浮肿；舌质淡紫，舌光无苔，脉细数或弦细，均为瘀血积久，气血耗伤，津液枯竭之象。

# 五、治疗

积证治疗宜分为初、中、末三阶段。初期多为邪实正未衰，治应以攻为主；中期多为邪实正虚，治应消补兼施；后期正虚为甚，应在培补气血扶正基础上，酌加攻瘀之剂。若气滞血阻者，予以理气活血；血瘀为主者，予以活血化瘀散结。

**（一）中药治疗**

1. 聚证

（1）肝气郁结：①治法：疏肝解郁，行气散结。②处方：逍遥散。方中柴胡、白芍、当归、薄荷养血疏肝；白术、茯苓、甘草调理脾胃。若气滞甚者，可加香附、青皮、木香等疏肝理气之品；若兼瘀象者，加玄胡、莪术等；若寒湿中阻，症见脘腹痞满，食少纳呆，舌苔白腻，脉象弦缓者，可用木香顺气散以温中散寒，行气化湿。

（2）食滞痰阻：①治法：理气化痰，导滞散结。②处方：六磨汤。方中大黄、枳实、槟榔行气导滞通便；沉香、木香、乌药理气化痰，气机通畅，痰聚自散。若痰湿较重，兼有食滞，腹气虽通，苔腻不化者，可用平胃散加山楂、六曲等以健脾消导，燥湿化痰；若因蛔虫结聚，阻于肠道者，可加鹤虱、雷丸、使君子等驱虫药。

2. 积证

（1）气滞血阻：①治法：理气活血，通络消积。②处方：金铃子散合失笑散。方中以金铃子疏肝理气；玄胡活血止痛；并以蒲黄、五灵脂活血祛瘀，使气血流通。若兼烦热口干，舌红，脉弦细者，加丹皮、山栀、赤芍、黄芩等凉血清热；若腹中冷痛，畏寒喜温，舌苔白，脉缓，可加肉桂、茱萸、当归等温经祛寒散结。

（2）瘀血内结：①治法：祛瘀软坚，兼调脾胃。②处方：膈下逐瘀汤加减。方中当归、川芎、桃仁、红花、赤芍、五灵脂、丹皮、玄胡活血化瘀；香附、乌药、枳壳行气止痛；甘草益气缓中。并可加川楝子、三棱、莪术等以增强祛瘀软坚之力。本方与六君子汤间服，以补益脾胃，为攻补兼施之法。

（3）正虚瘀结：①治法：补益气血，活血化瘀。②处方：八珍汤合化积丸。方中以三棱、莪术、香附、苏木、五灵脂、瓦楞子活血祛瘀，软坚散结；阿魏消痞去积；海浮石化痰软坚散结；槟榔理气泻下（便溏或腹泻者不宜使用）。积块日久，正气大伤，方用八珍汤大补气血。如头晕目眩，舌光无苔，脉象细数，阴伤甚者，可加生地、北沙参、枸杞、石斛等以养其津液。虽正气大伤，但积块坚硬，气血瘀滞，故用化积丸，上述两方可间服，并可根据病情采用补一攻一，或补二攻一治法。

**（二）针灸治疗**

1. 基本处方

肝俞、脾俞、期门、章门、中脘。

肝俞、脾俞与期门、章门，乃俞募配穴法，以理气化结；脏会章门，腑会中脘，通调腹气，化积消聚。

2. 加减运用

肝气郁结证：加膻中、太冲、阳陵泉以疏肝解郁、行气散结。诸穴针用泻法。

食滞痰阻证：加下脘、丰隆以消食化痰，下脘针用泻法。余穴针用平补平泻法。

气滞血阻证：加太冲、血海、三阴交以理气活血、通络消积。诸穴针用泻法。

瘀血内结证：加合谷、血海、三阴交以祛瘀软坚、兼调脾胃。诸穴针用泻法。

正虚血结证：加胃俞、足三里以补益气血、活血化瘀。诸穴针用平补平泻法，或加灸法。

3. 其他

耳针疗法：取肝、脾、胃，毫针浅刺，每次留针 30 min，每日 1 次；或用王不留籽贴压。穴位注射疗法：取基本处方，用丹参注射液，或维生素 $B_1$、维生素 $B_{12}$ 注射液，每穴每次注射 0.5 ~ 1 mL，每日 1 次，10 次为 1 疗程。

# 第二节　痉病

痉证是指以项背强直，四肢抽搐，甚至口噤不开、角弓反张为主要临床表现的一种病证。古代亦称为"痓"。

历代医家对痉证有较多论述。《内经》认为痉证的发生与风、寒、湿邪有关，如《素问·至真要大论》曰："诸痉项强，皆属于湿""诸暴强直，皆属于风。"《灵枢·经筋》曰："经筋之病，寒则反折筋急。"

汉张仲景在继承《内经》理论的基础上，对痉证有了进一步的认识，不仅明确了刚痉、柔痉之别，还提出误治、失治亦可伤亡津液而致痉，这既丰富了对内伤致痉的认识，又为后世医家认识本病奠定了基础。

朱丹溪《医学明理·痉门论》指出："方书皆谓感受风湿而致，多用风药，予细详之，恐仍未备，当作气血内虚，外物干之所致。"认为痉证不仅有外感所致，也有内伤气血所致，切不可一概从风论治而专用"风药"。

《景岳全书·痉证》也说："凡属阴虚血少之辈，不能养营筋脉，以致搐挛僵仆者，皆是此证。如中风之有此者，必以年力衰残，阴之败也；产妇之有此者，必以去血过多，冲任竭也；疮家之有此者，必以血随脓出，营气涸也……凡此之类，总属阴虚之证。"强调阴虚精血亏损可致痉证。

随着清代温病学说的发展，对痉证的认识日趋完善。吴鞠通在《温病条辨·痉有寒热虚实四大纲论》中说："六淫致病，实证也；产后亡血，病久致痉，风家误下，温病误汗，疮家发汗者，虚痉也。风寒、风湿致痉者，寒证也；风温、风热、风暑、燥火致痉者，热痉也。"将痉证概括为虚、实、寒、热四大纲领。

中医学里尚有"瘛疭"一证，瘛，即抽搐。《张氏医通·瘛疭》说："瘛者，筋脉拘急也；疭者，筋脉弛纵也，俗谓之抽。"瘛疭既可为痉证的症状之一，也可单独出现而为病。如《温病条辨·痉病瘛疭总论》所述："痉者，强直之谓，后人所谓角弓反张，古人所谓痉也。瘛者，蠕动引缩之谓，后人所谓抽掣、搐搦，古人所谓瘛也。"

现代医学的各种原因引起的高热惊风，以及某些中枢神经系统病变，如流行性脑脊髓膜炎、流行性乙型脑炎、中毒性脑病、高血压脑病、颅内占位性病变、颅脑外伤等疾病，出现痉证的临床表现时，可参考本节进行辨证论治。

## 一、病因病机

风、寒、湿、热之邪外袭，壅阻经络，气血不畅；或热盛动风；或肝肾阴虚，肝阳化风；或阴虚血少，虚风内动，俱可发为痉证。

**（一）邪壅经络**

风寒湿邪外袭，阻遏经络，导致气血运行不利，阴血不能濡养筋脉，筋脉拘急而成痉。

**（二）热盛动风**

热病邪入营血，引动肝风；或热盛于里，消灼津液，阴血亏乏，筋脉失于濡养，发为痉证。

**（三）阴血亏损**

素体阴虚血虚，或因亡血，或因汗、下太过，或误治失治，或久病伤阴，致使阴亏血少，无以濡养筋脉，因而成痉。

痉证病在筋脉，与肝的关系极为密切。肝主筋，倘肝血不能濡养筋脉，则筋脉拘急，发为痉证。

证之病性，有虚实两端。虚为脏腑虚损，阴阳、气血、津液亏乏；实为外邪气盛。痉证之发病，不外外感和内伤两个方面。

外感多为风寒湿邪客于经脉所致，病性以实为主；内伤多见热盛津伤或阴虚血少而致痉，病性以虚为多。又邪气往往伤正，而呈正虚邪实，虚实夹杂之证。痉证总属阴虚血少，筋脉失养。正如《医学原理·痉门》所说："虽有数因不同，其于津亏血少，无以滋荣经脉则一。"

## 二、诊断要点

### （一）症状

突然发病，以颈项强直、四肢不自主抽搐、口噤不开甚至角弓反张为主要证候特征。严重者可伴有神昏谵语等意识障碍。发病前多有外感或内伤病史。

### （二）检查

血常规检查、脑脊液检查、脑部 CT 以及 MRI 检查、肝肾功能检查等，均有助于痉证的病因、病性和病位的诊断。

## 三、鉴别诊断

### （一）痫证

痫证是一种发作性的神志异常疾病。主要症状是突然倒地，昏不知人，口吐涎沫，四肢抽搐，两目上视，或口中如作猪羊声。发作片刻后可自行苏醒，且醒后如常人。

痉证与痫证均为突然发病，有四肢抽搐、神昏等症状，但痉证的抽搐、筋脉拘急多呈持续性，难以自行恢复，且大多伴有高热或头痛等其他症状；而痫证的神昏、抽搐症状发作片刻后可自行缓解，醒后如常人，既往有类似发病史。

### （二）厥证

厥证主要表现为突然昏倒，不省人事，四肢逆冷。虽然二者均可出现神昏症状，但厥证以四肢逆冷为主，无颈项强直、四肢抽搐等表现，两者不难鉴别。

### （三）中风

中风以突然昏仆，不省人事，偏身麻木，口眼㖞斜，言语謇涩或不经昏仆，仅表现为半身不遂，口眼㖞斜为主要症状。而痉证表现为项背强直，四肢抽搐，甚至角弓反张，无半身不遂、口眼㖞斜等症状。

### （四）颤证

颤证是一种慢性病证，表现为头颈、手足不自主地振摇、抖动，且动作的幅度小，频率快，呈持续性，但无发热、神昏等症状。而痉证的肢体抽搐幅度较大，呈持续性，但可伴有短时间的间歇，部分病人有发热、神昏等症状。结合病史，不难与颤证鉴别。

### （五）破伤风

破伤风临床表现为项背强急，四肢抽搐，角弓反张，伴口噤，苦笑面容，与痉证症状相似，但破伤风发病前多有金疮破伤、伤口不洁病史，结合相关检查，可与痉证鉴别。

## 四、辨证

本病的辨证主要是辨虚实。一般而言，颈项强直，牙关紧闭，角弓反张，四肢抽搐频繁有力且幅度较大者，属实证，多由外感或痰浊、瘀血所致；手足蠕动，或抽搐时作时休，神疲倦怠，属虚证，多由内伤所致气血津液不足。

### （一）邪壅经络

证候：头痛，项背强直，四肢抽搐，伴恶寒发热，肢体酸重，甚至口噤不能言。舌苔薄白或白腻，脉浮紧。

分析：风寒湿邪侵于肌表，则恶寒发热；客于经络，气血运行不畅则头痛，项背强直；外邪侵袭，筋脉拘急则肢体酸重，四肢抽搐，口噤不能言。风寒为患则苔薄白，脉浮紧；风湿外袭则舌苔白腻。

### （二）肝经热盛

证候：高热头痛，口噤龄齿，手足躁动不安，甚则项背强急，四肢抽搐，角弓反张，舌质红绛，舌苔薄黄或少苔，脉弦细数。

分析：火热之邪内蕴于肝，循经上扰，则高热头痛；热盛伤阴，致阴血不能濡养经筋，则口噤龄齿，手足躁动不安，甚则项背强急，四肢抽搐，角弓反张；舌质红绛，苔薄黄或少苔，脉弦细数，均为肝火旺盛之征。

### （三）阳明热盛

证候：壮热汗出，项背强急，手足挛急，甚则角弓反张，腹满便结，面红，口渴喜冷饮，舌质红，苔黄燥，脉弦数。

分析：阳明经热甚，则壮热、大汗、大渴；热甚津伤，筋失濡养，则项背强急，手足挛急，角弓反张，燥屎不下，腹满便结；面红，渴喜冷饮，舌红，苔黄燥，脉数，为热甚之象。

### （四）心营热盛

证候：高热烦躁，神昏谵语，躁动不安，项背强急，四肢抽搐，甚则角弓反张，舌质红绛，苔黄少津，脉细数。

分析：热入营血，扰动心神，则高热烦躁，神昏谵语；热盛煎熬阴血，阴血亏虚不能濡润筋脉，故四肢抽搐、项背强急，角弓反张；热盛则舌质红绛，苔黄，脉细数。

### （五）痰浊阻滞

证候：头痛昏蒙如裹，神志呆滞，项背强急，四肢抽搐，胸脘满闷，食少纳呆，呕吐痰涎，舌苔白腻，脉滑或弦滑。

分析：痰湿壅盛，阻滞经络，清阳不能上达头面，故见头痛昏蒙如裹，神志呆滞；筋脉失于濡养，则项背强急，四肢抽搐；痰浊阻滞中焦，则胸脘满闷，食少纳呆，呕吐痰涎；舌苔白腻，脉滑，均为痰浊之象。

### （六）阴血亏虚

证候：项背强急，四肢麻木，抽搐或筋惕肉动，两目直视，口噤，伴头目昏眩，自汗，神疲气短乏力，或低热，舌质淡或舌红少苔，脉细弱或数。

分析：素体阴虚，筋脉不得滋润濡养，故项背强急，四肢麻木，筋惕肉动；气虚血少，不能濡润眼睛，则两目直视；不能滋养口唇，则口噤；阴血亏虚，不能营养周身，则头目昏眩，神疲气短，脉细弱；低热，舌红苔少，脉细数，此为阴虚之征。

## 五、治疗原则

"急则治其标，缓则治其本"为痉证治疗总则。治标应舒筋解痉。感受风、寒、湿、热之邪而致痉者，治以祛风散寒，清热祛湿，择而用之。肝经热盛者，治以清肝潜阳，熄风止痉；阳明热盛者，治以清泻胃热，存阴止痉；心营热盛者，治以清心凉血，开窍止痉；瘀血内阻而致痉者，治以活血化瘀，通窍止痉；痰浊阻滞而致痉者，治以祛风豁痰，熄风镇痉。治本以养血滋阴，舒筋止痉为主。津伤血少在痉证的发病中具有重要作用，所以滋养营阴是痉证的重要治疗方法。

## 六、中药治疗

### （一）邪壅经络

治法：祛风散寒，燥湿和营。

处方：羌活胜湿汤加减。

方中羌活、独活、防风、藁本、川芎、蔓荆子祛风胜湿；葛根、白芍、甘草解肌和营，缓急止痉。

若寒邪较甚，项背强急，肢痛拘挛，无汗，病属刚痉，则以葛根汤为主方，葛根、麻黄、桂枝、生姜温经散寒，解肌止痉；芍药、甘草、大枣酸甘缓急，调和营卫；若风邪偏盛，项背强急，发热不恶寒，汗出，头痛者，病属柔痉，则当以瓜蒌桂枝汤为主方加减，用桂枝汤调和营卫，发汗解表散邪通脉；栝楼根清热生津、和络柔筋。

### （二）肝经热盛

治法：清肝潜阳，熄风镇痉。

处方：羚角钩藤汤加减。

方中水牛角、钩藤、桑叶、菊花凉肝熄风止痉；川贝母、竹茹清热化痰通络；茯神宁心安神定志；白芍、生地、甘草酸甘化阴，补养肝血，缓急止痉。

若口苦、苔黄，加龙胆草、栀子、黄芩清泻肝热；口干渴甚者，加生石膏、天花粉、麦冬以甘寒清热、生津止渴；痉证反复发作，加全蝎、蜈蚣、僵蚕、蝉衣以熄风止痉。若神昏痉厥者，选用安宫牛黄丸、局方至宝丹或紫雪丹，清心泻热，开窍醒神，熄风镇痉。

### （三）阳明热盛

治法：清泻胃热，增液止痉。

处方：白虎汤合增液承气汤加减。

方中生石膏、知母、玄参、生地、麦冬清热养阴生津止渴，濡润筋脉；大黄、芒硝清泻热毒，软坚润燥，荡涤胃腑积热；粳米、甘草和胃养阴。

若热邪伤津而无腑实证者，可用白虎加人参汤，以清热救津；抽搐甚者，加天麻、地龙、全蝎、菊花、钩藤等熄风止痉之品；热甚烦躁者，加淡竹叶、栀子、豆豉、黄芩清心泻火除烦。

### （四）心营热盛

治法：清心透营，开窍止痉。

处方：清营汤加减。

方中水牛角、莲子心、淡竹叶、连翘清心泻热，凉血解毒；玄参、生地、麦冬清热滋阴养津。

若高热烦躁明显，加丹皮、栀子、生石膏、知母以清热除烦；四肢抽搐，加全蝎、蜈蚣、僵蚕、蝉衣等凉肝熄风止痉之品；若神昏谵语，躁动不安，四肢挛急抽搐，角弓反张，酌情选用安宫牛黄丸、至宝丹或紫雪丹以清心泻热，醒神开窍，镇痉熄风。

本证为心营热盛致痉，临证时辨其营血热毒深浅轻重，可分别选用化斑汤、清瘟败毒饮、神犀丹化裁；若肢体抽搐无力，面色苍白，四肢厥冷，气短汗出，舌淡，脉细弱，证属亡阳脱证，当予急服独参汤、生脉散以回阳救逆。

### （五）痰浊阻滞

治法：豁痰开窍，熄风镇痉。

处方：导痰汤加减。

方中半夏、石菖蒲，陈皮、胆南星、姜汁、竹沥豁痰化浊开窍；枳实、茯苓、白术健脾化湿；全蝎、地龙、蜈蚣熄风镇痉。

若言语不利，加白芥子、远志以祛痰开窍醒神；胸闷甚者，加瓜蒌、黄芩、天竺黄、竹茹、青礞石以清热宽胸，涤痰散结；若昏厥抽搐，可急用竹沥加姜汁冲服安宫牛黄丸以清心醒神止痉。

### （六）阴血亏虚

治法：滋阴养血，熄风止痉。

处方：四物汤合大定风珠加减。

方中生熟地、白芍、麦门冬、阿胶、五味子、当归、麻子仁补血滋阴柔肝养血；生龟甲、生鳖甲、生牡蛎熄风止痉；鸡子黄养阴宁心。

若阴虚内热，手足心烦者，加白薇、青蒿、黄连、淡竹叶；抽动不安，心烦失眠者，加栀子、夜交藤、炒枣仁、生龙骨；阴虚多汗，时时欲脱者，加人参、沙参、麦冬、五味子；气虚自汗，卫外不固，加黄芪、浮小麦；久病，阴血不足，气虚血滞，瘀血阻络，加黄芪、丹参、川芎、赤芍、鸡血藤。

# 七、针灸治疗

**（一）基本处方**

水沟、大椎、筋缩、合谷、太冲、阳陵泉。

《素问·骨空论》云："督脉为病，脊强反折。"且督脉总督诸阳，故取水沟、大椎、筋缩，息风通络止痉；合谷、太冲合称四关，宁神镇痉；筋会阳陵泉，镇肝熄风。

**（二）加减运用**

1. 邪壅经络证

风邪甚者，加风池、风门以祛风止痉，诸穴针用泻法；湿邪甚者，加阴陵泉、公孙以健脾化湿，诸穴针用平补平泻法。

2. 肝经热盛证

加肝俞、行间以清肝泻热、平肝潜阳。诸穴针用泻法。

3. 阳明热盛证

加天枢、上巨虚、曲池、内庭以通腑泻热。诸穴针用泻法。

4. 心营热盛证

加曲泽、劳宫以清心除烦、泻热止痉，曲泽点刺出血。余穴针用泻法。

5. 痰浊阻滞证

加丰隆、公孙以健脾化痰。诸穴针用平补平泻法。

6. 阴血亏虚证

加肾俞、肝俞、太溪、三阴交以补益肝肾，针用补法。余穴针用平补平泻法。

7. 神昏

加百会、十宣（选 3 ~ 5 穴）以开窍醒神，十宣点刺出血。诸穴针用泻法。

**（三）其他**

1. 耳针疗法

取肝、肾、皮质下、神门、脑干，毫针强刺激，留针 30 ~ 60 min，每日 1 次。

2. 电针疗法

取合谷、太冲、阳陵泉等穴，在针刺得气的基础上接电针治疗仪，用连续波、快频率强刺激 20 ~ 30 min，每日或隔日 1 次。

3. 穴位注射疗法

取合谷、太冲、阳陵泉、曲池、三阴交，每次选 2 ~ 3 穴，用地龙注射液，每穴注射 0.5 ~ 1 mL。

# 第三节　疟疾

疟疾是因感受疟邪，邪正交争所致，以寒战、壮热、头痛、汗出、休作有时为临床特征，具有传染性的一类病证。我国大部分地区都有流行，其中又以南方发病较多，多发于夏秋季节。

# 一、病因病机

本病的病因是疟邪，《内经》称为"疟气"。主要是人体被疟蚊叮吮感受而得。疟邪入侵人体后，舍于营卫，伏藏于半表半里，内搏五脏，横连幕原。由于疟邪与正气相争，虚实更作，阴阳相移，而发生疟疾的一系列症状。疟邪与卫气相集，人与阴争，阴实阳虚，以致恶寒战栗；出与阳争，阳盛阴虚，内外皆热，以致壮热汗出，头痛，口渴。疟邪与卫气相离，不与营卫相搏，热退身凉，发作停止。当疟邪与卫气再次相搏邪正交争时，则再一次引起疟疾发作。

因疟邪具有盛虚更替的特性，疟气之浅深，其行之迟速，决定着与卫气相搏的周期，从而表现病以时作的特点。疟疾以间日一作最为多见，正如《素问·疟论》说："其间日发者，由于邪气内搏于五脏，横连幕原也。其道远，其气深，其行迟，不能与卫气俱行，不得皆出，故间日乃作也。"疟气深而行更迟者，则间二日而发，形成三阴疟，或称三日疟。

根据疟疾阴阳偏盛、寒热程度的不同，把通常情况下所形成的疟疾称为正疟；素体阳盛及疟邪引起的病机变化以阳热偏盛为主，临床表现寒少热多者，则形成温疟；素体阳虚及疟邪引起的病机变化以阳虚寒盛为主，临床表现寒多热少者，则形成寒疟。南方地域，由瘴毒疟邪引起，以致阴阳极度偏盛，寒热偏颇，心神蒙蔽，神昏谵语，则形成瘴疟。若因疟邪传染流行，病及一方，同期内多人发病，则形成疫疟。疟病日久，疟邪留滞，耗伤人体气血，正气不足，每遇劳累，疟邪复与卫气相集而发病者，则形成劳疟。疟病日久，气机郁滞，血脉瘀滞，津凝成痰，结于胁下，则形成疟母。

总而言之，疟疾是由于感受疟邪，邪正相交所致的疾病，疟邪致病，伏于半表半里舍于营卫，集于卫气邪正相交则发病，离于卫气则病休。临床有正疟、温疟、寒疟、瘴疟、劳疟、疫疟、疟母之分。

## 二、辨证要点

**（一）典型症状**

周期性发作的寒战、发热，出汗，在间歇期症状消失，与常人无异，是诊断的重要依据。

**（二）传染及流行病史**

居住或近期到过疟疾流行地区，在夏秋季节发病，或流行地区见相似病例，是重要参考依据，实验室血涂片检查到疟原虫是确诊依据。

**（三）相关检查**

（1）血涂片查疟原虫：典型疟疾发作时，血液涂片或骨髓片可找到疟原虫。一般采用薄血片与厚血片检查方法，厚血片阳性率高，在发冷期及发作6小时内，血液疟原虫较多。

（2）血常规检查：红细胞和血红蛋白在疟疾多次发作过程中呈进行性降低。

（3）肝功能检查：血清胆红素可略见增高，肝功能可异常。

（4）肝、脾B超检查：肝脏、脾脏可肿大。

（5）尿液和肾功能检查：部分患者可有蛋白尿，尿中红、白细胞和管型；个别有肾功能损害。

## 三、类证鉴别

其他有寒热往来的疾病感冒、伤寒、风温、下焦湿热、肝胆湿热痨瘵等病证，均可出现寒热往来，但这些疾病发热发作的时间规律、兼见症状、未发时的表现等与疟疾都有不同，血检也无疟原虫阳性发现，均可供鉴别。

## 四、辨证论治

**（一）辨证要点**

1. 辨轻重

一般疟疾发作症状较为典型。发作时先寒战后高热，随大汗出而症状暂可缓解，休止之时，可如常人，定时而作，周期明显，多神志清楚，发病虽以南方多见，但全国各地均有，其病较轻。瘴疟则症状多样，虽有寒战发热汗出之症，而表现不典型，未发作时也有症状存在，周期不如一般疟疾明显，发作多不定时，多有神昏谵语，主要在南方地区发病，其病较重。

2. 辨寒热偏盛

《景岳全书·疟疾》指出："治疟当辨寒热，寒胜者即为阴证，热胜者即为阳证。"对于一般的疟疾，典型发作者属于正疟，与正疟相比较，阳热偏盛，寒少热多者，则为温疟。阴寒偏盛，寒多热少者，则为寒疟。在瘴疟之中，热甚寒微，甚至壮热不寒者为热瘴，寒甚热微，甚至但寒不热者为冷瘴。此为疟疾寒热偏盛的区别。

3. 辨正气之虚实

一般疟疾，病初及病程短者，正气未虚，多属实证。疟疾每发，必耗人体气血，病程越长，则气血伤耗日甚。正气亏虚，易于形成劳疟而反复发作。或疟疾虽缓解，而脾胃虚弱、气血不足等证已现。病瘴疟者，瘴毒入脏腑而耗营血，其病程虽不长，正气已伤。

**（二）治疗原则**

祛邪截疟是疟疾的基本治疗原则。在祛邪截疟的基础上，根据疟疾证候的不同，分别施治。邪在少阳者，宜和解少阳，以达疟邪于外；偏热者，宜清热以解表；偏寒者，宜辛温以散邪；感受瘴气者，治当辟秽解瘴；夹痰夹食者，宜祛痰消滞；病久证虚者，给予调补脾胃或补养气血。证属虚实夹杂，寒热交错者，则应攻补兼施，寒温并用。

**（三）分证论治**

1. 正疟

（1）证候：寒战壮热，休作有时。先有呵欠乏力，继则寒战鼓颔，寒罢则内外皆热，终则遍身汗出，热退身凉，每日或间一二日发作一次。头痛面赤，口渴引饮。舌质红，苔薄白或黄腻；脉弦。

（2）证候分析：疟邪伏于半表半里，出入于营卫之间，病发之初，疟邪从阴分而入，阻遏阳气，营卫不和，故见呵欠乏力，寒战鼓颔；疟邪出而与阳争，阳盛阴虚，故见壮热，头痛面赤，舌质红，口渴引饮；邪热迫津外出，则遍身汗出；邪气伏藏，疟暂休止，则见热退身凉，每日或间一二日发作一次。舌质红为热象，初病舌苔多薄白，邪伏半表半里为少阳之属，故其脉弦。

（3）治法：祛邪截疟，和解表里。

（4）方药：柴胡截疟饮。方中柴胡、黄芩、人参、甘草、半夏、生姜、大枣即小柴胡汤，和解表里，导邪外出；常山祛邪截疟；槟榔、乌梅理气和胃，并减轻常山致吐的不良反应。若津液损伤，口渴甚者，加葛根、石斛生津止渴；胸脘痞闷，苔白腻者，去滞气碍湿之参、枣二药，加苍术、厚朴、青皮理气化湿；烦渴、苔黄、脉弦数热盛伤津者，去参、姜、枣之辛温药，加石膏、天花粉清热生津。

2. 温疟

（1）证候：热多寒少，汗出不畅。头痛，骨节疼痛，口渴引饮，尿赤便秘。舌质红，苔黄；脉弦数。

（2）证候分析：邪正交争，阳热偏盛于里，则热多寒少；热邪郁闭肌表，腠理不通，故汗出不畅，头痛，骨节疼痛；口渴引饮，尿赤便秘，舌质红，苔黄，弦数均为热盛之故。

（3）治法：清热解表，和解祛邪。

（4）方药：白虎加桂枝汤。方中石膏、知母清泄里热；粳米、甘草益胃护津；桂枝疏风解肌。可加青蒿、柴胡祛邪截疟；若口渴引饮，酌加生地、麦冬、石斛养阴生津止渴。

3. 寒疟

（1）证候：寒多热少。口不渴，胸脘痞闷，神疲体倦。苔白腻；脉弦。

（2）证候分析：邪正交争，阳虚阴寒偏盛，故寒多热少，口不渴；阳气郁遏，气机不畅，寒湿内盛则见胸脘痞闷，神疲体倦；苔白腻，弦为寒湿之征。

（3）治法：和解表里，温阳达邪。

（4）方药：柴胡桂枝干姜汤。方中以柴胡、黄芩和解表里，桂枝、干姜、甘草温通阳气，达邪于外，天花粉、牡蛎散结软坚。可加青蒿、常山祛邪截疟。若脘腹痞闷，苔白腻者，为寒湿内盛，宜酌加草果、厚朴、陈皮、苍术等理气化湿，温运脾胃。

4. 热瘴

（1）证候：寒微热甚，或壮热不寒。头痛，肢体烦疼，面红目赤，胸闷呕吐，烦渴饮冷，大便秘结，小便热而短赤，甚至神昏谵语。舌质红绛，苔黄腻或垢黑；脉洪数或弦数。

（2）证候分析：瘴疟之一，由于瘴毒入侵人体，阴阳相移，阳热偏盛，故见寒微热甚，或壮热不寒；热毒熏灼，邪热上扰，则头痛，肢体烦疼，面红目赤；热蕴中焦，胃气上逆，则胸闷呕吐；邪热内盛，津液亏耗，则烦渴饮冷，大便秘结，小便热而短赤；热毒入于心包，蒙蔽心神，则见神昏谵语；舌质红绛，苔黄腻或垢黑。脉洪数或弦数为热毒内盛之象。

（3）治法：除瘴解毒，清热保津。

（4）方药：清瘴汤。该方为治疟之验方，方中青蒿、常山清热截疟除瘴；黄连、黄芩、柴胡、知母清热解毒；竹茹、半夏、茯苓、陈皮、枳实清肝利胆和胃；滑石、甘草、朱砂清热解暑，利湿除烦。若壮热不解者，可加生石膏清热泻火；口渴心烦，津伤明显者，加生地、玄参、沙参、石斛、玉竹等清热养阴生津；肠腑不通者，可予大承气汤；热茹心包，见神昏谵妄者，急用安宫牛黄丸、紫雪或至宝丹清心开窍。

5. 冷瘴

（1）证候：寒甚热微，或但寒不热。或呕吐，腹泻，甚则神昏谵语。苔白厚腻；脉弦。

（2）证候分析：瘴疟之一，由于瘴毒入侵人体，阴阳相移，阴寒内盛，故见寒甚热微，或但寒不热；寒湿内阻，升降失司，故呕吐，腹泻；若瘴毒湿浊之邪蒙蔽心窍，则见神昏谵语；苔白厚腻，脉弦为寒湿内阻之征。

（3）治法：解毒除瘴，芳化湿浊。

（4）方药：不换金正气散。方中以苍术，厚朴、陈皮、甘草燥湿运脾；藿香、半夏、佩兰、荷叶芳香化浊，辟秽祛湿，和胃降逆止呕；槟榔、草果理气温脾除湿；石菖蒲豁痰宣窍。宜加青蒿或常山截疟。若见神昏谵语，合用苏合香丸芳香开窍辟秽；如但寒不热，四肢厥冷，脉弱无力，为阳虚气脱，加人参、附子、干姜益气温阳固脱。

6. 劳疟

（1）证候：疟疾迁延日久不愈，每遇劳累易发，寒热时作。倦怠乏力，短气懒言，面色萎黄，形体消瘦。舌质淡；脉细无力。

（2）证候分析：疟疾日久，疟邪未除，邪正相争，正气耗损，故每遇劳累疟疾易发，寒热时作，迁延日久不愈而成劳疟；久病伤及脾胃，气血亏虚，故见倦怠乏力，短气懒言，面色萎黄，形体消瘦；舌质淡，脉细无力为气血虚之象。

（3）治法：益气养血，扶正祛邪。

（4）方药：何人饮。方中以人参益气扶正，制何首乌当归补益精血，陈皮、生姜理气和中，加青蒿或常山祛邪截疟。若气虚较甚，倦怠乏力自汗者，加黄芪、浮小麦；以阴虚为主的，可用小营煎，该方药用熟地、当归、白芍、枸杞子、山药、炙甘草，以滋阴益精。阴虚潮热者，可酌加青蒿、常山、柴胡、鳖甲、生地等清退虚热。

7. 疟母

（1）证候：久疟不愈，胁下结块，触之有形，按之疼痛，或胁肋胀痛。面色萎黄，神疲乏力，形体消瘦。舌质紫黯，或有瘀斑；脉细涩。

（2）证候分析：疟病迁延日久不愈，反复发作，致正气渐衰，疟邪瘀血痰凝，结成痞块居于胁下，故见胁下结块，触之有形，按之疼痛，或胁肋胀痛，此乃《金匮要略》所称之疟母。久病伤及脾胃，气血亏损，故见面色萎黄，神疲乏力，形体消瘦。舌质紫黯，或有瘀斑，脉细涩，为瘀血、痰浊阻络之征。

（3）治法：软坚散结，祛瘀化痰。

（4）方药：鳖甲煎丸。本方出自《金匮要略》，为治疟母的主方。方中重用鳖甲以软坚散结，配大黄、桃仁、磨虫、蜣螂等活血化瘀，以人参、阿胶、桂枝、芍药等调和营卫，增强正气，使邪去而不伤正。本方寒热并用，攻补兼施，具有扶正祛邪、软坚散结消积之功，由于药力较峻，且重在驱邪，故久病体弱气血偏虚者，久服有伤正之弊，当与益气养血等补益剂配合使用。

# 第七章　脾胃病症

## 第一节　反胃

### 一、概述

反胃是饮食入胃，宿谷不化，经过良久，由胃反出的病证。

西医学的胃、十二指肠溃疡，胃黏膜脱垂症，胃部肿瘤，胃神经官能症等，凡并发胃幽门痉挛、水肿、狭窄，引起胃排空障碍，而出现反胃症状者，可参考本篇内容辨证论治。

主症：食后脘腹胀满，朝食暮吐，暮食朝吐，宿谷不化，吐后转舒，神疲乏力，面色少华，手足不温，大便溏少，舌淡苔白滑，脉细缓无力。

治法：温中健脾，降气和胃。

方药：丁香透膈散（人参、白术、丁香、半夏、木香、香附、炙甘草、砂仁、神曲、白豆蔻、麦芽）。若吐甚者，加代赭石、旋覆花；若脾胃虚寒，四肢不温者加附子、干姜，若面色恍白，四肢清冷，腰膝酸软，肾阳不足者，用右归丸。

### 二、其他疗法

简验方：

（1）雪梨1个，丁香50粒，梨去核，放入丁香，外用纸面包好，煨熟吃。

（2）守宫1～2只（去腹由杂物），鸡蛋1个。用法：将鸡蛋一头打开，装入壁虎蒸熟，每日服1个，连服数日。

（3）木香调气散（《证治汇补》）。白豆蔻、丁香、木香、檀香、砂仁、甘草。

### 三、预防与调摄

此证之预防，就注意劳逸结合，增强体质；要怡情放怀，避免精神刺激；勿过量饮酒和恣食辛辣食物，免伤胃气；应外避六淫，免除外因之干扰。

在治疗中，宜内观静养，薄滋味，忌香燥，戒郁怒，禁房事。

## 第二节　呃逆

呃逆是指胃气上逆动膈，以气逆上冲，喉间呃呃连声，声短而频，令人不能自止为主要临床表现的病证。呃逆古称"哕"，又称"哕逆"。西医学中的单纯性膈肌痉挛即属呃逆。而胃肠神经官能症、胃炎、胃扩张、胃癌、肝硬化晚期、脑血管病、尿毒症，以及胃、食管手术后等其他疾病所引起的膈肌痉挛，均可参考本节辨证论治。

# 一、病因病机

呃逆的病因有饮食不当，情志不遂，脾胃虚弱等。

（1）饮食不当：进食太快太饱，过食生冷，过服寒凉药物，致寒气蕴蓄于胃，胃失和降，胃气上逆，并可循手太阴之脉上动于膈，使膈间气机不利，气逆上冲于喉，发生呃逆。如《丹溪心法·咳逆》曰："咳逆为病，古谓之哕，近谓之呃，乃胃寒所生，寒气自逆而呃上。"若过食辛热煎炒，醇酒厚味，或过用温补之剂，致燥热内生，腑气不行，胃失和降，胃气上逆动膈，也可发为呃逆。如《景岳全书·呃逆》曰："皆其胃中有火，所以上冲为呃。"

（2）情志不遂：恼怒伤肝，气机不利，横逆犯胃，胃失和降，胃气上逆动膈；或肝郁克脾，或忧思伤脾，脾失健运，滋生痰浊，或素有痰饮内停，复因恼怒气逆，胃气上逆挟痰动膈，皆可发为呃逆。正如《古今医统大全·咳逆》所说："凡有忍气郁结积怒之人，并不得行其志者，多有咳逆之证。"

（3）正气亏虚或素体不足：年高体弱，或大病久病，正气未复，或吐下太过，虚损误攻等，均可损伤中气，使脾胃虚弱；胃失和降；或胃阴不足，不得润降，致胃气上逆动膈，而发生呃逆。若病深及肾，肾失摄纳，冲气上乘，挟胃气上逆动膈，也可导致呃逆。如《证治汇补·呃逆》提出："伤寒及滞下后，老人、虚人、妇人产后，多有呃症者，皆病深之候也。"

呃逆的病位在膈，病变关键脏腑为胃，并与肺、肝、肾有关。胃居膈下，肺居膈上，膈居肺胃之间，肺胃均有经脉与膈相连；肺气、胃气同主降，若肺胃之气逆，皆可使膈间气机不畅，逆气上出于喉间，而生呃逆；肺开窍于鼻，刺鼻取嚏可以止呃，故肺与呃逆发生有关。产生呃逆的主要病机为胃气上逆动膈。

# 二、临床表现

呃逆的主要表现是喉间呃呃连声，声音短促，频频发出，患者不能自制。临床所见以偶发者居多，为时短暂，多在不知不觉中自愈；有的则屡屡发生，持续时间较长。呃声有高有低，间隔有疏有密，声出有缓有急。发病因素与饮食不当、情志不遂、受凉等有关。本病常伴胸膈痞闷，胃脘嘈杂灼热，嗳气等症。

# 三、诊断

（1）临床表现以喉间呃呃连声，声短而频，令人不能自止为主症。

（2）常伴胸膈痞闷，胃脘嘈杂灼热，嗳气，情绪不安等症。

（3）多有饮食不当、情志不遂、受凉等诱发因素，起病较急。

（4）呃逆控制后，作胃肠钡剂 X 线透视及内窥镜等检查，有助于诊断。

# 四、鉴别诊断

（1）干呕与呃逆同有胃气上逆的病机，同有声无物的临床表现，二者应予鉴别。

（2）呃逆的特点是气从膈间上逆，气冲喉间，其声短促而频；干呕的特点为胃气上逆，冲咽而出，其声长而浊，多伴恶心，属于呕吐病，不难鉴别。

（3）嗳气与呃逆也同属胃气上逆，有声无物之证，然呃逆的特点为声短而频，令人不能自制；嗳气的特点则是声长而沉缓，多可自控。

# 五、辨证论治

**（一）辨证要点**

1. 辨病情轻重

呃逆有轻重之分，轻者多不需治疗，重者才需治疗，故需辨识。若属一时性气逆而作，无反复发作史，无明显兼证者，属轻者；若呃逆反复发作，持续时间较长，兼证明显，或出现在其他急慢性疾病过程中，则属较重者，需要治疗。若年老正虚，重病后期及急危患者，呃逆时断时续，呃声低微，气不得续，饮食难进，脉细沉弱，则属元气衰败、胃气将绝之危重症。

2. 辨寒热虚实

呃声沉缓有力，胃脘不舒，得热则减，遇寒则甚，面青肢冷，舌苔白滑，多为寒证；呃声响亮。声高短促，胃脘灼热，口臭烦渴，面色红赤，便秘溲赤，舌苔黄厚，多为热证；呃声时断时续，呃声低长，气出无力，脉虚弱者，多为虚证；呃逆初起，呃声响亮，声频有力，连续发作，脉实者，多属实证。

3. 治疗原则

呃逆一证，总由胃气上逆动膈而成，故治疗原则为理气和胃、降逆止呃，并在分清寒热虚实的基础上，分别施以祛寒、清热、补虚、泻实之法。对于重危病证中出现的呃逆，急当救护胃气。

**（二）分证论（治）**

1. 实证

（1）胃中寒冷。

主症：呃声沉缓有力，胸膈及胃脘不舒，得热则减，遇寒则甚，进食减少，口淡不渴，舌苔白，脉迟缓。

治法：温中散寒，降逆止呃。

方药：丁香散。

方中丁香、柿蒂降逆止呃，高良姜、甘草温中散寒。若寒气较重，胸脘胀痛者，加吴茱萸、肉桂、乌药散寒降逆；若寒凝食滞，脘闷嗳腐者，加莱菔子、槟榔、半夏行气导滞；若寒凝气滞，脘腹痞满者，加枳壳、厚朴、陈皮；若气逆较甚，呃逆频作者，加刀豆子、旋覆花、代赭石以理气降逆；若外寒致呃者，可加紫苏、生姜。

（2）胃火上逆。

主症：呃声洪亮有力，冲逆而出，口臭烦渴，多喜饮冷，脘腹满闷，大便秘结，小便短赤，苔黄燥，脉滑数。

治法：清热和胃，降逆止呃。

方药：竹叶石膏汤。

方中竹叶、生石膏清泻胃火，人参（易沙参）、麦冬养胃生津，半夏和胃降逆，粳米，甘草调养胃气。可加竹茹、柿蒂以助降逆止呃之力。若腑气不通，痞满便秘者，可用小承气汤通腑泄热，亦可再加丁香、柿蒂，使腑气通，胃气降，呃逆自止。若胸膈烦热，大便秘结，可用凉膈散。

（3）气机郁滞。

主症：呃逆连声，常因情志不畅而诱发或加重，胸胁满闷，脘腹胀满，纳减嗳气，肠鸣矢气，苔薄白，脉弦。

治法：顺气解郁，降逆止呃。

方药：五磨饮子。

方中木香、乌药解郁顺气，枳壳、沉香、槟榔宽中行气。可加丁香、代赭石降逆止呃，川楝子、郁金疏肝解郁。若心烦口苦，气郁化热者，加栀子、黄连泄肝和胃；若气逆痰阻，昏眩恶心者，可用旋覆代赭汤降逆化痰；若痰涎壅盛，胸胁满闷，便秘，苔浊腻者，可用礞石滚痰丸泻火逐痰；若瘀血内结，胸胁刺痛，久呃不止者，可用血府逐瘀汤活血化瘀。

2. 虚证

（1）脾胃阳虚。

主症：呃声低长无力，气不得续，泛吐清水，脘腹不舒，喜温喜按，面色㿠白，手足不温，食少乏力，大便溏薄，舌质淡，苔薄白，脉细弱。

治法：温补脾胃，和中降逆。

方药：理中汤。

方中人参、白术、甘草甘温益气，干姜温中散寒。可加吴茱萸、丁香温胃平呃，内寒重者，可加附子、肉桂。若嗳腐吞酸，夹有食滞者，可加神曲、麦芽；若脘腹胀满，脾虚气滞者，可加香附、木香；若呃声难续，气短乏力，中气大亏者，可用补中益气汤；若病久及肾，肾失摄纳，腰膝酸软，呃声难续者，可分肾阴虚、肾阳虚而用金匮肾气丸、七味都气丸。

（2）胃阴不足。

主症：呃声短促而不得续，口干咽燥，烦躁不安，不思饮食，或食后饱胀，大便干结，舌质红，苔少而干，脉细数。

治法：益胃养阴，和胃止呃。

方药：益胃汤。

方中沙参、麦冬、玉竹、生地甘寒生津，滋养胃阴。可加炙枇杷叶、柿蒂、刀豆子以助降逆止呃之力。若神疲乏力，气阴两虚者，可加人参、白术、山药；若咽喉不利，胃火上炎者，可用麦门冬汤；若日久及肾，腰膝酸软，五心烦热，肝肾阴虚，相火挟冲气上逆者，可用大补阴丸加减。

## 六、其他疗法

1. 简验方

（1）刀豆子10 g（杵碎），枇杷叶6 g，水煎服，适用于一般呃逆。

（2）荜澄茄、高良姜等分，研末，每服3 g（水煎剂量加倍），适用于胃寒呃逆。

（3）柿蒂9 g，水煎服。

（4）鲜姜、蜂蜜各30 g。用法：鲜姜取汁去渣，与蜂蜜共同调匀，一次服下。

（5）南瓜蒂4只，水煎服，连服3～4次。

（6）枇杷叶30～90 g，刷去毛，以水二碗，浓煎一碗服。

（7）姜半夏10 g，荔枝核24 g，荷叶蒂21 g，水煎服。

2. 针灸

主穴：内关、膈俞。

配穴：足三里、中脘、太冲。

治法：先刺主穴，用中强刺激手法。体虚呃逆不止者，用艾柱直接灸膈俞、足三里。

## 七、预防与调摄

预防本病，平时要注意寒温适宜，避免外邪犯胃。注意饮食调节，不要过食生冷及辛热煎炸之物。患热病时不要过服寒凉。患寒证时不要妄投温燥。要情志舒畅，以免肝气逆乘肺胃。若呃逆是并发于一些急慢性疾病过程中，要积极治疗原发病证，这是十分重要的预防措施。

呃逆的轻症，多能逐渐自愈，无须特别治疗和护理。若呃逆频频发作，则饮食要进易消化食物，粥面中可加姜汁少许，以温宣胃阳，降气止呃。一些虚弱患者，如因服食补气药过多而频频呃逆者，可用橘皮、竹茹煎水温服。

# 第三节　泄泻

## 一、概述

泄泻以排便次数增多，粪质稀薄或完谷不化，甚则泻出如水样为特征，以大便溏薄而势缓者为泄，大便清稀如水而直下者为泻。两者虽有轻重，但无明确区别，统称泄泻。

泄泻与西医所说腹泻含义相似，可见于多种疾病，凡因消化器官发生器质性或功能性病变而致的腹泻。有各种细菌性食物中毒、肉食中毒等，有急性肠道感染，如病毒性肠炎、急性细菌性痢疾、霍乱、副霍乱等。有其他原因的急性肠炎，如急性出血性坏死性肠炎等。还有肠结核、结肠炎、结肠过敏症等都包括在中医泄泻的范畴。

## 二、临床表现

泄泻是以排便次数比正常增多，粪质稀溏，或如水注，腹痛肠鸣，食少腹胀或发热口渴等作为主要诊断依据。有暴饮暴食或误食不洁之物的病史。本病多发于夏秋季节，但一年四季均可发病。

# 三、鉴别诊断

泄泻与痢疾、霍乱均有大便次数增多，大便稀溏，甚则如水样，或完谷不化，或挟脓血，腹痛等。但痢疾以腹痛、里急后重、便脓血为主症。然霍乱是以吐泻并作，来势急骤、病情凶险，甚则腹中挛痛，汗出肢冷津竭亡阳之候，《伤寒论·辨霍乱病脉证治》："呕吐而利，是名霍乱。"

# 四、辨证论治

**（一）辨证要点**

1. 辨轻重缓急

泄泻而饮食如常，说明脾胃未败，多为轻症，预后良好；泻而不能食，形体消瘦，或暑湿化火，暴泄无度，或久泄滑脱不禁，均属重症。急性泄泻发病急，病程短，常以湿盛为主；慢性泄泻发病缓，病程较长，易因饮食不当、劳倦过度即复发，常以脾虚为主。或病久及肾，导致命门火衰，脾肾同病而出现五更泄泻。

2. 辨寒热虚实

粪质清稀如水，腹痛喜温，完谷不化，多属寒证；粪便黄褐，味臭较重，泻下急迫，肛门灼热，多属热证；凡病势急骤，脘腹胀满，腹痛拒按，泻后痛减，小便不利者，多属实证；凡病程较长，腹痛不堪且喜按，小便利，口不渴，多属虚证。

3. 辨泻下之物

大便清稀，或如水样，气味腥秽者，多属寒湿之证；大便稀溏，其色黄褐，气味臭秽，多为湿热之证；大便溏垢，臭如败卵，完谷不化，多为伤食之证。

4. 辨久泻的特点

久泻迁延不愈，倦怠乏力，稍有饮食不当，或劳倦过度即复发，多以脾虚为主；泄泻反复不愈，每因情志不遂而复发，多为肝郁克脾之证；五更飧泄，完谷不化，腰酸肢冷，多为肾阳不足。

**（二）分证论治**

1. 寒湿泄泻

主症：泄泻清稀，状似鸭溏，甚则如水泊下注、腹痛肠鸣，得热则减，脘闷不欲食，四肢发冷，面色青黄。轻则舌质淡，苔薄白，脉浮。寒重则脉沉迟或细弱。

治法：解表散寒，芳香化湿。

方药：藿香正气散加减。

藿香 12 g，紫苏叶 10 g，白芷 9 g，厚朴 10 g，大腹皮 9 g，法半夏 12 g，陈皮 6 g，茯苓 12 g，甘草 6 g。水煎服。

若表寒较重者可加荆芥、防风；若湿困较重者，兼见胸闷纳呆，肢体倦怠，舌苔白腻，脉象濡缓，可加苍术、木香。

2. 湿热泄泻

主症：腹痛即泻，泻下急迫，粪色黄褐臭，肛门灼热，心烦口渴，小便短赤，苔黄腻，脉濡数。

治法：清热利湿。

方药：葛根芩连汤加减。

葛根 20 g，黄芩 12 g，黄连 10 g，金银花 15 g，茯苓 12 g，绵茵陈 15 g，藿香 12 g，车前子 15 g，木香 6 g（后下），火炭母 20 g，甘草 6 g。水煎服。兼见呕吐者，加姜半夏、姜竹茹；兼有食滞者，加山楂、谷芽、神曲；偏湿重者加薏仁、厚朴；若有外感风热表证者加连翘、薄荷。若在夏暑之间，发热头重，烦渴自汗等是暑湿入侵，表里同病，用新加香薷饮合六一散以解暑清热，利湿止泻。

3. 伤食泄泻

主症：腹痛肠鸣，大便臭如败卵，泻后痛减，脘腹痞满，纳呆，嗳腐吐酸，恶食，苔垢浊或厚腻，脉滑稍数。

治法：消食导滞。

方药：保和丸加减。

山楂15 g，神曲12 g，法半夏10 g，茯苓15 g，陈皮6 g，连翘12 g，布渣叶15 g，麦芽15 g，甘草6 g。水煎服。若食滞较重，脘腹胀满者，加枳实、槟榔或大黄以消导积滞，清利湿热。

4. 脾虚泄泻

主症：泄泻稀溏、完谷不化，不思饮食，稍进油腻则泄泻加重，脘腹痞满，按之则舒，倦怠乏力，面色萎黄。舌质淡红，边有齿痕、苔白，脉细弱无力。

治法：健脾益气。

方药：参苓白术散。

党参18 g，白术15 g，茯苓12 g，山药15 g，扁豆12 g，陈皮6 g，砂仁6 g（后下），薏苡仁15 g，鸡内金10 g，黄芪12 g，神曲10 g，炙甘草6 g。水煎服。

若脾阳虚衰，阴寒内盛，亦可用附子理中汤以温中散寒。若久泻不愈，中气下陷而兼有脱肛者，可用补中益气汤。

5. 肾虚泄泻

主症：黎明前作泄，肠鸣腹痛，缠绵不愈，泻下则安，形寒肢冷，腰膝酸软。舌质淡，苔薄白，脉沉细弱。

治法：温肾健脾，助阳固涩。

方药：四神丸加减。

补骨脂12 g，吴茱萸10 g，肉豆蔻6 g，五味子6 g，熟附子10 g，炮姜9 g，党参15 g，白术12 g，炙甘草6 g。水煎服。

若年老气虚，中气下陷，久泻不止，加升麻、煨葛根、炙黄芪；或滑泻不止，加诃子肉、赤石脂。

6. 痰饮泄泻

主症：肠鸣辘辘有声，泄水样或泡沫夹黏液便，腹胀食少，泻则胀减，以泻为快。舌质淡，苔薄白微腻，脉弦滑或濡。

治法：健脾利湿，攻痰逐饮。

方药：己椒苈黄丸。

防己12 g，椒目5 g，葶苈子（炒）10 g，大黄10 g。

如痰涎雍盛，加紫苏子12 g，莱菔子10 g。气滞较甚，腹满较重，加川朴12 g，槟榔10 g。如果患者久病体虚，中气不足者，加人参10 g（另炖服），白术15 g，黄芪24 g。

7. 瘀阻肠络

主症：腹痛泄泻，痛有定处，按之痛甚，泻后仍有不尽之感，泻下物多为紫黑血块。舌质紫黯，边有瘀血斑点，脉沉涩。

治法：活血化瘀，行气止痛。

方药：少腹逐瘀汤。

小茴香（炒）7粒，干姜（炒）0.6 g，延胡索3 g，没药（研）6 g，当归9 g，川芎6 g，官桂3 g，赤芍6 g，蒲黄9 g，五灵脂（炒）6 g。

8. 脾虚泄泻

主症：腹痛泄泻，每因情志不畅而发，胸胁痞闷，嗳气食少，泻后痛仍不减，舌质淡红，苔薄白，脉弦。

治法：疏肝扶脾。

方药：痛泻要方。

炒白术90 g，白芍（炒）60 g，陈皮（炒）45 g，防风60 g。

若兼有湿热，大便夹有黏冻，加黄连、黄芩清热化湿；气滞胸胁痛甚者，加广木香。

## 五、其他疗法

1. 简验方

（1）暴泄不止，陈艾一把，生姜一块，水煎服。

（2）泄泻口渴，乌梅煎汤，日饮代茶。

（3）芡实、百合各 60 g，上二味煮稀饭共食治脾虚泄泻。

（4）车前子 15 g（包煎），白术 30 g，水煎服。每日一剂连服 2～3 d，治外感水泻。

（5）建莲肉 500 g，蜂蜜适量。炒研末，炼蜜为丸，每次开水吞服 3 g，一日三次，适用久泻。

2. 针灸

（1）急性腹泻：针刺上巨虚（双）、天枢（双）、足三里（双）。

（2）慢性腹泻：艾灸、上脘、天枢（双）、足三里（双）、关元。

3. 脐疗

（1）大蒜。用法：捣烂，贴敷脐中，适用于虚寒久泻。

（2）胡椒粉。用法：填满脐眼，用纱布盖贴，脐布固定，隔日更换一次，用于脾虚泄泻。

## 六、预防与调摄

泄泻是临床常见病证，若能及时正确治疗，多能痊愈，预后良好，且不留后遗症。部分患者因暴泻急剧，或治疗失宜，以致气阴两伤，脾胃虚衰，酿成亡阴亡阳之变，终成难治危候、死候者亦不鲜见。

病情向好的方面转化：可以通过脉象和症状来判断泄泻的转归。《金匮要略·下利病脉证治》说："下利脉沉弦者，下重也"；"脉大者为未止，脉微弱数者，为欲自止，虽发热不死"。

病情转重：因饮食，起居，治疗失宜致病情加重。《素问·太阴阳明论》说："食欲不节，起居不时。则阴受之，阴受之则五脏，入五脏则慎满闭塞，下为飧泄，久为肠澼。"

难治证候：泄泻日久，脉实大者，不能食者难治。《素问·平人气象论》"泄而脱，血脉实者，皆难治。命日反四时也"。《脉经·泄利之脉》"脉实紧，胃中有寒、苦不能食，时时利者，难治"。

泄泻之危候：《医宗金鉴·泄泻总括》："泄泻形衰脉实大，五虚哕逆手足寒，大孔直出无禁止，下泻上嗽命多难。"

要加强锻炼，增强体质，使脾旺不易受邪；消灭苍蝇，加强饮食卫生和水源管理，不吃腐败变质的食物，不喝生水，生吃瓜果要烫洗，要养成饭前便后洗手的良好习惯。泄泻患者要给予流质或半流质饮食，忌食辛热炙煿肥甘厚味。若暴泻耗材胃气，可给予淡盐汤、饭汤、米粥等以养胃气。若属虚寒泄泻，亦可予以淡姜汤饮之，温以振脾阳，调和胃气。

# 第四节　便秘

## 一、概念

便秘是指大便排出困难，粪质干燥坚硬，秘结不通，艰涩不畅，排便次数减少或排便间隔时间延长，或虽有便意而排便无力、粪便不干亦难排出的病证。

西医学的功能性便秘、便秘型肠易激综合征、各种原因引起的肠黏膜应激能力减弱，或因直肠和肛周疾病、神经性疾病、慢性消耗性疾病、内分泌代谢疾病、结缔组织性疾病、药物作用、精神因素、医源性因素等而出现的便秘，均属本病的范畴，可参照本篇内容并结合辨病处理。至于因肠道或肠道临近脏器的肿瘤压迫，或其他腹腔内疾病并发的便秘，主要应针对原发病进行治疗。

## 二、源流

《内经》认为大小便的病变与肾的关系密切。如《素问·金匮真言论》说："北方色黑，入通于肾，开窍于二阴。"《伤寒论》则提出阳结、阴结及脾约之分，如《伤寒论·辨脉法》提出："其脉浮而数，能食，不大便者，此为实，名曰阳结也。其脉沉而迟，不能食，身体重，大便反硬，名曰阴结也。"《金匮要略·五脏风寒积聚病脉证并治》曰："趺阳脉浮而涩，浮则胃气强，涩则小便数，浮涩相搏，大便则坚，其脾为约。麻仁丸主之。"其后又有"风秘""气秘""热秘""寒秘""湿秘"及"热燥""风燥"等说。

宋代《圣济总录·卷第九十七·大便秘涩》指出：“大便秘涩，盖非一证，皆荣卫不调，阴阳之气相持也。若风气壅滞，肠胃干涩，是谓风秘；胃蕴客热，口糜体黄，是谓热秘；下焦虚冷，窘迫后重，是谓冷秘；或肾虚小水过多，大肠枯竭，渴而多秘者，亡津液也。或胃燥结，时作寒热者，中有宿食也。”将本病的证治分类概括为寒、热、虚、实四个方面。

金元时期，张洁古首倡实秘、虚秘之别，《医学启源·六气方治》说：“凡治脏腑之秘，不可一例治疗，有虚秘，有实秘。有胃实而秘者，能饮食，小便赤。有胃虚而秘者，不能饮食，小便清利。”且主张实秘责物，虚秘责气。这种虚实分类法，经后世不断充实和发展，至今仍是临床论治便秘的纲领。《景岳全书·秘结》主张宗仲景把便秘分为阴结、阳结两类，有火的是阳结，无火的是阴结，进一步阐明了两者的病机与治则。

## 三、病因病机

便秘的发病，多因饮食不节、情志失调、外邪入里、劳倦久病、年老体弱等，导致脏腑功能失调，气血津液紊乱，大肠传导功能失常。

**（一）病因**

1. 饮食不节

饮酒过多，过食辛辣肥甘厚味，肠胃积热，大便干结；或恣食生冷，致阴寒凝滞，胃肠传导失司，造成便秘。

2. 情志失调

忧愁思虑过度，或久坐少动，每致气机郁滞，不能宣达，通降失常，传导失职，糟粕内停，不得下行，而致大便秘结。

3. 年老体虚

素体虚弱，或病后、产后及年老体虚之人，气血两亏，气虚则大肠传导无力，血虚则津枯肠道失润，甚则致阴阳两虚。阴亏则肠道失荣，以致大便干结，便下困难；阳虚则肠道失于温煦，阴寒内结，便下无力，大便艰涩。

4. 感受外邪

外感寒邪入里，阴寒内盛，凝滞胃肠，失于传导，糟粕不行而成冷秘。热病之后，肠胃燥热，耗伤津液，大肠失润，亦可使大便干燥。

**（二）病机**

基本病理为大肠传导失常，同时与肺、脾、胃、肝、肾等脏腑的功能失调有关。如胃热过盛，津伤液耗，则肠失濡润；脾肺气虚，则大肠传导无力；肝气郁结，气机壅滞，或气郁化火伤津，则腑失通利；肾阴不足，则肠道失润；肾阳不足，则阴寒凝滞，津液不通，皆可影响大肠的传导，发为本病。各种原因造成的失血、失液、血虚失养、津液不足亦可致便秘。

病理性质可概括为寒、热、虚、实四个方面。燥热内结于肠胃者，属热秘；气机郁滞者，属实秘；气血阴阳亏虚者，为虚秘；阴寒积滞者，为冷秘或寒秘。四者之中，以虚实为纲，热秘、气秘、冷秘属实，阴阳气血不足的便秘属虚。寒、热、虚、实之间，常有相互兼夹或相互转化。如热秘久延不愈，津液渐耗，可致阴津亏虚，肠失濡润，病情由实转虚；气机郁滞，久而化火，则气滞与热结并存；气血不足者，如受饮食所伤或情志刺激，则虚实相兼；阳气虚衰与阴寒凝结可以互为因果，见阴阳俱虚之证。

## 四、诊断与病证鉴别

**（一）诊断依据**

（1）排便间隔时间超过自己的习惯1天以上，或两次排便时间间隔3天以上，或1周排便次数少于3次。

（2）大便粪质干结，排出困难，或有排便不尽感，或有肛门直肠梗阻和肛门阻塞感。

（3）常伴腹胀、腹痛、口臭、食欲缺乏及神疲乏力、头眩心悸等症。

（4）常有饮食不节、情志内伤、劳倦过度等病史。

## （二）病证鉴别

便秘与肠结：肠结多为急症，因大肠通降受阻所致，表现为腹部疼痛拒按，大便完全不通，且无矢气和肠鸣音，严重者可吐出粪便。便秘多为慢性久病，因大肠传导失常所致，表现为腹部胀满，大便干结艰行，可有矢气和肠鸣音，或有恶心欲吐，食纳减少。

## （三）相关检查

对于便秘患者，大便常规、隐血试验应是常规检查内容。直肠指检有助于发现直肠癌、痔、肛裂、炎症、狭窄及外来压迫、肛门括约肌痉挛等。腹部平片可有助于确定肠梗阻的部位，对假性肠梗阻的诊断尤有价值。全消化道钡餐透视可了解钡剂通过胃肠道的时间、小肠与结肠的功能状态，能区分慢通过性便秘和排出道阻滞性便秘。结肠镜检查是排除大肠器质性病变的常用方法。对于排出道阻滞性便秘，进行直肠排便摄片可以了解肛门、直肠的结构和功能，排除直肠膨出、肠套叠、直肠脱垂、会阴异常下降等器质性疾病。

# 五、辨证

## （一）辨证思路

便秘应分虚实，实者当辨热秘、气秘和冷秘，虚者当辨气虚、血虚、阴虚和阳虚的不同。热秘症见大便干结，伴腹胀腹痛，口干心烦，面红身热等；气秘症见大便干结，或不甚干结，欲便不得出，伴肠鸣矢气，腹中胀痛，嗳气频作等；冷秘症见大便艰涩，伴腹痛拘急，胀满拒按，手足不温等；气虚证可见大便并不干硬，虽有便意，但排便困难，用力努挣则汗出短气，并伴便后乏力，神疲懒言等；血虚证可见大便干结，面色无华，头晕目眩，心悸气短等症；阴虚证可见大便干结，如羊屎状，伴头晕耳鸣，心烦少眠，潮热盗汗等；阳虚证可见大便不干，排出困难，伴小便清长，四肢不温，腹中冷痛等症。

## （二）证候

1. 实秘

（1）热秘

①症状：大便干结，腹胀腹痛，口干口臭，面红心烦，或有身热，小便短赤，舌红，苔黄燥，脉滑数。

②病机分析：素体阳盛，或喜食辛辣燥热，好食肥甘厚味，或过饮烈酒，多服温热滋补之品，或外感热证，热邪伤肺，肺胃之津不能下达大肠，致使胃肠积热，耗伤津液，肠道干涩，故大便秘结。热盛于内，积热上蒸，故见面红身热，口干烦渴；热移膀胱，故见小便短赤；舌苔黄燥，脉象滑实为热结津伤之象。本证热结日久伤阴或耗伤正气，可并发阴虚、气虚之证。

（2）气秘

①症状：大便干结，或不甚干结，欲便不得出，或便而不爽，肠鸣矢气，腹中胀痛，嗳气频作，纳食减少，胸胁痞满，舌苔薄腻，脉弦。

②病机分析：多因情志不畅，忧愁多虑，气郁不畅，肝失条达，气机阻塞，肝木侮土，胃肠失和所致。气郁化火，腑气不通，浊气不降，大肠气机不畅，传导不利而致便秘。气滞于内，故见胸胁满闷，脘腹胀痛；腑气不降，故见肠鸣矢气，排便不畅；苔白，脉细弦为气滞之象。本证气郁日久化火，或耗伤正气，或推行乏力，可并见热结、气虚、血瘀之证。

（3）冷秘

①症状：大便艰涩，腹痛拘急，腹满拒按，胁下偏痛，手足不温，呃逆呕吐，舌苔白腻，脉沉迟。

②病机分析：多因外感阴寒之邪，或内伤久病，阳气耗伤，或过服生冷寒凉、伐伤阳气，阴寒内盛所致。寒凝于内，糟粕固于肠间，而失去正常传导功能，故见排便困难，发为冷秘。阴寒内盛，温煦失权，故见小便清长，喜热怕冷，少腹冷痛；舌淡苔白润，脉沉迟为寒凝之象。阳虚为寒凝之根本，故寒凝证多伴阳虚之证。

2. 虚秘

（1）气虚秘

①症状：大便并不干硬，虽有便意，但排便困难，用力努挣则汗出短气，便后乏力，面白神疲，

肢倦懒言，舌淡苔白，脉弱。

②病机分析：脾主运化，脾气虚弱，运化失职，糟粕内停，大肠传导无力，故虽有便意而临厕努挣；肺气虚弱，固摄无权，故汗出气短；脾气虚弱，化源不足，故见神疲气怯，肢倦懒言；舌淡苔薄白，脉弱为气虚之象。本证若气虚日久，阳气耗伤，可见并见阳虚之证。

（2）血虚秘

①症状：大便干结，面色无华，头晕目眩，心悸短气，健忘，口唇色淡，舌淡苔白，脉细。

②病机分析：妇女产后，或大失血者，阴血丢失，络脉失养，不能下润大肠，肠道干涩，故见大便干结；血虚亦可致气虚，气血双虚，大肠推动乏力，以致大肠失去正常的传导功能，无力使大肠糟粕排出，也可致便秘。血虚则面色淡白无华，唇甲淡白，脉细涩；心血不足，故有心悸健忘；肝血不足，故头晕目眩。本证多与气虚、阴虚并存。

（3）阴虚秘

①症状：大便干结，如羊矢状，形体消瘦，头晕耳鸣，两颧红赤，心烦少眠，潮热盗汗，腰膝酸软，舌红少苔，脉细数。

②病机分析：年老体弱，或久病之后，阴液耗伤，尤其形体干瘦阴精亏虚者，使全身脏腑失去濡养，其阴精亏虚，肠燥失养，干涩不畅，可致大便干结，状如羊屎。阴液不能上承，则口干少津；阴虚火旺，可见颧红面赤；肾阴不足，故见潮热盗汗，腰膝酸软，眩晕耳鸣；舌红苔少，脉细小数均为阴虚之象。阴虚日久，阴血暗伤，可伴有血虚便秘之证。

（4）阳虚秘

①症状：大便干或不干，排出困难，小便清长，面色㿠白，四肢不温，腹中冷痛，或腰膝酸冷，舌淡苔白，脉沉迟。

②病机分析：气虚阳虚之体，或过食寒凉，损伤脾阳，脾阳不足，运化失职，津液不能正常运化输布，故见大便秘结。脾阳不振，阳气不能达于四末，故见畏寒肢冷；或年老体弱，命门火衰，下焦虚寒，故见少腹冷痛，或腰脊冷重，面色青淡；肾阳亏损，下焦温煦失权，阴液不得温而不能蒸发，故见小便清长，大便干或不干。本证多伴有寒凝证和气虚证。

# 六、治疗

**（一）治疗思路**

便秘的治疗应用通下为主，但绝不可单纯用泻下药，应针对不同的病因采取相应的治法。实秘为邪滞肠胃，壅塞不通所致，故以祛邪为主，给予泄热、温散、通导之法，使邪去便通；虚秘为肠失润养，推动无力而致，故以扶正为先，给予益气温阳、滋阴养血之法，使正盛便通。如《景岳全书·秘结》曰："阳结者邪有余，宜攻宜泻者也；阴结者正不足，宜补宜滋者也。知斯二者即知秘结之纲领矣。"

**（二）基本治法**

1. 泄热导滞，润肠通便法

（1）适应证：热秘。

（2）代表方：麻子仁丸加减。

（3）常用药：大黄、枳实、厚朴通腑泄热；麻仁、杏仁、白蜜润肠通便；芍药养阴和营。

（4）加减：津液已伤，加生地、玄参、麦冬滋阴生津；肺热气逆，咳喘便秘，加瓜蒌仁、苏子、黄芩清肺降气以通便；兼郁怒伤肝，易怒目赤，加服更衣丸以清肝通便；燥热不甚，或药后大便不爽者，可用青麟丸以通腑缓下，以免再秘；若兼痔疮、便血，可加槐花、地榆清肠止血；热势较盛，痞满燥实坚，可用大承气汤急下存阴。

2. 顺气润肠，导滞通下法

（1）适应证：气秘。

（2）代表方：六磨汤加减。

（3）常用药：木香调气；乌药顺气；沉香降气；大黄、槟榔、枳实破气行滞。

（4）加减：腹部胀痛加厚朴、大腹皮、莱菔子以助理气；便秘腹痛，舌红苔黄，气郁化火，加黄芩、栀子、龙胆草清肝泻火；气逆呕吐加旋覆花、代赭石、郁金、枇杷叶；若七情郁结，忧郁寡言者，加白芍、柴胡、合欢皮疏肝解郁；若跌仆损伤，腹部术后，便秘不通，属气滞血瘀者，可加红花、赤芍、桃仁活血化瘀。

3. 温里散寒，通便止痛法

（1）适应证：冷秘。

（2）代表方：温脾汤合半硫丸加减。前方温中散寒，导滞通便，用于冷积便秘，腹痛喜温喜按者；后方温肾祛寒散结，适用于老年虚冷便秘，怯寒，四肢不温者。

（3）常用药：附子温里散寒；大黄荡涤积滞；党参、干姜、甘草温中益气；当归、肉苁蓉养精血，润肠燥；乌药理气。

（4）加减：便秘腹痛加枳实、厚朴、木香助泻下之力；腹部冷痛，手足不温，加高良姜、小茴香增散寒之功。

4. 益气健脾，润肠通便法

（1）适应证：气虚秘。

（2）代表方：黄芪汤加减。

（3）常用药：黄芪补脾肺之气；麻仁、白蜜润肠通便；陈皮理气。

（4）加减：乏力汗出加白术、党参补中益气；排便困难，腹部坠胀，可合用补中益气汤升提阳气；气息低微，懒言少动，加用生脉散补肺益气；肢倦腰酸，可用大补元煎滋补肾气；脘腹痞满，舌苔白腻，加白扁豆、生薏仁健脾祛湿；脘胀纳少加炒麦芽、砂仁和胃导滞。

5. 养血润燥法

（1）适应证：血虚秘。

（2）代表方：润肠丸加减。

（3）常用药：当归、生地滋阴养血；麻仁、桃仁润肠通便；枳壳引气下行。

（4）加减：面白、眩晕甚，加玄参、何首乌、枸杞子养血润肠；手足心热，午后潮热，加知母、胡黄连清虚热；阴血已复，便仍干燥，可用五仁丸润滑肠道。

6. 滋阴通便法

（1）适应证：阴虚秘。

（2）代表方：增液汤加减。

（3）常用药：玄参、麦冬、生地滋阴生津；当归、石斛、沙参滋阴养血，润肠通便。

（4）加减：口干面红，心烦盗汗，加白芍、玉竹助养阴之力；便秘干结如羊屎状，加火麻仁、柏子仁、瓜蒌仁增润肠之效；胃阴不足，口干口渴，可用益胃汤；若肾阴不足，腰膝酸软，可用六味地黄丸；阴亏燥结，热盛伤津，可用增液承气汤增水行舟。

7. 温阳通便法

（1）适应证：阳虚秘。

（2）代表方：济川煎加减。

（3）常用药：肉苁蓉、牛膝温补肾阳；附子、火麻仁润肠通便，温补脾阳；当归养血润肠；升麻、泽泻升清降浊；枳壳宽肠下气。

（4）加减：寒凝气滞，腹胀较甚，加肉桂、木香温中行气止痛；胃气不和，恶心呕吐，加半夏、砂仁和胃降逆。

**（三）复法应用**

1. 益气养血，滋阴润肠法

（1）适应证：血虚气弱型便秘。症见面色苍白，神疲乏力，头晕，心悸，排便不利，舌淡苔白，脉细弱无力。

（2）代表方：补中益气汤合四物汤加减。前方补益中气，后方养血行滞，两者合用气血双补。

（3）常用药：黄芪、党参补中益气；当归、白芍、熟地黄养血滋阴；白术、茯苓、陈皮健脾助运。

（4）加减：阴虚血燥加玄参、麦冬、生地滋阴生津；便秘干结如羊屎状，加火麻仁、柏子仁、瓜蒌仁润肠通腑。

2. 泄热调肝，行气导滞法

（1）适应证：肝郁化火，气机阻滞之便秘。症见大便干结，坚涩难解，小腹胀痛，口干苦，头胀痛，目眩，烦躁，食少，舌红苔薄黄，脉细弦。

（2）代表方：丹栀逍遥散合六磨汤加减。前方可疏肝清火，健脾养血；后方行气通腑。

（3）常用药：丹皮、栀子清热泻火；柴胡、薄荷疏肝解郁；白芍养血敛阴，柔肝缓急；当归补肝体而助肝阳，使血和则肝和；白术、茯苓、甘草健脾益气；木香、槟榔、枳实破气行滞。

（4）加减：郁热伤阴加生地、麦冬、沙参、玄参滋阴清火；气滞血瘀加桃仁、郁金、丹参、五灵脂化瘀行滞。

**（四）其他疗法**

1. 单方验方

（1）蔓荆子 60 g，水煎服，每日 3 次。用于习惯性便秘。

（2）白术 30 g，枳实 15 g，水煎服，每日 3 次。用于习惯性便秘。

2. 常用中成药

（1）麻仁润肠丸：功能与主治：润肠泄热，行气通便。适用于肠胃积热，胸腹胀满，大便秘结。用法与用量：每次 1～2 丸，每日 2 次。

（2）六味安消胶囊：功能与主治：和胃健脾，导滞消积，行血止痛。适用于胃脘胀满，消化不良，热结便秘。用法与用量：每次 1.5～3 g，每日 2～3 次。

（3）枳术丸：功能与主治：健脾行气。适用于便秘脾虚气滞证。用法与用量：每次 1 袋，每日 2 次。

（4）苁蓉通便口服液：功能与主治：滋阴补肾，润肠通便。适用于中老年人、病后产后等虚性便秘。用法与用量：每次 10～20 mL，每日 1 次。

**（五）临证概要**

1. 掌握通便中药分类，临床应用有的放矢

临床具有泻下作用的中是治疗便秘的主要药物，依据作用的强弱有攻下、润下及峻下的区别。如大黄、芒硝、番泻叶、芦荟为攻下药；火麻仁、郁李仁、蜂蜜、黑芝麻等为润下药；牵牛子、芫花、大戟、甘遂、巴豆、商陆、千金子为峻下药。另外还可配合使用兼有通便作用的药物，如决明子、何首乌、肉苁蓉、柏子仁、桃仁、杏仁、瓜蒌、牛蒡子、紫菀、无花果等。

2. 攻下宜中病即止，久用易致脏腑损害

泻下药多作用峻猛，或具有毒性，易伤及正气及脾胃，故应中病即止。现代药理学证明长时间使用蒽醌类泻药可导致结肠黑变病和泻剂性结肠。番泻叶及其果实的主要活性成分番泻叶苷，可被大肠杆菌和其他肠道细菌分解成大黄酸蒽酮，后者结构上与丹蒽醌相似，有肝毒性。大黄也含大黄酸蒽酮。有报道称在长期服用番泻叶和其他植物性泻药的患者中发生肥大性骨关节病，或排便增加使液体大量排出体外，引起离子的丢失，造成代谢紊乱，如低钾血症。

3. 滋阴润肠宜合缓下，舟行仍需增液

"水不足以行舟，而结粪不下者"所引起的阴虚型功能性便秘在临床比较多见，当用养阴增液、润肠通便的方法。基本方为增液汤，常有药物有：生地、麦冬、玄参、玉竹、女贞子、墨旱莲、桑葚等。临证时可配合缓下之品，如决明子、何首乌。因津血同源，血虚则阴虚，故当归为常用的养血润肠通便的药物。对于阴血亏虚便秘，当归常配伍黄芪以益气养血，助推动之力；滋阴之品，常合果仁以滑利润肠，如五仁丸。舟行易，津复难，大便通畅后可去泻下之品，续以滋阴养血以固其本。

4. 补气运脾酌加升提，清升方能浊降

所谓欲降先升，故补气药常和升提药合用，以达升清降浊之功，常用升提药如升麻、柴胡、荷叶、桔梗等。气有推动作用，气虚则推动无力，出现排便不畅而便秘，故《伤寒论》中生用、重用白术，起到益气运脾通便的功效，临床多用于气虚便秘。临证时白术和枳实、黄芪和陈皮为常用药对。

5. 行气兼以导滞，疏理气机最相宜

便秘不通，总源于诸多因素导致的气机不通，大肠失于传导。且便秘不通，又易阻滞气机，导致脏腑的气机失调。故调理气机常贯穿便秘治疗的终始。如麻仁丸用枳实、厚朴，黄芪汤用陈皮，润肠丸、济川煎用枳壳。临床调理气机之主方为六磨汤。另外可视证候之轻重、体质之虚实，斟酌选用不同的调气药物，轻度便秘加用陈皮、枳壳、佛手；中度便秘加用青皮、枳实、厚朴、乌药、柴胡；重度便秘加用槟榔、莱菔子、沉香。针对慢性便秘，行气常合导滞，便行则气机易畅。导滞可选攻下之品，如大黄，但要中病即止，不宜久服。

6. 理脏腑之气机，尤重宣开肺气

肺为主气之枢，宣发肃降，是调节人体脏腑气机升降出入的重要器官。且肺与大肠相表里，肺气的开合影响大肠的传导功能。故调肺气是治疗慢性便秘的重要方法之一。治便秘，开肺气，首选紫菀。紫菀和莱菔子相配，可起到开肺气、启魄门的作用。另外可用于调节肺气、治便秘的药物还有枇杷叶、杏仁仁、桔梗、苏子。

## 七、临证经验

1. 以补为通

便秘多为本虚标实，虚实夹杂，故治疗当"以补为通"，使补虚而不壅滞，通腑而不伤正，虚实兼顾。临证每多选用白术等健脾补气之品。白术微辛，苦而不烈，其力多于散，有较好的健脾和胃之功，脾健胃和，脾升胃降则运化功能正常。白术小剂量以健脾为主，而通导则需大剂量。故以白术治疗便秘，每剂轻则30 g，重者可用至120 g，方能见效，乃取其"补药之体作泻剂，但非重用不为攻"之义。

2. 勿忘理肺

《灵枢·经脉》曰："大肠则便结，肠津不润则便结，肺气不降则便结。"肺为脏腑的华盖，水之上源，主气而布散津液，倘若肺气宣降失常，津液失于敷布，肠腑乏于濡润，即便燥成秘。治疗时遵"上窍开则下窍自通"，启上开下，提壶揭盖，可治便秘，常用紫菀、桔梗、苦杏仁等，此为宣肺通腑法。

3. 调畅气机

《灵枢·口问》云："中气不足，溲便为之变。"泄泻乃脾升不足为主，便秘属胃降不足为甚。清气不升，浊气不降，均系升降失调，枢机不利所致。临床常用升麻、枳实、川厚朴、香附等调理胃肠气机，与紫菀、杏仁等药配合以开肺气通肠腑，使升降有序，出入有道，则糟粕自除。

4. 祛瘀通导

叶天士倡立"初病在气，久病在血"之说，某些患者便秘症状时间少则数月，多则数十年之久，多属久病入血，久病必瘀。临证酌情加用化瘀之品，如桃仁、莪术、生地黄、当归、酒大黄等，以活血行气，且有"瘀血去，新血生"之意，尤适于气血亏虚，瘀血内结之便秘。

## 八、预后及转归

单纯性便秘，只需用心调治，则其愈较易，预后较佳。若属他病兼便秘者，则需查病情的新久轻重。若热病之后，余热未清，伤津耗液而大便秘结者，调治得法，热去津复，预后易佳。

便秘的转归还取决于是否并发其他疾病，如噎膈重症，常兼便秘，甚则粪质坚硬如羊矢，预后甚差。此外，老年性便秘和产后便秘，多属虚证。因气血不复，大便难畅，阳气不通，阴寒不散，便秘难除，因而治疗时难求速效。

## 九、预防与调护

注意合理膳食，以清淡为主，多吃粗纤维的食物及香蕉、西瓜等水果。按时登厕，养成定时大便的习惯。保持心情舒畅，加强身体锻炼，有利于胃肠功能的改善。

可采用食疗法，如黑芝麻、胡桃肉、松子仁等份，研细，稍加白蜜冲服，对阴血不足之便秘，颇有功效。外治可采用灌肠法，如中药保留灌肠或清洁灌肠等。

# 第八章　泌尿系统疾病

## 第一节　急性肾小球肾炎

肾小球疾病是一组以血尿、蛋白尿、水肿和高血压等为临床表现的肾脏疾病，是慢性肾衰竭的主要病因。

### 一、现代医学对急性肾小球肾炎的认识

急性肾小球肾炎是以急性肾炎综合征为主要临床表现的一组原发性肾小球肾炎。其特点为急性起病，血尿、蛋白尿、水肿和高血压，可伴一过性氮质血症，具有自愈倾向。常见于链球菌感染后，而其他细菌、病毒及寄生虫感染亦可引起。本病是小儿时期最常见的一种肾脏疾病。常见于 3 ~ 8 岁儿童，2 岁以下极少见。预后一般良好，病程为 6 个月到 1 年，发展为慢性肾炎者仅为极少数。少数患儿可在发病的第 1 周出现严重症状，如高血压脑病、肾功能不全、心衰等，所以对本病应给予高度重视。

**（一）诊断要点**

（1）发病前 1 ~ 4 周多有 A 组溶血性链球菌感染史。

（2）水肿、血尿、高血压为三大主症，少数患者尿常规无变化或极少有变化。

（3）重症可并发心力衰竭、高血压脑病、急性肾衰竭。

（4）尿常规镜下以红细胞为主，可见各种管型。血沉增快，抗链球菌溶血素"O"及抗链激酶大多增高，血清补体降低。荧光抗体法检查示肾小球基底膜有免疫复合物存在，患者血清中存在抗肾组织的自家抗体。少尿期血非蛋白氮和尿素氮可暂时增高的高血钾和代谢性酸中毒。

**（二）治疗指南**

（1）一般治疗：本病无特异疗法，以休息和对症治疗为主，急性期应卧床休息 2 ~ 3 周，待水肿消退、肉眼血尿消失、血压正常可下床活动，尿常规正常 3 个月后恢复体力活动。限制水分及钠盐的摄入，避免使用肾毒性药物。

（2）饮食：水肿、高血压患者限制钠盐的摄入，有氮质血症时，限制蛋白质的摄入量，尿少、循环充血应限制水的摄入。

（3）控制链球菌感染和清除病灶。

（4）对症治疗：①给予利尿剂，能利尿消肿，预防并发症。可用氢氯噻嗪、呋塞米。②舒张压高于 90 mmHg 时应给予降压药，首选硝苯地平（心痛定），卡托普利与硝苯地平交替使用降压效果佳。③高血压脑病首选硝普钠，监测血压，随时调节滴速，并给予地西泮止痉及呋塞米利尿脱水等。

（5）严重循环充血首先限制水、钠入量，尽快给予降压、利尿处理。

（6）出现急性肾功能不全时，维持水电解质及酸碱平衡，必要时采用透析治疗。

# 二、中医特色治疗

**（一）中医对急性肾小球肾炎的认识**

根据急性肾小球肾炎的主要临床表现，属于中医"水肿"范围。水肿在中医文献中论述的种类较多，按照急性肾小球肾炎的水肿情况，可归属于风水、阳水范畴。

风水、阳水的病因，古人认为由于感受外邪或疮毒后引起，这与急性肾小球肾炎因细菌、病毒或脓疱疮后导致发病是相似的。形成风水、阳水的病机，历代医家认为水肿与肺、脾、肾有关。《景岳全书》说："凡水肿等证乃脾肺肾三脏相干之病，盖水为至阴故其本在肾，水化于气故其标在肺，水惟畏土故其制在脾。今肺虚则气不化精而化水，脾虚则土不制水而反克，肾虚则水无所主而妄行，水不归经则逆而上泛，故传入于脾而肌肉水肿。"从上述中可以看出脾肺肾三脏是体内管理水液代谢的主要脏器，若发生病变则功能失常，不能正常地进行水液代谢而形成水肿。在水肿形成过程中肾脏的关系又最为密切。

以血尿为主的病机，历代文献中多认为尿血是由于感受外邪，邪热入里，热蕴下焦，迫血妄行所致。

综上所述，祖国医学认为本病是在正虚的基础上，风寒、湿热、疮疹、邪毒外侵，伤及肺、脾、肾三脏，则肺失通调、脾失传输、肾失开阖以及三焦水道失畅、膀胱气化无权，致使水湿毒邪大量内聚，水谷精微大量丢失而发为本病，临床诸证内生。对其主要的临床表现"水肿"的治疗，中医提出了"去菀陈莝，开鬼门，洁净府"的治疗原则。并拟定了不少有效的方药，如越婢汤、防己黄芪汤等。

中医中药在治疗急性肾炎中起了重要作用。目前中医治疗急性肾小球肾炎主要分为风寒束肺、风热犯肺、湿毒浸淫、水湿浸渍、阴虚血热等几个方面。

**（二）中医治法**

1. 风寒束肺证

证候：多于冬春寒冷季节发病，外感风寒后不久迅速起病，眼睑先肿，继而四肢及全身皆肿，尤以面部肿势为著，恶寒无汗，或伴发热，发热不高，咳嗽，骨节酸痛，口淡不渴，舌质淡，苔薄白，脉浮紧或弦。

治法：祛风散寒、宜肺利水。

方药：麻黄汤合五皮饮加减。生麻黄 6 g，桂枝 6 g，杏仁 9 g，紫苏 12 g，甘草 3 g，生姜皮 9 g，桑白皮 15 g，陈皮 12 g，大腹皮 12 g，茯苓皮 30 g。

2. 风热犯肺证

证候：多发于夏天，天气炎热之后，突然眼睑及面部水肿，发热恶风，咳嗽，咽喉肿痛，口干而渴，大便秘结或便溏灼肛，舌边尖微红，舌苔色黄，脉象浮数或濡数。

治法：疏风清热、利水消肿。

方药：银翘散合五皮饮加减。金银花 30 g，连翘 15 g，蒲公英 25 g，桔梗 12 g，薄荷 9 g（后下），板蓝根 30 g，茯苓皮 30 g，陈皮 10 g，大腹皮 15 g，桑白皮 18 g，车前草 30 g，甘草 6 g。咳嗽者，加川贝母 15 g，杏仁 10 g。

3. 湿毒浸淫证

证候：多见于南方潮湿天气，身发疮疡，脓疮溃烂，或见疮痕，恶风发热，面浮肢肿，小便短赤，口干苦，舌质红，苔薄黄或黄腻，脉浮数或濡数。

治法：疏表清里、除湿解毒。

方药：麻黄连翘赤小豆汤合五味消毒饮加减。麻黄 6 g，连翘 15 g，赤小豆 30 g，金银花 15 g，野菊花 15 g，蒲公英 25 g，紫花地丁 20 g，紫背天葵 9 g，白鲜皮 15 g，地肤子 12 g，生薏苡仁 30 g，藿香 15 g，甘草 6 g。

4. 水湿浸渍证

证候：面浮肢肿，或全身水肿，按之没指，小便短少混浊，身重困倦，胸闷，纳呆，腹胀，大便稀溏，苔白腻，脉沉缓或细。

治法：健脾渗湿、利水消肿。

方药：五苓散合五皮饮加减。泽泻 15 g，茯苓 30 g，猪苓 15 g，白术 15 g，桂枝 6 g，大腹皮 9 g，陈皮9 g，桑白皮15 g，生姜皮9 g，苍术15 g。

5. 阴虚血热证

证候：尿血，呈肉眼血尿或洗肉汤水样尿，小便频数，有灼热感，多无尿痛，常伴烦热口渴，腰酸腿软，或可见水肿，舌红少苔，脉象细数。

治法：清热凉血、养阴利水。

方药：小蓟饮子合六味地黄汤加减。生地18 g，小蓟15 g，通草9 g，蒲黄9 g，藕节15 g，山栀子12 g，山茱萸15 g，丹皮15 g，泽泻15 g，山药15 g，甘草6 g。

在临床辨证之时，须根据具体病情临证加减：如尿蛋白多者加蝉衣6 g，玉米须30 g，薏苡仁30 g。血尿较甚者加白茅根30 g，车前草30 g，小蓟15 g，琥珀末2 g（冲服）。小便不利者加石书6 g，海金沙12 g，泽泻30 g。头痛甚者加天麻12 g，白菊花15 g。若水气凌心见心悸不安、形寒肢冷加泽泻30 g。水肿较甚者加茯苓皮60 g，猪苓30 g。胸闷、发绀等选用真武汤合苓桂术甘汤。若湿毒内蓄见神昏欲睡、泛恶，甚至口有尿味，宜加用附子、大黄、黄连、法半夏以解毒降浊。若神志昏蒙者加用石菖蒲、郁金等芳香开窍之品。

**（三）当代名老中医治疗急性肾小球肾炎的经验**

1. 邹云翔

金银花30 g，连翘12 g，生薏苡仁15 g，茯苓15 g，玄参9 g，滑石30 g，甘草6 g，桃仁10 g，治疗风热袭肺型。

2. 时振声

时振声自拟滋肾化瘀清利汤（女贞子10 g、旱莲草10 g、白花蛇舌草15 g、生侧柏15 g、马鞭草15 g、大小蓟各30 g、益母草30 g、白茅根30 g、石韦30 g），应以滋肾活血，凉血止血为法，滋肾与化瘀、清利同用，有助于提高疗效。

3. 宋代雄氏

宋代雄氏自拟五味草汤（珍珠草、白花蛇舌草、白茅根、车前草、玉米须）加减治疗，血尿明显者加凉血止血药或活血止血药，取得较好疗效。

4. 韩建芳氏

韩建芳氏用自拟茅坤汤（白茅根、益母草、泽泻、半边莲、车前子、猪苓、大腹皮），尿中红细胞不减少者，加生地榆、生柏叶，有瘀血征象者，加丹参、川芎，亦有疗效。有使用单味白茅根煎剂，有清热止血利尿作用。

5. 刘宝厚

急性肾炎根据其临床表现属于中医"水肿""风水""肾风"等范畴。患者素体肺气虚弱，卫表不固，易感外邪。风邪上受，首先犯肺，肺之宣通和肃降功能失调，不能通调水道，下输膀胱，风水相搏，风遏水泛而成水湿浸渍之证。水湿内阻，郁而化热，产生湿热之证。所以肺卫不固、水湿浸渍，湿热内蕴是急性肾炎常见的中医证型。水湿浸渍证多见于急性肾炎水肿期；湿热内蕴证主见于急性肾炎水肿消退期；肺卫不固证多见于急性肾炎恢复期。采用具有清热利湿，活血利水功效的清热健肾汤加减治疗急性肾炎58例，疗程2周，结果：治愈52例（89.66%），好转4例（6.89%），未愈2例（3.45%），总有效率96.55%。说明急性肾炎以湿热内蕴型居多，清热利湿，活血利水法是治疗的主要方法，疗效可靠，无毒副作用。

**（四）治疗急性肾小球肾炎偏方简介**

1. 白金益肾汤

药物：白茅根、金银花、益母草各10～30 g，竹叶5～10 g。

用法：每日1剂，水煎，分2～3次服。

功效：清热解毒，凉血止血。此方曾加减治疗急性肾小球肾炎106例，痊愈78例，好转21例，无效7例。

2. 山楂饮

药物：山楂90 g（一日量）。

用法：水煎，分 3 次服，连服 7 日。

功效：清泄里热，活血散瘀。曾用此方治疗急性肾炎 45 例，痊愈 34 例，好转 7 例；治疗慢性肾炎 60 例，痊愈 42 例，好转 18 例。

3. 益母车前茶

药物：益母草 30 g，车前草 50 g。

用法：煎汤代茶，连服半个月。

功效：清热解毒，利尿消肿，适用于急性肾炎，利水消肿有较好疗效。

4. 桑白皮汤

药物：桑白皮 20 g，赤小豆 30 g，白茅根 18 g，金银花 15 g，连翘、黄芩各 10 g。

用法：每日 1 剂，水煎服。恢复期以六味地黄丸巩固疗效。

功效：清热解毒，祛湿利水。曾用此方加减治疗急性肾小球肾炎 45 例，痊愈 43 例，2 例转为慢性肾炎。

5. 蝉蜕饮

药物：蝉蜕 10 g，益母草、白茅根各 30 g。

用法：水煎服，每日 1 剂。

功效：发散风热，利水消肿。适用于急性肾炎，有较好疗效。

6. 麻苏防风汤

药物：麻黄 6 g（先煎），苏叶（后下）、防风、防己、陈皮、炙桑白皮、大腹皮、猪苓各 9 g，木通 5 g，牡丹皮、云茯苓、车前子（包煎）各 12 g。

用法：水煎服，每日 1 剂。

功效：疏风散热，祛湿利水。用于急性肾炎，遍身水肿，头痛，小便短赤等，有较好疗效。

7. 杏苏荆防汤

药物：杏仁、苏叶、荆芥、防风、沙参、浙贝母、桔梗各 10 g，麻黄、生姜皮、甘草各 5 g。

用法：水煎服，每日 1 剂。

功效：疏风散寒，利水消肿。治疗急性肾炎水肿、咳喘有良效。

8. 车前白金饮

药物：车前草、金钱草、白茅根各 100 g。

用法：水煎服，每日 1 剂。

功效：清热凉血，利水消肿。治疗急性肾炎水肿、血尿有良效。

# 三、经验与体会

**（一）急性肾小球肾炎分期结合辨证治疗经验**

1. 急性期

风寒束肺，风水相搏证，疏风散寒，宣肺行水。方药：麻黄汤合五苓散加减。若咳喘较甚，加葶苈子、白芥子降气平喘；若见汗出恶风，卫阳已虚者，可改用防己黄芪汤加减。风热犯肺，水邪内停证，散风清热，宣肺行水。方药：越婢加术汤加减。可酌加浮萍、泽泻以助宣肺利水消肿；若咽喉肿痛，可加板蓝根、桔梗、连翘以清咽散结解毒；若热重、尿色赤或见血尿，可加鲜茅根、大蓟、小蓟以清热利尿，凉血、止血；若咳喘较甚，加前胡、杏仁以降气止喘；若见汗出恶风，卫阳已虚者，可改用防己黄芪汤加减，以助卫行水；若有尿频、尿急、尿痛者，可加生地、瞿麦、鸭跖草、竹叶以养阴清热凉血利尿。热毒内归，湿热蕴结证，清热解毒，利湿消肿。方药：麻黄连翘赤小豆汤合五味消毒饮加减。若脓毒甚者，当重用蒲公英、紫花地丁等，以加强清热解毒之力；若湿盛而皮肤糜烂者，可加苦参、土茯苓以燥湿清热；若风盛而皮肤瘙痒者，可加白鲜皮、地肤子以疏风止痒；若血热而红肿甚者，可加丹皮、赤芍以清热凉血消肿；若大便不通者，可加大黄、芒硝以通腑泄热；若水肿较重者，可加茯苓皮、大腹皮以利水消肿。另可用中成药牛黄解毒片，每次 4 片，每天 3 次。脾肾亏虚，水气泛溢证，健脾渗湿，通阳利水。方药：五皮饮合五苓散加减。若上半身肿甚，可加麻黄、杏仁、葶苈子以宣肺泄水；若下半身肿甚者，可加川椒、防己以入下焦，散湿邪，利水消肿；

若身寒肢冷，脉沉迟者，可加附子、干姜以温经散寒；若水湿困阻阳气，心阳不振，水气上逆凌心，致心悸不安，胸闷发绀，形寒肢冷，小便不利，肿势严重，舌暗苔白，脉微结代者，可用真武汤加枳实、丹参以温阳利水；若浊毒内蓄，见有神倦欲睡，泛恶，甚则口有尿味，小便极少或无者，宜加制附子、制大黄、黄连、半夏以解毒降浊。肺肾不足，水湿停滞证，益气扶正，利水消肿。方药：防己黄芪汤加减。若乏力腰酸明显者，加用杜仲、牛膝、川断、山药等，以益气补肾；咽部暗红，或低热者加用玄麦甘橘汤或百合固金汤加减，以清热利咽，养阴润肺。

2. 恢复期

脾气虚弱证，健脾益气。方药：参苓白术散加减。若下肢水肿者，加泽泻、车前子以利尿消肿；若有中气下陷者，加重参、芪用量，并加升麻以升提中气；若畏寒肢冷者，加葫芦巴，肉桂以温补阳气；若食欲不振者，加谷芽、麦芽、鸡内金、神曲以消食助运。另可用中成药人参健脾丸，每次 1 丸，每天 3 次。肺肾气阴两虚证，补肺肾、益气阴。方药：参芪地黄汤加减。若肺虚邪恋，低热咽干，咳嗽痰少者，可加用玄麦柑橘汤和百合固金汤；若易于外感者，可加用玉屏风散和冬虫夏草；若肾虚湿热下注者，可加用知柏地黄丸和二妙丸。另可用中成药金水宝胶囊，每次 3 粒，每天 3 次。

**（二）中西医结合治疗急性肾小球肾炎体会**

急性肾小球肾炎是一种由感染后免疫反应引起的肾脏弥漫性肾小球损害为主的疾病。根据临床资料可以看出，本病男性发病多于女性。其中 32 岁以下青少年占大多数。从病因分析看，继发咽喉部感染性疾病居多。关于本病的治疗，笔者认为西医西药对控制肾炎原发灶及缓解危象疗效较好；而中医中药对提高机体免疫力，促进肾功能恢复疗效显著，利尿消肿，降压作用较快，尤其是促进蛋白尿，管型尿及血尿的消失功效特异，对改善肾功能有积极作用。

急性肾小球肾炎多属祖国医学中水肿病范畴的"风水"或"阳水"。本病多与感受外邪，湿热内蕴，疮毒内侵及脾虚水泛等因素有关，审其证因，所拟基本方剂中运用茯苓、泽泻、车前子渗湿利尿；薏苡仁健脾利湿；黄芪、山药补益脾气与利湿药配伍具有利小便，洁净腑而不伤元气之作用。桑白皮疏风宣肺利小便；茅根、坤草凉血活血以治血尿；上诸药各治其偏，各有所长，同方潜用，共奏清热解毒、疏风宣肺，健脾利湿之功效，急性肾小球肾炎加减应用疗效满意。

中药基本方剂：黄芪、山药、蒲公英、车前子（单包）、泽泻、茯苓、茅根、桑白皮、坤草、薏苡仁。急性期服用此方，随症加减治疗，每天 1 剂。①早期感染较重，表证明显者加麻黄、金银花、防风。②表证不明显而温热较重者，若热偏重者伴血尿，重用茅根，加滑石、连翘、大小蓟；若湿偏重者以水肿为主要见症加大腹皮、猪苓；食欲缺乏，腹胀者加白术、川朴。③心阳虚（合并心衰）者加附子、桂枝、炙甘草，有肝阳上亢（高血压）见症者加钩藤、菊花、龙胆草。

恢复期：以金匮肾气汤随症加减治疗。西医西药配合治疗：卧床休息，低盐饮食，腰部保温。抗感染以青霉素为主，过敏者用红霉素或林可霉素；水肿明显者加用利尿剂如氢氯噻嗪，血压较高者加用降压剂；少尿时应慎用保钾利尿药(如氨苯蝶啶及螺内酯)及血管紧张素转换酶抑制剂(如卡托普利)，以防诱发高血钾；伴心衰者加用毛花苷 C。

**（三）针灸推拿治疗急性肾小球肾炎的经验**

（1）取三焦俞、膀胱俞、偏历。若伴咽喉红肿疼痛，舌质红、苔薄黄、脉浮滑数，发热重、恶寒轻者，为风热袭表，可加肺俞、合谷宣肺清热；若恶寒重，发热轻，舌苔白，脉浮紧，为风寒束表之证，可加肺俞、大杼以宣肺散寒；若伴发热口渴，大便干结，小便短赤，舌质红，苔黄腻，脉沉数，为湿热蕴蒸不化所致，可加阴陵泉、陷谷助脾胃运化以清热利湿，利尿消肿；若咽痛甚者加少商（可点刺出血）；面部肿甚者可加水沟；发热甚加大椎；鼻塞加迎香；大便干结加支沟，小便短赤加三阴交、蠡沟。

（2）手法以通调三焦气机为主，可根据不同的情况，每次选 3～5 个穴，阳证兼调肺与膀胱，毫针用泻法，一般不灸；阴证宜调补肝肾，毫针用补法，多灸。

（3）穴位注射选穴：双侧足三里、肾俞、血海或三阴交，各穴位交替使用。

**（四）运用药膳治疗急性肾小球肾炎的经验**

（1）赤小豆 30 g，鲤鱼 250 g。

制法：将赤小豆、鲤鱼同煮。

用法：分 2 次服，连续食用数日。

（2）玉米须 60 g。

制法：将玉米须加水 500 mL，文火煎煮 20 min。

用法：代茶饮。

（3）赤小豆、冬瓜皮、玉米须各适量。

制法：水煎服。

用法：代茶饮，持续饮用。

（4）姜皮 6 g，冬瓜皮 15 g，车前草 15 g。

制法：水煎服。

用法：日服 2 次。

（5）小白菜 500 g，薏苡仁 60 g。

制法：将薏苡仁煮成粥，加入切好洗净的小白菜，煮二三沸，待白菜熟即成，不可久煮。

用法：日服 2 次。无盐或低盐食用。

功效：适用于急性肾炎水肿少尿者。

（6）冬瓜 500 g，赤小豆 30 g。

制法：将 2 味加水适量煮汤，不加盐或低盐。

用法：食瓜喝汤，日服 2 次。

功效：适用于急性肾炎水肿少尿者，慢性肾虚寒者不宜服食。

（7）粒状草、车前草各 50 g。

制法：将 2 味加水 500 mL 煎汁。

用法：服时加白蜜 10 mL，日服 3 次。

功效：适用于急性肾炎发热、水肿、少尿，尿中有红，白细胞者。

（8）玉米须、鲜白茅根各 50 g。

制法：将 2 味加水煎汁。

用法：代茶饮，日服 3 ~ 5 次。

功效：适用于急性肾炎水肿，血压升高，少尿或血尿者。

（9）白茅根 100 g，晒干西瓜皮 60 g。

制法：加水 500 mL 煎汁。

用法：代茶饮，常服。

功效：适用于小便短少，头面水肿，渐及全身者。

（10）白茅根 60 g。

制作：将白茅根洗净后用水煎汁。

用法：代茶饮，每日 3 ~ 5 次。

功效：适用于颜面水肿，恶寒发热，小便不利。

# 第二节　慢性肾小球肾炎

## 一、现代医学对慢性肾小球肾炎的认识

慢性肾小球肾炎简称慢性肾炎，系指蛋白尿、血尿、高血压、水肿为基本临床表现，起病方式各有不同，病情迁延，病变缓慢进展，可有不同程度的肾功能减退，最终将发展为慢性肾衰竭的一组肾小球疾病。

**（一）诊断要点**

1. 临床表现

蛋白尿、血尿、水肿、高血压为慢性肾小球肾炎的基本临床表现。早期患者可有乏力、疲倦、腰部疼痛、食欲缺乏；水肿可有可无，一般不严重。有的患者可无明显临床症状。

2. 辅助检查

辅助检查包括：①尿蛋白常在 1 ~ 3 g/d，尿沉渣镜检红细胞可增多，可见管型。②贫血，高磷低钙、水电解质及酸碱失衡、血肌酐升高、尿素氮升高等。③肾脏病理检查可表现为弥漫性或局灶节段性系膜增殖、膜增殖、膜性、微小病变，局灶硬化、晚期肾小球纤维化或不能定型。可伴有不同程度肾间质炎症及纤维化。晚期肾小球肾炎肾皮质变薄，肾小球毛细血管袢萎缩并发展为玻璃样变或纤维化，残存肾小球可代偿性增火，肾小管萎缩等。

3. 鉴别诊断

慢性肾小球肾炎需与继发性肾小球疾病（狼疮性肾炎、过敏性紫癜性肾炎、糖尿病肾病等）、慢性肾盂肾炎、慢性间质肾炎、原发性高血压肾损害等鉴别。

**（二）治疗指南**

慢性肾小球肾炎的治疗是以缓解或改善临床症状、防止或延缓肾功能恶化和防治并发症为目的。目前对本病尚缺乏有效的治疗药物，主要是对症治疗，防止和延缓肾功能进行性恶化，改善或缓解临床症状，防止严重并发症，减少尿蛋白，改善肾功能，治疗药物宜联合应用，中西药并用。

**（二）药物治疗具体方案**

1. 一般治疗

防止呼吸道感染，避免劳累（必要时卧床休息），忌用对肾脏有毒性作用的药物。

2. 控制高血压

重度高血压多以钙通道阻滞药与血管紧张素 II 受体阻断剂（ARB）联合用药，目前临床上常用的血管紧张素 II 受体阻断剂有缬沙坦 80 mg，每日 1 次；或氯沙坦 50 mg，每日 1 次；或厄贝沙坦 75 ~ 150 mg/d。发生急进性高血压和高血压危象时，需用硝普钠 0.5 ~ 1 μg/（kg·min）静脉滴注。

3. 激素、免疫抑制药治疗

对肾病型（大量蛋白尿）患者需加用激素。若有激素依赖或不敏感且肾功能正常者改用环孢素 3.5 ~ 4.0 mg/（kg·d），每日分 2 次服用，肾功能减退者血肌酐在 221 μmol/L（2.5 mg/dL）以上不宜用环孢素，可用吗替麦考酚酯。

4. 抗凝治疗

高凝状态可给予肝素 50 ~ 80 mg/d 和尿激酶 2 万 ~ 8 万 U/d 静脉滴注（2 ~ 8 周）治疗，对顽固性或难治性肾静脉血栓形成者，可经肾动脉或静脉插管技术注射尿激酶 20 万 U。

5. 高尿酸血症的处理

保持尿量 1 500 mL/24 h，碱化尿液，低嘌呤饮食，血尿酸 > 500 μmol/L，口服别嘌醇每次 0.1 g，3/d，降低血尿酸可防止肾功能进一步减退，但剂量宜小，用药时间要短，减药要快。一般不宜用增加尿酸排泄的药物。

6. 调控血脂治疗

选用他汀类降脂药口服。

# 二、中医特色治疗

**（一）中医对慢性肾小球肾炎的认识**

慢性肾炎的病因尚未完全明了，病期常以年计，可达数十年。临床表现典型者有血尿、蛋白尿、管型尿、水肿、高血压等，轻者可仅有少量蛋白尿或镜下血尿；重者可出现贫血、严重高血压，并可逐渐发展成慢性肾衰竭。本病属中医学"水肿""虚劳""腰痛"等病证范畴。

（二）中医治法

1. 本证

（1）肺肾气虚证

证候：面浮肢肿，面色萎黄，少气无力，易感冒，腰脊酸痛，舌淡苔白润，边尖有齿印，脉细弱。

治法：补益肺肾。

方药：益气补肾汤。主要药物：人参、黄芪、白术、茯苓、山药、山萸肉，炙甘草、大枣。兼有外感表证者，宜先解表，兼风寒者可用麻黄汤加减，兼风热者可用银翘散加减；若头面肿甚，咽干咽痛者，可用麻黄连翘赤小豆汤。

（2）脾肾阳虚证

证候：水肿明显，面色㿠白，畏寒肢冷，腰背酸痛或腿软，足跟痛，神疲纳呆或便溏，性功能失常（遗精、阳痿、早泄）或月经失调，舌嫩淡胖，有齿印，脉沉细或沉迟无力。

治法：温补脾肾。

方药：附子理中丸。主要药物：党参、附子、白术、干姜、炙甘草。若肾阳虚甚，形寒肢冷、大便溏薄明显者，可加肉桂、仙灵脾以助温补脾肾之力；水肿明显者，可用实脾饮合真武汤以温阳利水。

（3）肝肾阴虚证

证候：目睛干涩或视物模糊，头晕耳鸣，五心烦热，口干咽燥，腰有酸痛，梦遗或月经不调，舌红少苔，脉弦细或细数。

治法：滋养肝肾。

方药：杞菊地黄丸。主要药物：熟地、山萸肉、山药、泽泻、丹皮、茯苓、枸杞子、菊花。肝阴虚甚者，可加当归，白芍以加强养肝阴之力；兼心阴虚者，可加柏子仁、炒枣仁、五味子以养心安神。

（4）气阴两虚证

证候：面色无华，少气乏力或易患感冒，午后低热或手足心热，口干咽燥或长期咽痛、咽部暗红，舌质偏红，少苔，脉象细或弱。

治法：益气养阴。

方药：参芪地黄汤。主要药物：人参、黄芪、生地、山药、山萸肉、丹皮、泽泻、茯苓。若大便干者，可加玄参，火麻仁、生大黄以清热润肠通便；若口干咽燥，干咳少痰，小便短赤、大便干者，可改用人参固本丸加减。

2. 标证

（1）夹外感证

证候：兼风寒者可见微恶风寒，或伴发热，骨节酸痛，舌质淡，苔薄白，脉浮紧等；夹风热者可见发热恶风，咳嗽，咽喉肿痛，口干而渴，小便短赤，舌边尖微红，苔薄黄，脉浮数等。

治法：宣肺解表。

方药：麻黄汤。主要药物：麻黄、桂枝、杏仁、甘草。若为风热表证，可改用银翘散加减治疗；若头面部水肿甚者，可改用越婢加术汤以宣肺、利水、消肿。

（2）夹水湿证

证候：全身中度以上水肿或有胸水、腹水。

治法：利水消肿。

方药：五皮饮。主要药物：生姜皮、桑白皮、陈皮、大腹皮、茯苓皮。若腰以上肿甚兼风邪者，当加防风、羌活以散风除湿；腰以下肿甚为水湿下注者，加防己、车前予以利水消肿。

（3）夹湿热证

证候：皮肤疖肿、疮疡，咽喉肿痛，脘闷纳呆，口干不思饮，小便黄赤，灼热或涩痛不利，舌苔黄腻，脉濡数或滑数。

治法：清利湿热。

方药：龙胆泻肝汤。主要药物：龙胆草，柴胡、泽泻、车前子、通草、生地、当归、炒栀子、炒黄芩、甘草。湿热蕴积上焦，见咳吐黄痰甚者，可用杏仁滑石汤加减；湿热中阻，以痞满腹胀为主者，可用黄连温胆汤加减；湿热蕴结下焦者，可用八正散加减。

**（三）当代名老中医治疗慢性肾小球肾炎的经验**

1. 邹云翔

邹氏认为除抓住脾肾外，必须注意脏腑阴阳气血的整体调理。慢性肾小球肾炎肾病型，临床常见应用激素无效，因副作用大而停服西药。症见：全身倦怠无力，胃纳减少，呈满月脸、水牛背、围裙腹，腹部及火腿内侧有紫纹，皮里膜外水湿停滞，妇人常伴经闭。邹氏认为，此系使用激素之后，人体升降出入之功能紊乱，初伤气分，导致气机怫郁，久则导致血瘀，变气血精微为痰浊血瘀，阻滞脏腑、经络、血脉、肌腠。为此，邹氏创用疏滞泄浊法，以疏其气血，泄其痰浊血瘀，使失常之升降出入功能得以恢复。常用越鞠丸加减：制苍术、制香附、神曲、郁金、合欢皮、法半夏、陈皮、当归、红花、川芎、桃仁，茯苓、芦根。若汗出多，加糯稻根。

2. 钟新渊

钟新渊治疗慢性肾小球肾炎经验丰富，他认为慢性肾小球肾炎急性发作多表现为湿热瘀血证，治以活血化瘀，清热解毒，利水退肿。常用益母茅根汤治疗，方以益母草辛开苦泄，具有活血化瘀、利尿消肿之作用。白茅根甘寒，凉血止血祛瘀血、清热解毒利小便；其可缓解肾小球血管痉挛，使肾血流量及肾滤过率增加，使缺血改善，肾素产生减少。八月札甘寒，有疏肝理气，活血止痛、除烦利尿作用，本品性味平和，既可通利水道，使肝气条达而气机舒畅，又能活血散结化瘀，清热解毒，对急、慢性肾小球肾炎是一味比较理想的药物。丹参通经化瘀、活血养血，常用于多种瘀血和血行不畅的病证。车前草、白花蛇舌草清热解毒利水湿。诸药合用，药性平和无毒，共奏活血化瘀、清热解毒、利水退肿之功效。

**（四）治疗慢性肾小球肾炎偏方**

（1）益母草40 g，白茅根40 g。水煎服，每日一剂。适用于肾病型的。

（2）夏枯草40 g，草决明40 g。水煎服，日服一剂。适用于有高血压的慢性肾炎。

（3）玉米须50 g（鲜的100 g），车前草50 g（鲜的100 g）。水煎服，用于水肿尿少。

（4）泽兰根40 g，大黄15 g。水煎服，每日一剂，用于氮质血症者。

（5）黄芪50 g，水煎服，每日一剂。适用于水肿，尿蛋白不消退者。

（6）益肾汤：当归、川芎、赤芍、红花各15 g，丹参15 g，桃仁10 g，益母草、金银花、白茅根、板蓝根、地丁各30 g。水煎服，每日一剂。适用于慢性肾功能障碍及尿蛋白不消者。

（7）将玉米须、西瓜皮、冬瓜皮、赤小豆适量，煎汤代茶饮，连续服用。适用于慢性顽固性肾炎水肿。

（8）慢性肾炎，水肿不退时，以大鲤鱼一条，去肠杂，留鳞，用大蒜瓣填满鱼腹，用纸包好，用线缚定，外面用黄泥封裹，放于灰火中煨熟，除去泥纸，淡食，一日吃完，小便利而水肿除。

（9）炒椒目100 g，车前子100 g，葶苈子100 g，共研细末，枣肉为丸，每服5～10 g，一日2次。用于水肿难消者。

（10）尿蛋白不消失，用大蓟根25 g，薏苡仁根50 g。水煎服，每日一剂。

# 三、经验与体会

**（一）慢性肾小球肾炎分期结合辨证治疗经验**

1. 隐匿期

隐匿期多因风、热、湿、毒等外邪侵入，引起感冒、上呼吸道感染而发病。感冒症状消失后，肾炎处于隐匿状态，自觉症状不明显，不腰痛，不水肿或眼睑稍有水肿，如正常人。脉象多为浮、数，舌红，苔白兼黄。这一时期为慢性肾小球肾炎初发期，治疗原则应以祛风、清热、解毒为主，兼顾健肾。常用药有：金银花、蒲公英、蝉蜕、茅根、地榆、生地、琥珀、丹皮、贯众、白花蛇舌草等，并可配合西医的抗菌药物以利消除瘀灶。

2. 蛋白尿期

这一时期多由第一期发展而来，出现脾肾气虚或气阴两虚。这一时期的自觉症状主要是乏神、无力，但不水肿，不腰痛，饮食起居正常，最易忽视治疗。此期脉象多为细、弱或迟，舌淡红，苔薄白，边有齿印。该时期的治疗原则要以健脾利湿、补肾固精为主。主选药物：黄芪、白术、茯苓、萆薢、仙灵脾、山药、薏苡仁、白花蛇舌草、菟丝子、党参、金樱子、丹参、坤草、旱莲草等。西药以能量和维生素类配合应用以扶正补虚。

3. 高血压期

高血压期多由前两期发展而来。这一时期邪入血分，肝肾阴虚，肝阳上亢，肾功轻度或中度受损。肾脏分泌肾素、血管紧张素失调，致使血压升高。该时期除具有蛋白尿期的乏神、无力症状外仍无特别自觉症状。血压是随肾功能损伤程度逐渐升高的，无明显头晕不适之症。此期为肾功能代偿期。脉象以虚、弦，涩为多见，舌红，苔薄黄。本期治疗原则以滋补肝肾，活血化瘀、降压保肾功能为主。常用的药物：黄芪、当归、红花、丹参、坤草、仙灵脾、生地、女贞子、桑寄生、枸杞子、广地龙等。西药可配以抗凝、降压药物，以防肾小球毛细血管栓塞。

4. 肾衰期

慢性肾小球肾炎失治或不治，后期外邪长期滞留，正气匮乏，肾脏功能严重受损，功能紊乱，这时的自觉症状明显：胸闷、心慌气短、全身无力，面色无华，恶心、呕吐，血压居高不下，头晕眼花，怕冷，面部或脚踝水肿或不水肿，重者口鼻出血，大便干且黑，尿少。脉象呈弦、涩象，律不齐，舌淡，苔厚腻。本时期肾功能损害较明显，其治疗原则应以温阳补肾、通腑泻浊为主，以健脾、破瘀、清热、解毒、利尿为辅，排除血中有毒物质，增加肾脏血流灌注，改善肾动能。常用药有：黄芪、党参、丹参、赤芍、坤草、骨碎补、仙灵脾、大黄、芒硝、枳实、煅牡蛎、白花蛇舌草、蒲公英、绿豆衣、茯苓、车前子、泽泻等。西药可配合应用降压，消炎、调节电解质紊乱的药物，对症用药。

**（二）中西医结合治疗慢性肾小球肾炎**

中医学对于慢性肾炎的治疗重视调理全身，增加抵抗力，扶正固本。现代医学则认为慢性肾炎主要是病毒、细菌等抗原感染后引起的免疫反应，故重视抗菌消炎、免疫抑制与抗凝治疗。中西医结合既重视了机体的全身情况、抗病能力、扶正固本，又重视了热毒，瘀血等实邪治疗，这与以往历代各家偏重于脾肾阳虚、水湿潴留的认识相比是大大地推进了一步。

1. 益气、固表、卫外减少肾炎复发

慢性肾炎患者因低蛋白血症、抵抗力下降或由于应用免疫抑制剂抑制了细胞免疫力，易招致感染，病情加重、迁延不愈，此称"卫外之气不固、外邪得而凑之"。临床可用玉屏风散来益气、固表、卫外，取得良效，使患者正气得助、机体抗感染能力增强。

2. 健运脾胃，改善饮食状况

慢性肾炎肾病型患者常有严重的低蛋白血症，可致胶体渗透压降低，形成腹水及胃肠水肿，导致厌食腹泻、蛋白摄入不足，因而加剧免疫失衡。低蛋白血症主要是因大量蛋白尿，肠道丢失仅为小部分。但低蛋白血症的恢复却与脾胃的消化吸收功能密切相关，有呕吐、食欲缺乏或便溏者，低蛋白血症常难纠正，所以调理脾胃是慢性肾炎治疗中十分重要的一环。

3. 充精补肾

对久治不愈，下元虚亏，水肿邈而不尽，按之如泥，血浆蛋白很低等难治性慢性肾炎患者，一般药物不能收效，大剂量激素又不能耐受者，宜健脾开胃，配以阴阳平调如党参、黄芪、玉竹、熟地、巴戟肉、仙灵脾、补骨脂、杜仲、山茱萸、白芍、益智仁、菟丝子、阿胶、鹿角胶、龟板胶等，可以扶正并抗外邪侵袭。

4. 清利湿热与热毒

感染对肾炎的影响很大，常常由于体内感染灶的存在，肾炎的治疗措施难以奏效，使本来属于阳虚或阴虚的证候转化为热证，而热淫于内与水湿蕴结，郁久化毒使患者呈湿热之证。

5. 活血化瘀

采用活血化瘀方治疗慢性肾炎，可促使肾损害恢复及肾功能改善。临床常用活血化瘀，清热解毒之方治疗慢性肾炎效果明显。

**（三）针灸治疗慢性肾小球肾炎的经验**

（1）选肾俞、京骨两穴，应用冷冻针灸疗法治疗慢性肾炎 30 例，尿蛋白消失或基本消失者 17 例，不同程度减少者 13 例；伴有水肿的 27 例中，显效 21 例，好转 6 例；血压升高者 9 例，显效 7 例，好转 1 例，同时对尿镜检异常，血胆固醇升高及腰痛等症状均有显著疗效。另有报道，选肝俞、肾俞、志室、飞扬、太溪、膻中、鸠尾、中脘、气海、三阴交等，治疗慢性肾炎 15 例，显效 5 例，有效 3 例，无效 7 例。

（2）选水分、气海、三焦俞、三阴交四穴针刺，每日 1 次，10 日为 1 疗程。有健脾温肾、利水消肿之功。用于慢性肾炎证属脾肾阳虚，水肿明显者。若临床上伴有腹胀脘闷，恶心呕吐，乏力便溏，舌淡苔白厚腻，脉濡弱者，可选用脾俞、阴陵泉、足三里、内关等针刺，与中药协同治疗。

（3）穴位注射：用板蓝根注射液或鱼腥草注射液 1 mL，选足三里或肾俞等穴，两侧交替进行穴位注射，每日 1 次，10 次为 1 疗程。

（4）耳针：取脾、肺、肾、三焦、膀胱、皮质下，腹等穴，每次 3 ～ 4 穴，耳针按压，每日更换 1 次，两侧交替，10 次为 1 疗程。

**（四）运用药膳治疗慢性肾小球肾炎的经验**

1. 鲤鱼汤

鲜鲤鱼 1 条（重 500 g 左右，去肠杂），生姜 15 g，葱 15 ～ 30 g，米醋 30 ～ 50 mL，加水共炖，不放盐，食鱼饮汤。具有健脾利水之功。用于慢性肾炎水肿久久不消，或低蛋白血症者。

2. 绿豆附子汤

绿豆 30 g，制附子 30 g，水煎煮熟后食豆，次日仍可再加绿豆 30 g，煮熟食豆，第 3 天则另用制附子与绿豆同煮如前。忌生冷烟酒 60 日。用于慢性肾炎水肿偏于阳虚者。

3. 山药粥

山药 30 g，粳米适量，加水煮成粥，加适量白糖服之。具有健脾补肾之功。用于慢性肾炎水肿不甚而尿蛋白持续不消者。

# 第三节　IgA 肾病

IgA 肾病是指肾组织免疫荧光检查有大量 IgA 或以 IgA 为主的循环免疫复合物在肾小球系膜区沉积的一种原发性肾小球疾病，临床表现以血尿为主。IgA 肾病是我国最常见的原发性肾小球疾病，发病率较高，约占原发性肾小球肾炎的 1/3。IgA 肾病的特点为反复发作性肉眼血尿或镜下血尿，临床多以镜下血尿为主，可伴有不同程度的蛋白尿、高血压和肾脏功能受损，也是导致终末期肾脏病的常见原发性肾小球疾病之一。

## 一、现代医学对 IgA 肾病的认识

IgA 肾病因其肾活检免疫病理显示在肾小球系膜区以 IgA 为主的免疫复合物沉积，以肾小球系膜增生为基本组织学改变而命名。某些系统性疾病，如紫癜肾、系统性红斑狼疮、干燥综合征、强直性脊柱炎、慢性肝炎等疾病也可导致肾小球系膜区 IgA 沉积，称之为继发性 IgA 肾病，这里主要指原发性 IgA 肾病。

**（一）临床表现**

IgA 肾病最常见的临床表现为发作性肉眼血尿和无症状性血尿和（或）蛋白尿。统计学证实，40% ～ 50% 的患者表现为一过性或反复发作性肉眼血尿，大多伴有上呼吸道感染或肠道、泌尿道感染，个别患者在剧烈运动后。多数患者的肉眼血尿在感冒后几小时或 1 ～ 2 日后出现，血尿持续几小时或数日不等。

第二种表现为无症状镜下血尿，常不伴蛋白尿或仅微量蛋白尿，多在体检时发现，过去认为此种类型预后良好，但近年来研究发现镜下血尿和轻微蛋白尿的 IgA 肾病患者，亦可出现病情恶化进展，故也应予以重视。另外，有少数患者亦可发展为大量蛋白尿，甚至肾病综合征。

IgA 肾病患者大约有 20% 出现高血压，极个别患者出现急性肾衰竭，但多数患者在 10 ～ 20 年后逐渐进入慢性肾衰竭。

**（二）治疗指南**

本病西医治疗尚无特别有效方法，尤其对单纯性血尿者，更无特殊治疗方法，目前比较公认的治疗亦仅限于缓解症状及经验性治疗。一是避免抗原的侵入，清除病灶及抗生素的及时有效使用；二是缓解异常的免疫反应，即对少数重症急性少尿性肾衰竭伴肉眼血尿发作，肾活检提示大部分肾小球有新月体形成者，可考虑使用免疫抑制剂，亦可并用抗凝疗法。伴肾病综合征患者可用糖皮质激素，具体参见"肾病综合征"节。合并伴高血压者应控制好血压。对于肾小球损伤的调节，可以抗血小板凝聚如双嘧达莫、阿司匹林等。

# 二、中医特色治疗

## （一）中医对 IgA 肾病的认识

IgA 肾病的常见临床表现肉眼血尿及镜下血尿，可以从中医的"尿血"中探求其病因病机及治疗方法。尿血在《内经》中称为溺血、溲血，如《素问·气厥论》有："胞移热予膀胱。则癃溺血。"《素问·痿论》指出："悲哀太甚则包络绝，胞络绝则阳气用动，发为心下崩，数溲血也。"《素问·四时刺逆从论》指出："少阴……清则病积溲血。"《灵枢·热病》说："热病七日八日，脉微小，病者溲血。"认为尿血的病机与热有关，对后世有深刻影响，故《金匮要略·五脏风寒积聚病篇》提出："热在下焦者，则尿血，亦令淋泌不通。"《伤寒论》中也说："少阴病，八九日，一身手足尽热者，以热在膀胱，必便血也。"《诸病源候论·小便血候》认为："心主于血，与小肠合，若心里有热，结于小肠，故小便血也"；"风邪入于少阴则尿血，尺脉微而牦亦尿血"。不论是实证还是虚证，尿血均与热有关。

唐宋期间对尿血的辨证论治大致完备，病机突出虚证的重要性，如房损、虚劳、虚热等，《千金要方》曾载方十三首、《外台秘要》记载了忧愁惊恐，心气虚热、客气与热搏于心，所以小便赤的医案。《太平圣惠方》提出："虚劳之人，阴阳不和，因生客热，则血渗于脬，血得湿则妄行，故因热而流散，致渗于脬而尿血也。"二者皆致尿血，与淋不同，以其不痛，故属尿血，痛则当在血淋门。所指两点辨证论治上有重要意义。

朱丹溪从阴虚立论，他在《金匮钩玄》巾指出："阴气一亏伤，所变之证妄行于上则吐衄，衰涸于下则虚劳，妄返于下则便红，稍血热则膀胱癃闭溺血。"并认为小便出血与小肠气秘互为因果，认为"气秘则小便难甚，痛者谓之淋，不痛者谓之溺血"。

明王肯堂《证治准绳》提出："五脏凡有损伤妄行之血皆得如心下崩者，渗于胞中，五脏之热皆得如膀胱之移热于下焦。非独心肾气结所致。"李挺《医学入门》更分心热、实热、暑热、久虚、房劳、虚甚病久等辨治。《景岳全书》对溺血的治疗，强调："溺孔之血，其来近者，出自膀胱，其证溺时必孔道涩痛，小水红赤不利"；"溺孔之血，其来远者，出自小肠，其证则溺孔不痛，而血随溺出"；"精道之血，必自精官血海而出于命门……凡于小腹下精泄处，觉有酸痛而出者，即是命门之病"；"根据临床症状不同，判别溺血来源"；"水道之血宜利，精道之血不宜利，涩痛不通者亦宜利，血滑不痛者不宜利也"。认为治疗方法亦各不相同，对临床有较大的指导意义。

清代医家对尿血的辨证论治更为细致，《张氏医通》强调："痛属火盛，则谓之血淋，不痛属虚，谓之溲血，二者不可不辨。"并认为："溲血日久，形枯色萎，癃闭如淋，二便引痛。喘急虚眩，行步不能者，与死为邻矣。"指出元气大伤，肾精枯竭，气机闭阻，阴竭气脱，预后不良。《医学心语》认为："凡治尿血，不可轻用涩药，恐积瘀于阴茎，痛楚难当也。"这些在治疗上也有指导意义。《杂病源流犀烛》指出：尿血原由肾虚，非若血淋之由于湿热，治分膀胱火、下元虚冷两类。《血证论》对尿血的辨治是以虚实为纲，内外因为目，"外乃太阳，阳明传经之热结于下焦"；"内因乃心经遗热于小肠，肝经遗热于血室"。治疗上"虚证，溺出鲜血，如尿长流，绝无滞碍者，但当清热滋虚，兼中止血之药"。并认为："尿血治心肝而不愈者，当兼治其肺，肺为水之上源，金清则水清，水宁则血宁，盖此证原是水病累血，故治水即是治血。"这些治疗血证的方法可做参考。

（二）中医治法

1. 急性发作期

（1）肺胃风热毒邪壅盛，迫血下行

证候：发热微恶风寒，头痛咳嗽，咽喉肿痛，尿红赤或镜下血尿，舌边尖红，苔薄白或薄黄，脉浮数。

治法：疏散风热，解毒利咽，凉血止血。

方药：银翘散或五味消毒饮。主要药物：银翘散：连翘、金银花、桔梗、薄荷、竹叶、甘草、荆芥、淡豆豉、牛蒡予。五味消毒饮：金银花、野菊花、蒲公英、紫花地丁、紫背天葵。

（2）肠胃湿热，迫血下行

证候：腹痛即泻，泻下秽臭，心烦口渴，或腹痛，里急后重，下痢赤白，尿红赤或镜下血尿，舌红，苔黄腻，脉滑数。

治法：清热燥湿，凉血止血。

方药：葛根芩连汤或芍药汤。主要药物：葛根芩

连汤：葛根、黄芩、黄连、甘草。芍药汤：芍药、槟榔、大黄、黄芩、黄连、当归、肉桂、甘草、木香。

（3）膀胱湿热，迫血下行

证候：尿频、急、热、涩、痛，腰痛，大便干结，尿红赤或镜下血尿，舌红，苔黄腻，脉滑数。

治法：清热利湿，凉血止血。

方药：小蓟饮子加减。主要药物：小蓟，生地，藕节、蒲黄、栀子、木通、竹叶、滑石、甘草、茅根。

（4）气机壅滞，水湿内停

证候：突发水肿，尿少，大量蛋白尿，脘腹胀满，甚或喘满不能平卧，饮食不下，舌淡红，苔薄白而水滑，脉濡或滑。

治法：行气利水。

方药：茯苓导水汤加减。主要药物：木香、木瓜、槟榔、大腹皮、白术、茯苓、猪苓、泽泻、桑白皮、砂仁、苏叶、陈皮。

2. 慢性迁延期

（1）气阴两虚，血不归经

证候：镜下血尿或伴见蛋白尿，神疲乏力，腰膝酸痛，手足心热，自汗或盗汗，易感冒，心悸，口不渴或咽干痛，大便偏干或溏薄，舌淡红边有齿痕或舌胖大、苔薄白或薄黄而干，脉细数而无力。

治法：气阴双补以止血。

方药：参芪地黄汤加减。党参、黄芪，生地、山萸肉、山药、丹皮、茯苓、泽泻、桂枝、附子。

（2）肝肾阴虚，血不归经

证候：镜下血尿或伴见蛋白尿，五心烦热，咽干而痛，头目眩晕，耳鸣腰痛，大便偏干，舌红苔干，脉细数或弦。

治法：滋养肝肾止血。

方药：知柏地黄汤加减。主要药物：知母、黄檗、熟地黄、山茱萸、山药、泽泻、茯苓、牡丹皮。

（3）脾肾气虚，血不归经

证候：镜下血尿或伴见蛋白尿，神疲乏力，腰膝酸软，夜尿偏多，大便溏薄或腹泻，口淡不渴，舌淡胖边有齿痕，苔薄白，脉沉弱。

治法：益气摄血。

方药：参苓白术散或补中益气汤加减。参苓白术散：党参、茯苓、白术、扁豆、陈皮、山药、薏苡仁、莲子肉、莲须、砂仁。补中益气汤：党参、生黄芪、白术、当归、甘草、陈皮、升麻、柴胡。

（4）脾肾阳虚，水湿内停

证候：水肿，尿少色白，大量蛋白尿，面色㿠白，畏寒或手足不温，腰膝冷痛，舌淡胖边有齿痕，苔薄白而水滑，脉沉迟或沉濡。

治法：温阳利水。

方药：济生肾气汤加减。主要药物：熟地黄、山茱萸、牡丹皮、山药、茯苓、泽泻、肉桂、附子、牛膝、车前子。

### （三）当代名老中医治疗 IgA 肾病的经验

**1. 彭培初**

既然 IgA 肾病的病机是本虚标实，应当谨守病机，照顾全面，斡旋气机，那么在治疗时就不能只顾一端，而是和解表里，纾解少阳，调理升降，使表里内外皆通，祛邪以扶正，扶正以祛邪，通过同步作用达到整体的协调，避免大补大攻致矫枉过正，体现了辨证的统一，以此达到比较满意的临床疗效。和解法对组方有着很高的要求，配伍精当，制方严谨，最能体现中医治法的特色，重视和解法在 IgA 肾病中的应用，无疑对提高本病的临床疗效具有十分重要的意义。彭老运用和解法，在小柴胡汤基础上加减衍化出黏膜方，该方组成有柴胡、黄芩、玄参、连翘、制大黄等，具有和解清热的作用。该方主药柴胡透达少阳半表之邪，黄芩清泄少阳半里之热，共起和解少阳的作用，佐以党参益气扶正以祛邪并御邪内传，再加连翘、玄参、知母、制大黄清表里之邪热，配伍特点是解表药与清热药同施，以祛邪为主兼顾正气，其治之病邪已离太阳之表，尚未入里，而在半表半里之间，临床在治疗慢性肾炎过程中有降低蛋白尿、改善血尿的作用。该方组成体现了和解法中，清而和者，润而和者，兼表而和者等，和之义则一，而和之法变化无穷的特点。该方针对 IgA 肾病辨证的特点多以气阴两虚证为主常兼有外感，经过临床运用观察有较好的疗效。

**2. 刘宝厚**

刘宝厚在中西互参、微观辨证的基础上，将 IgA 肾病分为肺肾气虚型、气阴两虚型、肝肾阴虚型进行治疗，取得良好近期、远期效果。刘教授认为 IgA 肾病多以血尿为主要临床表现，故止血便成了治疗的主要目的，治疗血尿决不能见血止血，过早使用收涩性较强的止血药，而应在辨证论治的基础上加用凉血止血药，如大小蓟、藕节、白茅根、地榆、大黄等，或活血止血药如蒲黄、茜草、三七等。对病程日久，血尿不止患者，更应采用活血化瘀法治疗。常用三七、琥珀各等份，研为极细粉末，装入胶囊，每粒 0.3 g，每次 6 粒，每日 3 次，冲服。有很好的疗效。

# 三、经验与体会

### （一）IgA 肾病分期结合辨证治疗经验

对于 IgA 肾病的治疗，有的学者主张根据其临床表现特点分为以血尿为主和以蛋白尿为主两种类型进行辨证治疗。以血尿为主可分为：①热伤血络型，治以清热凉血法；②肾阴不足型，治以滋阴益肾法；③脾气虚弱型，治以益气健脾法；④瘀血内阻型，治以活血化瘀法。以蛋白尿为主可分为：①脾气虚损型，治以健脾固涩法；②气阴两虚型，治以益气养阴法；③三焦气滞型，治以宣畅三焦法；④瘀血内阻型，治以活血化瘀法；⑤湿热内蕴型，治以清利湿热法。

### （二）中西医结合 IgA 肾病治疗体会

目前中西结合治疗本病的思路有两个方面。一是分阶段用药，如表现为肾病综合征者，开始用足量糖皮质激素治疗，患者易表现为阴虚火旺，可配合中药以滋阴降火为法治疗。在激素开始减量时，患者易表现为阳气亏虚证，可适当加入补阳的药物。在激素减量的后期，则要以阴阳兼补为法治疗。二是辨病结合辨证，如有高血压的患者则须降压，可选用具有血管紧张素转换酶抑制剂样作用的中药如黄芪、何首乌、山药、白术、何首乌、桑葚、墨旱莲、地黄、龙眼肉、补骨脂、怀牛膝等，具有 β 受体阻断剂作用的中药如淫羊藿等，具有利尿降压作用的中药如茯苓、猪苓、泽泻、车前草、茵陈、薏苡仁等。

### （三）针灸推拿治疗 IgA 肾病的经验

**1. 针灸疗法**

选穴：大椎、肾俞、承山、殷门、委中、阴陵泉、腰阳关、足三里等。

治疗方法：每次取穴 3 ~ 5 个，每 2 ~ 3 次后交替进行。一般每日针 1 次，半个月左右为 1 个疗程。

**2. 耳穴疗法**

选穴：神门、皮质下、肾穴。

治疗方法：将粘有压丸的胶布置于预先选好的阳性反应处及所选耳穴位上四周贴紧。嘱患者每日按压 3 ~ 5 次，手法宜由轻到重，出现酸、麻、胀、痛感为度。3 ~ 5 天更换一次压丸。

3. 穴位贴敷疗法

先将生姜自然汁 150 mL，黄明胶 90 g，入锅加热熔化，再放入乳香 6 g，没药 9 g，煎二、三沸取下放在沸汤上炖，以柳条不断的搅动。成膏后，再入川椒末并搅拌至匀，离汤取下锅，待温时，以牛皮纸摊贴，贴敷在肾俞，腰眼、腰俞，以醋炒麦麸皮，布包放膏药上熨之。5 ~ 7 天取下，以穴位起小疱为度。

**（四）运用药膳治疗 IgA 肾病的经验**

IgA 肾病一般以血尿为主，从中医学角度来看，急性期大多责之于"热"，或邪热内传，或虚火灼盛，皆可迫血妄行灼伤肾络而致血尿。慢性期则以气虚不能摄血为主，故食疗方面，当兼顾辨证而分证食疗。在此介绍几种。

（1）小蓟 30 g，生地黄 20 g，白茅根 15g，淡竹叶 12 g，炒栀子、生甘草各 10 g，大米 100 g，白糖适量。将前 6 味水煎，取汁与大米煮成稀粥，加白糖调味，每回分 2 次服。适用于心火炽盛型 IgA 肾病急性发作期。

（2）西瓜皮 10 g，绿茶适量。以沸水冲泡，代茶饮。适用于 IgA 肾病水肿伴有上呼吸道感染者。

（3）鲜藕片 200 g。清炒时刻放少许低钠盐调味。凉拌时可入沸水中余一下藕片，加少量盐（或糖）拌匀。适用于 IgA 肾病血尿属血热或湿热者。

（4）夏枯草（切段）、绿茶各等份。混匀，每取适量，泡茶服。适用于 IgA 肾病伴高血压属于肝阳上亢证。

（5）冬瓜（切块）、赤小豆各 200 g。将赤小豆熬粥，快熟时加入冬瓜煮熟食。适用于 IgA 肾病伴高血压而水肿较重属湿热者。

（6）鲜甲鱼 500 g 左右。将甲鱼收拾好、切块，清蒸，放少量低钠盐调服。适用于慢性肾炎，尤其是 IgA 肾病高血压属阴虚阳亢证。

（7）老丝瓜 1 段。洗净，熬水，凉服。适用于热伤阴络型 IgA 肾病血尿者。

（8）鲜白茅根、嫩甘蔗尖叶各 250 g。煎水，加红糖调服。适用于 IgA 肾病。

（9）鲜白茅根 60 g。煎水半小时，取汁煮粥食，每口 1 次。适用于 IgA 肾病。

（10）乌龟 1 只，土茯苓 90 g。将乌龟放热水中使其排尿，然后切开、洗净、去内脏，与土茯苓加水适量煮熟，加少许食盐调味服。适用于 IgA 肾病。

（11）鲤鱼 1 条（约 250 g，去磷及内脏），冬瓜约 500 g。加少许油、食盐调服。适用于 IgA 肾病。

（12）冬虫夏草 10 g，乌鸡 1 只，鹌鹑蛋 10 个。炖熟食，每周 1 ~ 2 次。适用于 IgA 肾病血尿者。

（13）鲜荠菜 250 g（干 90 g，洗净、切碎），大米 100 g。煮粥食。适用于 IgA 肾病血尿者。

（14）黑豆，薏苡仁、莲子、大枣（去核）各 50 g，大米 200 g。煮粥食。适用于 IgA 肾病高蛋白尿、低蛋白血症者。

（15）芡实 50 g，党参 30 g，猪肾 1 个（剖开，用盐和白酒搓洗去味）。共煮汤，低盐食用，每日 1 剂。适用于 IgA 肾病蛋白尿较多者。

（16）芡实粉 30 g，核桃仁 15 g，大枣 10 枚（去核）。将芡实粉用凉开水调成糊，冲入开水搅拌，加入核桃仁，大枣肉煮成粥食，每日 1 次。适用于 IgA 肾病肾虚之蛋白尿、血尿。

# 第四节　原发性肾病综合征

## 一、现代医学对肾病综合征的认识

肾病综合征（NS）是一组以大量蛋白尿、低蛋白血症、明显水肿和高脂血症为主要表现的临床症候群。它不是一个独立的疾病，而是许多疾病过程中，损伤了肾小球毛细血管滤过膜的通透性而发生的一个症候群。根据病因可分为原发性和继发性两大类，前者为原发于肾小球疾病，后者则是由全身性疾病损伤肾小球所致，如过敏性紫癜肾炎、系统性红斑狼疮肾炎、糖尿病肾病、肾淀粉样变性、骨髓瘤性肾病等。这里主要介绍的是原发性肾病综合征。本病在儿童较为常见。发病年龄多为学龄前期，而 3 ～ 5 岁尤为发病高峰。据病因可分为原发性、继发性和先天性三类。原发性肾病综合征（PNS）病因不明；继发性肾病都继发于全身性疾病。PNS 按肾脏病理检查可分为微小病变（MCN）、弥漫性系膜增生性肾炎（MsPGN）、局灶节段性肾小球硬化（FSGS）、膜性肾病（MN）及膜性增生性肾炎（MPGN）等。儿童以微小病变最多（76.4%），多在 2 ～ 5 岁发病。其次为 MsPGN 和 FSGS。

**（一）诊断要点**

（1）大量蛋白尿，24 小时尿蛋白定量 > 3.5 g。

（2）低蛋白血症，血浆白蛋白 <30 g/L。

（3）水肿。

（4）高脂血症（血清胆固醇 6.5 mmol/L 以上）。

其中以（1）（2）项为必备条件。但必须注意的是，严重的低蛋白血症时，尿蛋白排出量常减少，达不到上述标准。确诊时首先必须排除继发性肾病综合征后，方可诊断为原发性肾病综合征。

**（二）治疗指南**

肾病综合征的治疗包括以休息、饮食治疗为主的一般治疗和药物治疗，包括以糖皮质激素及细胞毒类药物抑制免疫与炎症反应为主的治疗，以减少尿蛋白为主要手段，配合抗凝、降脂等对症和支持治疗。

**（二）药物治疗具体方案**

1. 一般治疗

肾病综合征时应以卧床休息为主，缓解后可逐步增加活动。蛋白质的摄入在肾病综合征的早期和极期，适当给予较高的优质蛋白质摄入 [1 ～ 1.5 g/（kg·d）]，对于慢性和非极期的肾病综合征，应摄入少量优质蛋白 [0.7 ～ 1 g/（kg·d）]。低盐饮食，每日摄取食盐 2 ～ 3 g。少进富含饱和脂肪酸的饮食，多食富含不饱和脂肪酸及可溶性纤维的食物。

2. 对症治疗

（1）水肿的治疗：对于血容量过度充盈的患者，首先要限盐，重度水肿患者每日盐摄入量为 1.7 ～ 2.3 g，轻、中度水肿患者每日 2.3 ～ 2.8 g。在此基础上，轻、中度水肿患者可加用噻嗪类和（或）保钾利尿剂，重度水肿可选用袢利尿剂。当患者处于低充盈状态时应用白蛋白静滴，同时加用呋塞米治疗。利尿效果差的严重水肿患者，可辅助应用超滤脱水消肿。

（2）降压治疗：有效地控制高血压可以减少蛋白尿，目前常用的有血管紧张素转换酶抑制剂，血管紧张素 Ⅱ 受体拮抗剂（ARB）和钙通道阻滞剂（CCB）。

3. 主要治疗

（1）糖皮质激素；一般遵循"足量、慢减、长期维持"的用药原则。①起始足量：常用药物为泼尼松，1 mg/（kg·d），口服 8 周，必要时可延长至 12 周。②缓慢减药：足量治疗后每 1 ～ 2 周减原用量的 10%，当减至 20 mg 时易反复，应更加缓慢减量。③长期维持：以最小有效剂量维持 6 个月至 1 年。泼尼松疗效不佳时可换用甲泼尼龙。长期使用激素需要注意预防感染、钠水潴留、骨质疏松症及消化道出血等不良反应。

（2）细胞毒类药物：常与激素配伍应用于激素依赖型或激素抵抗型患者。目前临床最常使用环磷酰胺，剂量为 2 mg/（kg·d），口服，或 200 mg 隔日静推，累积量达 6 ～ 8 g 后停药。苯丁酸氮芥也可用于 NS 的治疗，常用量为 0.15 ～ 0.2 mg/（kg·d），共服 8 ～ 10 周。此外还有硫唑嘌呤，但疗效较弱。

（3）环孢素：用于激素及细胞毒药物无效的难治性 NS，一般只作为二线用药。常用量 5 mg/（kg·d），分两次口服，2 ～ 3 个月后缓慢减量，共服半年至 1 年。

（4）霉酚酸酯：为新型免疫抑制剂，对部分难治性 NS 有效。常用量为 1.5 ～ 2 g/d，分两次口服，3 ～ 6 个月后逐渐减量，需持续服药 1 ～ 1.5 年。

（5）其他：中药雷公藤、免疫刺激剂可以在上述治疗有困难时发挥辅助和补充的作用。

4. 防治并发症

（1）感染：无须预防性使用抗生素，但如果出现感染，应尽快去除。

（2）血栓及栓塞：成人肾病综合征血栓栓塞性并发症的发生率较高，特别是膜性肾病时。当血浆白蛋白低于 20 g/L 时，开始预防性抗凝，给予肝素或华法林，同时辅以抗血小板药。对已发生血栓、栓塞者应尽早（6 小时内效果最佳）给予纤溶药溶栓，同时配合抗凝治疗半年以上。

（3）降脂治疗：血清胆固醇增高为主者，首选 HMG–CoA 还原酶抑制剂，血清三酰甘油增高为主时，选用氯贝丁醋类。

（4）急性肾衰竭：NS 并发急性肾衰竭可采取以下措施：①袢利尿剂；②血液透析；③治疗原发病；④碱化尿液。

## 二、中医特色治疗

### （一）中医对肾病综合征的认识

肾病归属于中医"阴水肿"的范畴，其主要病机为肺、脾、肾功能失调所致。病位主要在肺，脾、肾，但同时涉及心、肝等脏腑。围绕本病的临床证候，当代医家对其病机进行了深入的探讨研究，归纳起来有如下几个方面。

1. 本虚标实说

所谓本虚标实，即肺、脾、肾虚为本，风、寒，湿、热、瘀为标。

（1）肺、脾、肾三脏之虚是发生本病的主要内在因素。肺、脾、肾三脏功能虚弱，气化、运化功能失常，封藏失职，精微外泄，水液停聚则是肾病的主要病机。

（2）风寒湿热乘虚侵袭是本病的外在诱因。故肾病可因外邪的侵袭而发病，也可因此而反复。

（3）水湿、湿热、瘀血是主要的病理产物。

（4）肝肾阴虚、阴阳两虚是病变的后期表现。

总之，肾病的病因病理涉及内伤、外感，影响到脏腑、气血、阴阳，以正气虚弱为本，邪实蕴郁为标，属本虚标实的病证。

2. 络脉瘀阻说

近年来，不少中医学者对肾病的病机进行了深入的研究，认为本病虽多见虚实夹杂，本虚标实，但水肿与瘀血相互作用，水肿日久，阻碍气机，血行受阻，血为之瘀结，瘀血与水湿相伴，贯穿病程始终，正如唐容川所言："瘀血化水、亦发水肿。"张仲景亦有"血不利则为水"之说。金钟大等根据本病病程长，蛋白尿长期不消、病情反复和难治等特点，以及温病学家叶天士"久发频发之恙，必伤及络，络乃聚血之所，久病必瘀闭"之论述，认为本病之瘀主要在络脉，络脉瘀阻为主要病机。现代研究亦证实，肾病患者血液存在着"浓、黏、凝、聚"的特点，肾病伴有的高凝状态与中医对血瘀证的认识相近，由于瘀血的形成，影响了脏腑正常化生精血阴液的功能，加上使用激素进一步促进高凝状态的发展，使血行不畅，形成瘀血阻络的病机特点。

### （二）中医治法

1. 脾肺气虚证

证候：全身水肿，面目为著，小便减少，面自身重，气短乏力，纳呆便溏，自汗出，易感冒，或有上气喘息，咳嗽，舌淡胖，脉细弱。

治法：补脾益肺。

方药：胃苓汤合玉屏风散。主要药物：茯苓、猪苓、泽泻、桂枝、白术、苍术、厚朴、陈皮、黄芪、防风。伴腹胀尿少者加大腹皮、薏苡仁以增强利水消肿的功效。

2. 脾肾阳虚证

证候：全身水肿，按之深陷难起，以腰腹下肢为甚，畏寒肢冷，面白无华，神倦肢软，少尿或无尿，舌淡而润，苔白滑，脉沉细。

治法：健脾温肾，化气利水。

方药：真武汤。主要药物：附子、茯苓、白术、白芍、生姜。如水肿明显者加五苓散、五皮饮以增强利水的作用。

3. 肝肾阴虚证

证候：水肿或轻或重，头晕头疼，面色潮红，心烦躁扰，口干咽燥，腰酸腿软，潮热盗汗，手足心发热，尿黄便干，舌红少苔，脉弦细数。

治法：滋阴降火。

方药：知柏地黄汤。主要药物：知母、黄檗、熟地黄、山茱萸、山药、泽泻、茯苓、牡丹皮。适用于久服激素，克伐肾阴而致的相火妄动证。

4. 湿热内蕴证

证候：面目及全身水肿，尿少，脘闷腹胀，口干口苦，大便溏而不爽，舌质红，苔黄腻，脉滑数。

治法：清热利湿。

方药：甘露消毒丹。主要药物：白豆蔻、藿香，连翘、茵陈、黄芩，石菖蒲、木通、滑石、川贝母。若湿热久羁，化燥伤阴，兼有口咽干燥、大便干结者，加知母、黄檗、阿胶滋阴清热；尿痛、尿血者，加大、小蓟，白茅根凉血止血。

5. 气滞血瘀证

证候：面色晦暗或黧黑，唇色紫暗，肌肤甲错，舌质紫暗有瘀斑，苔少，脉涩。

治法：行气活血，化湿利水。

方药：桃红四物汤。主要药物：生地、川芎、赤芍、当归、桃仁、红花。桃红四物汤具有养血活血、逐瘀行血的功效，临证时常用薏苡仁、石韦、猪苓、益母草、泽兰等药，共奏活血化瘀、利水消肿之功。

**（三）当代名老中医治疗肾病综合征的经验**

1. 颜得馨

颜得馨据多年临床探索，总结消蛋白尿验方数则：①益肾汤：生地 15 g，太子参 15 g，党参 10 g，黄芪 20 g，茯苓 9 g，巴戟天 9 g，补骨脂 9 g，葫芦巴 9 g，水煎两汁，一日分服；②龙蜂方：龙葵 30 g，蒲公英 30 g，蛇莓 30 g，露蜂房 9 g，水煎两汁，一日分服；③白僵蚕粉：僵蚕粉末，每服 1.5 g，日三次；④疏风汤：苏叶 9 g，荆芥 9 g，芫荽 9 g，浮萍 9 g，西河柳 9 g，蝉蜕 6 g，薄荷 4.5 g，薏苡仁 30 g，水煎两汁，一日分服。对肾病一般先投白僵蚕粉，病程较长而症情复杂，且一再反复者，则配以龙蜂方或疏风汤；对血浆蛋白偏低者，则给以益肾汤；疗程较长加活血化瘀药如益母草、泽兰根、水蛭粉。

2. 刘宝厚

刘宝厚主张在肾病综合征的病程中，只要有湿热证存在，必须清除湿热，才能使病情缓解，提出"湿热不除，蛋白难消"的观点。清除湿热常用清热健肾汤（作者经验方）加减治疗。药用：白花蛇舌草 30 g，半枝莲 30 g，青风藤 30 g，石韦 30 g，龙葵 15 g，蝉蜕 10 g，益母草 30 g，每日 1 剂。感染重者也可选用敏感抗生素治疗。

**（四）治疗肾病综合征偏方简介**

处方 1：

党参、茯苓，白术、山药、莲子肉各 10 g，砂仁、猪苓各 5 g。

用法：水煎 2 次，混合煎液，分 3 次服。每日 1 剂。

主治：面色萎黄，神倦肢冷，肢体水肿，食少便溏之肾病综合征患者。

处方 2：

茯苓，泽泻、桂枝各 10 g，附子（后下）5 g。

用法：水煎 2 次，混合煎液，分 2 次服。每日 1 剂。

主治：面色苍白，神疲畏寒，四肢不温，全身高度水肿，甚或出现胸水，腹水之肾病综合征患者。

处方 3：

大蓟根、薏苡仁根各 30 g，党参、黄芪、鸭跖草各 15 g。

用法：同处方 1。

主治：尿中蛋白高之肾病综合征患者。

处方4：

玉米须 20 g，白茅根、车前草各 10 g。

用法：同处方1。

主治：肾病综合征。

处方5：

栀子、车前子、枸杞子、白术、泽泻各 10 g，菊花、丹皮、甘草各 5 g。

用法：同处方1。

主治：面色潮红，头痛眩晕，手足心热，肢体水肿轻微之肾病综合征患者。

处方6：

仙人头（即阴干至透的大萝卜）60 g，麦芽 60 g。

用法：共研为粉末，充分混匀。每次服 5 g，温开水送服。每日服 3 次。

主治：出现腹水之肾病综合征患者。

# 三、经验与体会

## （一）肾病综合征分期结合辨证治疗经验

**1. 水肿期**

气虚风水相搏证，治宜益气固表，宣肺利水。方药：防己黄芪汤合越婢汤加减。若咽喉肿痛明显者，加桔梗、板蓝根、射干等，或用麻黄连翘赤小豆汤加减以清热解毒；若风热表证明显者，加银翘散以疏风清热；若小便热涩短少者，加猪苓、玉米须、白花蛇舌草以清热通淋。脾肾阳虚，水湿泛滥证，治宜健脾补肾，通利水湿。方药：真武汤合实脾汤加减。若尿蛋白多，长期不消者，加金樱子、芡实以补肾固摄；若尿少者，加桂枝，泽泻、温阳利水。阴虚湿热互结证，治宜滋阴益肾，清热利湿。

**2. 水肿消散期**

气阴两虚挟湿热证，治宜益气养阴，清热利咽。方药：清心莲子汤加减。若气虚明显者，加黄芪、白术健脾益气；若湿热留恋，日久不祛者，加三妙散清利湿热。脾肾血两虚证，治宜温补脾肾，补益气咽。方药：右归丸合参苓白术散加减，若脾虚腹泻者，加肉豆蔻、补骨脂、诃子以温脾止泻。

## （二）中西医结合治疗肾病综合征体会

**1. 大剂量激素首始治疗阶段**

初发病例激素的首始剂量一定要用足，才能诱导肾病综合征迅速缓解。成人强的松的用量为 1 mg/（kg·d）；小儿用量为 60 mg/m²，凌晨 1 次顿服，连服 6～8 周。年龄越小，用量越大，但每天不超过 80 mg。如患者肝功能有损害，则应改用甲泼尼龙，剂量与泼尼松相同。由于激素为燥热之品，大剂量长期服用会导致人体阴液亏损，产生阴虚火旺的症候，临床表现为兴奋失眠，潮热盗汗，五心烦热，食欲亢进，口干舌燥，满月脸，多毛痤疮，舌质暗红，脉象弦数或细数。此阶段应采用滋阴降火法治疗。

**2. 激素减量阶段**

大剂量激素连续治疗 6～8 周后，开始每周递减原剂量的 10%，成人每周减量一般为 5 mg。在减量至小剂量时，成人 0.5 mg/（kg·d），小儿 0.75～1 mg/（kg·d），继续凌晨 1 次顿服，每 2 周递减 5 mg（儿童为 2.5 mg），直至维持剂量。如果经 8 周大剂量激素治疗病情不见好转，甚至恶化，即应按此递减法继续减量，直至停药。如部分缓解（尿蛋白减少 <3 g/d，或较治疗前减少一半以上，水肿等症状有所减轻），也可加用细胞毒药物，常可提高缓解率，减少复发。细胞毒药物临床常选用环磷酰胺（CTX），其用法是：CTX 0.2 g 加入生理盐水 20 mL 中，静脉注射，隔日 1 次，或 2～3 mg/（kg·d）口服，累积量应小于 150 mg/kg。在激素减量阶段，可出现不同程度的激素撤减综合征，并用 CTX 时可导致血白细胞减少和肝脏损害，患者常出现疲乏无力，食欲不振，腰膝酸软，头晕耳鸣，手足心热，口干咽燥，舌红少苔，脉象细数等气阴两虚证，治宜益气养阴，活血通络。

— 153 —

3. 激素维持治疗阶段

在完成小剂量激素治疗阶段进入维持剂量时，成人 0.125 mg/（kg·d），小儿每日 0.4 ~ 0.5 mg/（kg·d），清晨顿服，每个月递减 2.5 mg，直至减完。此阶段激素量已接近人体生理剂量，副作用较少，患者常出现疲乏无力，腰膝酸痛，少气懒言，食欲欠佳，怕冷甚至畏寒肢冷，舌淡苔白，脉沉细等脾肾气虚（阳虚）证候，证型由气阴两虚证转变为脾肾气（阳）虚证，治疗上就应温肾健脾，活血通络。

**（三）针灸推拿治疗肾病综合征的经验**

1. 针灸治疗肾病综合征

（1）体针：取然谷穴，直刺，灸 3 ~ 5 min，留针 20 ~ 30 min；取章门穴，留针 20 ~ 30 min，以温肾助阳，化气行水。上肢肿加偏历穴；下肢肿加阴陵泉穴；足背肿加商丘穴；尿少加水分、中极穴；便溏加天枢穴。或取水分、脾俞、肾俞，列缺、天枢、关元，足三里、复溜穴，平补平泻，留针 20 ~ 30 min，以温阳健脾，行气利水。10 天为 1 疗程。

（2）耳针：取肝、脾、肾、皮质下、膀胱、腹穴。每次选 2 ~ 3 穴，双侧，用中等刺激，留针 30 min，或埋皮内针 24 小时，隔日一次，10 次为一个疗程。适用于肾病综合征水肿明显者。

（3）灸法：取肾俞，脾俞、太溪、足三里、三阴交、气海，水分，每穴各 3 壮。隔日一次，7 次为一个疗程。

2. 推拿治疗肾病综合征

（1）补肾 3 min，揉二马 2 min，揉丹田 2 min，揉神阙 2 min，推三关 2 min。用于脾肾阳虚者。

（2）平肝 2 min，补肾 2 min，揉二马 2 min，揉三阴交 2 min，推三关 2 min，揉丹田 1 min。用于肝肾阴虚者。

**（四）运用药膳治疗肾病综合征的经验**

1. 红煨乳鸽

乳鸽 3 只，熟青豆 20 g，熟胡萝卜 30 g，食油、葱花、姜片、黄酒、酱油、白糖、味精、水淀粉各适量。

制作方法：将乳鸽去头、爪子和内脏后各切成 8 块，然后上姜备用；将胡萝卜切成滚刀块；锅内油烧至七成热时放入鸽块炸 1 min；然后留少许底油放入葱花煸炒，再放入鸽块、胡萝卜和青豆煸炒；稍炒一会儿加入黄酒、白糖、酱油、姜片、清水用武火烧开水，而后改用文火煨 5 min；加入味精，用水淀粉勾芡出锅。

食用方法：佐餐用，每日分一到两次食用。

食疗功效：调养精血，滋补肾阴。适用于慢性肾炎久治不愈之肾病综合征体质虚弱，长期水肿者。

2. 鲤鱼苡仁粥

鲜鲤鱼 250 ~ 500 g，薏苡仁 60 g，赤小豆 30 g。先煮薏苡仁，赤小豆熟透，再入鱼一起熬煮，鱼熟后加少许食盐，适用于肾病综合征之水肿难消者。

3. 扶脾固肾粥

黄芪、山药、白术、芡实、薏苡仁、大枣肉各等份，烘干，共研细末，装瓶备用。用粳米 100 g 煮粥。粥将熟时，加入药末 30 g，再煮片刻即可服用。有益肾固精之功。

4. 淮麦粳米粥

淮山药 100 g、小麦 100 g、粳米 50 g。

制作方法：淮山药（鲜）切小丁 250 g。若无鲜淮山药就将干淮山药用碎粉机打成 100 g 粉末。将小麦、粳米洗净，按常规煮粥方法，将麦米煮开花后，把干淮山药粉 100 g 用水调稀，慢慢倒入粥锅内，边倒边顺一方向搅匀，再煮 5 min 即可。若用鲜淮山药时，将山药丁、麦、米按常规煮粥方法制作，但一定要水开后再将小麦、粳米、山药丁倒入锅中，常搅动，待米烂汁稠即可食用。每日 2 ~ 3 餐随量食用。

功效：养阴清热止渴。

5. 麦粳粥

麦冬 50 g，粳米 150 g。

制作方法：将洗净的麦冬用烤箱烤干打成 100 日粉末（用量 30 g），鲜品洗净切成细末备用（鲜品量 50 g）把粳米洗净放入砂锅内，加足水按常规煮粥法，待粥米开花倒入鲜麦冬末，煮熟后即可。若用麦冬粉时用清水调成稀糊，待米煮开花时倒入粥内，边倒边顺一方向搅匀，沸后煮几分钟即可，每日 2 ～ 3 餐温食，作为主食。

功效：养阴润肺、清心除烦、益肾生津。

6. 地骨皮饭

地骨皮 15 g、粳米 300 g、青蛙 280 g。

制作方法：地骨皮洗净，加水煎成浓汁备用；青蛙宰杀后去皮、内脏，洗净切块备用；粳米按常规煮焖成干饭；炒锅放油煸炒青蛙，放入料酒，倒入地骨皮浓汁焖热，调入精盐、味精、调料拌匀即可，倒在粳米饭上面，再焖 5 min 即可食用，将饭与青蛙拌匀作为主食，中晚餐温服。

功效：滋阴清热，补虚益损。

7. 苦瓜烩瘦肉

苦瓜 150 g，精猪瘦肉 100 g，盐、味精、菜油适量。

制作方法：精猪瘦肉洗净去肥肉筋，切薄片，用水芡粉拌匀，加微量盐调味备用；苦瓜洗净切薄皮，炒锅放油，把肉片过油五成熟起锅，锅内留底油少许，把苦瓜煸炒至七成熟，放微量盐，把肉片倒入锅内烩炒几下，放入调味料装盘即可。

功效：养阴清热，除烦止渴。

8. 乌豆炖猪肉汤

乌豆 50 g、精瘦猪肉 200 g、精盐少许。

制作方法：乌豆洗干净后用温水浸泡 8 小时，猪瘦肉切蚕豆大的粒。将砂锅洗净，把乌豆连泡豆水一同倒入砂锅内，倒入瘦肉粒，倒少量料酒，武火烧开，文火炖 90 min，炖熟烂后即可，吃时放少许盐、味精。

功效：补肾。用于糖尿病性慢性肾炎的补益。

9. 乌龟清炖猪肚汤

乌龟 1 只（0.5 kg 左右者），猪肚一个（0.5 kg 左右者）、精盐少许。

制作方法：将乌龟杀死去头、壳肉分离去内脏、足爪，洗净血水，切小块备用；猪肚洗净去油脂，再反复用碱、醋处理干净并切小块，与龟肉一道放砂锅内，加适量水，放少许料酒，用武火烧开，文火炖熟透，吃时加少许盐、味精即可。早晚各一次，两天内服完，间隔一天后再服一剂，七天为一疗程。

功效：滋阴益气，用于糖尿病性肾炎，慢性肾炎的补益。

# 第五节　难治性肾病综合征

难治性肾病综合征（RNS）是指在足量激素治疗 8 ～ 12 周病情仍未缓解的肾病综合征，该病症经久不愈可诱发严重感染、急性肾衰竭、血栓栓塞综合征等致命的并发症，最终发展成为慢性肾衰竭。

## 一、现代医学对难治性肾病综合征的认识

目前国内外尚无关于难治性肾病综合征一致的定义。一般认为，难治性肾病综合征包括频繁复发型、激素依赖型和激素抵抗型的肾病综合征。频繁复发型肾病综合征是指经治疗缓解后半年内复发 2 次或 2 次以上者，或 1 年内复发 3 次或 3 次以上者；激素依赖型系指经激素治疗获得缓解，但在激素撤减过程中或停用激素后 14 天内肾病综合征复发者；激素抵抗型则指规范化激素治疗无效的肾病综合征。难治性肾病综合征的患者由于病程较长，病情往往比较复杂，因此临床治疗上较为棘手。

**（一）诊断要点**

1. 符合原发性 NS 的诊断标准

（1）大量蛋白尿（+++ ～ ++++）持续 2 周以上，尿蛋白多于 0.1 g/（kg·d）。

（2）血浆白蛋白低于 30 g/L。

（3）胆固醇高于 2.2 g/L。

（4）不同程度的水肿。

（5）或伴有肾炎改变：①血尿：2 周内分散做 3 次尿检查，尿沉渣红细胞 > 10/HP。②氮质血症：血非蛋白氮超过 0.5 g/L 或尿素氮超过 0.3 g/L。③高血压：在用肾上腺皮质激素之前学龄儿童血压 > 17.33/12.00 kPa（130/90 mmHg），学龄前儿童 > 16.00/10.67 kPa（120/80 mmHg）。

2. 并具备下列之一项者即可诊断为 RNS

（1）泼尼松正规治疗：1 ~ 2 mg/（kg·d）或 60 mg/（m²·d），最大量不超过 80 mg，8 周无效应（尿蛋白 ≥ +++）或部分效应（尿蛋白 + ~ ++）。

（2）频繁复发：短疗程者半年内复发 2 次或 1 年内复发 3 次。

（3）激素依赖：用药后缓解，减量或停药 4 周内复发，恢复用量或再次用药仍有效，并重复 3 次以上者。

**（二）治疗指南**

1. 肾上腺皮质激素治疗

肾上腺皮质激素治疗首选糖皮质激素（泼尼松）：治疗原发性肾病综合征（INS）的短疗程糖皮质激素（GC）治疗因为复发率高，已基本被中长程疗程 GC 治疗所代替，初始方案不完全相同，GC 的治疗原则"适量足，减量慢，维持时间要长"已被认可。诱导阶段以足量泼尼松 1.5 ~ 2 mg/（kg·d），分次口服或晨间顿服，最大剂量不超过 60 mg，尿蛋白转阴后巩固 2 周，一般足量不少于 4 周，最长 8 周；维持阶段：首先以 2 天量的 2/3 量，隔日晨间顿服，如尿蛋白继续转阴，以后每 2 ~ 4 周减量 2.5 ~ 5 mg，至 0.5 mg/kg 时治疗 3 个月，以后每 2 周减量 2.5 ~ 5 mg，直至停药。使用激素治疗后，根据患者对激素的反应，8 周后判断激素疗效。根据激素反应判断是否为 RNS。

甲泼尼龙（MP）冲击治疗：目前使用较多的方案是：MP 每次 15 ~ 30 mg/kg，加入葡萄糖溶液 100 ~ 200 mL，于 1 ~ 2 小时静脉注射，每天 1 次，连用 3 次为 1 个疗程，间隔 1 ~ 2 周再使用第 2 个疗程，最大最 500 mg/d，个别患者可达到 1 000 mg/d，酌情应用 2 ~ 3 个疗程。用激素治疗 2 ~ 3 个疗程仍不能缓解者考虑使用免疫抑制剂。此时应进行肾穿刺活检明确病理类型，根据不同病理类型进行治疗和评估预后。冲击治疗期间注意观察高血糖、高血压、水钠潴留、消化道出血及心律不齐等不良反应。

2. 免疫抑制剂治疗

（1）环磷酰胺（CTX）：是目前用于治疗 RNS 研究最多，应用最广泛的细胞毒类药物，主要作用于细胞周期的 S 期，对其他各期也有影响。药理作用与减少 B 细胞分泌抗体有关，干扰 DNA 合成，还可抑制 T 细胞介导的非特异性炎症。是目前治疗 RNS 的二线药物；常用的方案是：口服剂量 1.0 ~ 2.0 mg/（kg·d），疗程 8 ~ 12 周，中剂量 <200 mg/kg，冲击剂量 8 ~ 12 mg/（kg·d），连用 2 日，每两周重复 1 个疗程，中剂量 <150 ~ 200 mg/（kg·d），或 CTX 750 mg/（m²·d），累计量 200 mg/kg。冲击治疗当日注意增加饮水量，加快 CTX 排泄，减少不良反应的发生。静脉冲击疗法较口服法疗效好，且不良反应少，临床多采用静脉冲击疗法。CTX 冲击治疗对于部分微小病变和系膜增生性肾小球肾炎，甚至局灶性节段性肾小球硬化有一定的疗效，对于此类患者经过激素治疗疗效欠佳，特别是 MP 冲击治疗效果欠佳，继续使用糖皮质激素治疗可能出现严重不良反应时，可以考虑 CTX 冲击治疗。CTX 不良反应有胃肠道反应、骨髓抑制、肝功能损害、出血性膀胱炎、脱发、性腺损害等，对于儿童尤其是男童性腺的损害是肯定的，使用前向患儿家长讲清楚药物的副作用，治疗过程中注意严密观察。

（2）环孢素（CSA）治疗：CSA 是目前应用较为广泛的三线药物，1986 年首见 CSA 治疗小儿原发性肾病综合征报道。主要适用于病理类型为 MCD、MsPGN 和 FSGS 的病例。主要是通过选择性抑制辅助性 T 淋巴细胞，阻止其释放细胞因子，使病变肾小球基底膜的电荷屏障得以恢复，从而减少尿蛋白的排出。治疗方法为开始 4 ~ 6 mg/（kg·d），分 2 次口服，以达到 100 ~ 150 μg/L 的血药浓度，治疗 2 个月如果完全缓解，则减量到 50 ~ 150 μg/L，维持 2 个月，如果继续缓解，再继续减量维持血药浓度在 30 μg/L。禁忌证包括高血压、肾功能损害、中或重度肾小管萎缩、间质纤维化，因此，使用 CSA 之前必须进行肾穿刺以确定肾间质、肾小管的健全情况。治疗期间血肌酐升高 30% 以上，或血/尿肌酐比值 > 0.2 者，应该警惕 CSA 肾毒性。

（3）霉酚酸酯（MMF）治疗：为选择性细胞毒性药物，在体内迅速水解为具有免疫抑制活性的霉酚酸（MPA），MPA 可抑制次黄嘌呤单核苷酸脱氢酶，阻断 T 和 B 淋巴细胞鸟嘌呤核苷酸的经典合成途径，使细胞周期停止在 $G_1$ 期，从而抑制 T、B 细胞增殖及减少抗体产生；MMF 还可以抑制细胞表面黏附因子的合成，阻止炎性细胞的聚集。MMF 口服吸收好，儿童耐受性好，剂量为 20 ～ 30 mg/（kg·d），6 ～ 12 个月为 1 个疗程，不良反应轻，主要为胃肠道反应、白细胞减少、败血症、贫血、高血压及血糖增离等。对肝功能几乎无影响，合并肝功能异常的患儿可首选此药，但价格昂贵，限制了其使用。

3. 联合免疫抑制剂治疗

应用免疫抑制剂治疗小儿肾病综合征时应严格掌握适应证，合理用药，力求避免副作用。单一免疫抑制剂能解决问题的，不使用两种或两种以上免疫抑制剂；当病情需要联合使用免疫抑制剂时，需注意应该使用不同作用点的免疫抑制剂。

## 二、中医特色治疗

### （一）中医对难治性肾病综合征的认识及治疗方法

为减轻激素和细胞毒药物的毒副作用，巩固疗效，配合中医药治疗的经验已有大量报道。临床上大多采取中西药有机结合分阶段治疗的方法，即第一阶段是大剂量激素首始治疗阶段，患者服用大剂量激素后，常出现阴虚火旺的证候，如兴奋失眠、怕热多汗、满月脸、手足心热、口干咽燥、血压升高、舌红少津、脉数等，此阶段应配合中医滋阴降火法治疗，既能拮抗外源性激素的反馈抑制作用，减轻激素的副作用，又能提高患者对激素的敏感性。第二阶段是激素减量阶段，患者常由阴虚转变为气阴两虚证，表现出疲乏无力、腰酸腿软、头晕耳鸣、手足心热、口干咽燥、舌淡苔薄，脉细微数等，此时需配合应用益气养阴法治疗，既可防止激素撤减综合征，又可防止复发。第三阶段是激素维持治疗阶段，此阶段激素已接近人体生理剂量，患者逐渐出现脾肾气（阳）虚证候，如疲乏无力、腰酸腿软、食欲欠佳、少气懒言、怕冷甚至畏寒肢冷，舌苔白、脉沉细等，应配合采用补肾健脾的中药治疗，可巩固疗效，以防复发。在三个治疗阶段中均加入活血化瘀药物，对提高疗效大有好处。

### （二）治疗难治性肾病综合征偏方简介

偏方 1：

组成：蚕茧壳、僵蚕各 12 g，蚕沙（包煎）15 g，蝉蜕 4.5 g。

功效：祛风胜湿。

用法：每日 1 剂，水煎，分 2 次服。随证加减：偏脾肾气虚加党参、生黄芪、怀山药、云茯苓；偏脾肾阳虚加淡附片、淫羊藿、葫芦巴、补骨脂。

偏方 2：

组成：川芎、红花各 6 g，桃仁、地龙、赤芍各 9 g，丹参 12 g。

功效：活血化瘀。

用法：每日 1 剂，水煎，分 2 次服。

偏方 3：

组成：黄芪 50 g，桃仁、红花各 10 g，益母草 30 g，泽泻、知母各 20 g。

功效：益气活血，化瘀利水。

用法：每日 1 剂，水煎，分 2 次服。

偏方 4：

组成：益母草、鹿衔草、金钱草各 30 g，黄芪、党参、茯苓、沙苑子各 15 g，熟附片、大黄各 10 g。

功效：补肺温肾，利水消肿。

用法：每日 1 剂，水煎，分 2 次服。

偏方 5：

组成：黄芪 15 ～ 30 g，水蛭、生大黄各 5 ～ 10 g，枸杞、女贞子、菟丝子、五味子、金樱子、覆盆子各 10 ~ 15 g。

功效：补肺固表，滋阴补肾，活血化瘀。

用法：每日 1 剂，水煎，分 2 次服。如服药困难者可少量频服。

偏方 6：

组成：车前草、白茅根、益母草、玉米须、白花蛇舌草各 15 g，丹参 10 g。

功效：清热解毒，凉血活血，利水消肿，降压通淋。

用法：每日 1 剂，水煎，分 2 次服。

偏方 7：

组成：制僵蚕 12 g，乌梢蛇 10 g，蝉蜕、地鳖虫各 6 g，地龙、生黄芪、茯苓、益母草、白茅根各 15 g。

功效：活血利水，温补脾肾。

用法：每日 1 剂，水煎，分 2 次服。随证加减：肾阴虚者加生地、枸杞或女贞子等；脾虚者加党参、白术或山药等；水肿甚者酌加泽泻、猪苓、车前子等；气虚者加黄芪、党参等；肾关不固者加金樱子、芡实等；血尿者加琥珀（研束吞服）3 g，白茅根增至 30 g；肝阳上亢者加怀牛膝、杜仲、石决明等；肾阳虚者加葫芦巴、淫羊藿等；血瘀较甚者益母草可增至 30 g，另可加丹参 30 g，赤芍 15 g。

偏方 8：

（1）益肾散

组成：太子参 20 g，黄芪 30 g，猪苓、茯苓、泽泻、芡实、生地、旱莲草各 15 g，山茱萸 12 g，益母草、石韦各 24 g，红花 10 g。

功效：益气养阴，利湿化瘀。

（2）清肾散

组成：黄檗、知母各 10 g。白花蛇舌草、益母草各 24 g，连翘、蒲公英各 15 g，泽泻 12 g。

功效：清热利湿解毒。

用法：在开始应用激素或免疫抑制剂的同时，服用清肾散，每日 1 剂，水煎，分 2 次服；在蛋白消失或撤激素过程中，服用益肾散，每日 1 剂，水煎，分 2 次服。

# 三、经验与体会

**（一）中西医结合难治性肾病综合征治疗体会**

肾病综合征属中医学水肿中阴水的范畴，产生水肿的原因是肺、脾、肾三脏功能失调。脾肾阳虚，不能温阳利水、固摄精微物质（尿蛋白）是形成本病的关键。所以，只有以健脾益肾之法进行论治才能取得好的疗效。在临床治疗中虽然常常可以见到患者亢奋易急躁，舌苔黄腻，舌边尖红等有热之象，但该热系水湿阴邪太盛，脾肾阳虚，无力温化行水，使水湿久聚而生，因而治疗中一定要慎用苦、寒、滋腻之品。此外，病久必瘀，所以活血化瘀之法也要同时使用。

现代医学认为，肾病综合征的发病与机体的免疫、纤溶、凝血等有关，并认为温补肾阳、健脾益气中药有促进肾上腺皮质功能，增强肾上腺皮质激素的作用；有助于减少机体对激素反馈抑制，防止症状反跳，还能增强机体免疫功能，从而调整肾病综合征患者紊乱的免疫功能。活血化瘀中药可以减少血液黏稠度，减少血栓形成，增加肾血流量。因此泼尼松与温补脾肾活血化瘀中药同时使用，既可以提高疗效，还能减少强的松的副作用。

**（二）运用药膳治疗难治性肾病综合征的经验**

药膳 1：

组成：猪尾 1 条，花生米 60 g。

用法：将猪尾刮洗干净，斩小段。花生米洗净，与猪尾同入沙煲内，加清水适量，武火煮沸后，改用文火煲至花生米烂熟，调味食用。

药膳 2：

组成：花生米 150 g，大蒜头 100 g。

用法：花生米洗净。大蒜头去衣洗净，一起放入沙煲内，加清水适量，武火煮沸，再改用文火煲至花生米烂熟，调味食用。

药膳 3：

组成：鸡肉 300 g，仙茅 10 g，金樱子 15 g。

用法：将仙茅用米泔水浸泡 3 日，取出炮制备用。金樱子洗净，鸡肉洗净切成块，放入沙煲内，加清水适量，以武火煮沸后，改用文火煲 1 小时，放入仙茅、金樱子，共煲 1 小时，调味食用。

药膳 4：

组成：羊肾 2 个，杜仲 15 g，五味子 6 g。

用法：羊肾切开去脂膜，洗净切片，杜仲、无味子分别洗净，将以上用料一起放入炖盅内，加开水适量，用文火隔开水炖 1 小时，调味食用。

药膳 5：

组成：生鱼 1 尾，红参 9 g，生黄芪 30 g。

用法：冬葵子洗净用纱布包好，黄芪、怀山药分别洗净，将以上用料一起放入砂锅内，加清水适量，先武火煮沸，后改用文火煲 2 小时，调味食用。

药膳 6：

组成：鹌鹑 1 只，锁阳 18 g，山茱萸、茯苓各 30 g，制附子 9 g。

用法：把鹌鹑剔净，去内脏。洗净切块。锁阳、山萸肉、茯苓、制附子分别洗净，与鹌鹑一起放入沙煲内，加清水适量，武火煮沸后，改用文火煲 2 小时，调味食用。

药膳 7：

组成：扁豆 15 g，千山药、芡实各 25 g，莲子 20 g，白糖少许。

用法：每日 1 荆，将以上 4 味共入锅中，加水适量，炖熟后，调入白糖即成。

药膳 8：

组成：冬瓜 250 g，猪肾 2 个，薏苡仁、黄芪、怀山药各 9 g，香菇 5 个，鸡汤 10 杯。

用法：将用料洗净，冬瓜削皮去核，切成块状，香菇去蒂。猪肾对切，除去白色部分，再切成片，洗净后用热水烫过。鸡汤倒入锅中加热，先放姜、葱，再放薏苡仁、黄芪和冬瓜，以中火煮 40 min，再放入猪肾、香菇和怀山药，煮熟后慢火再煮片刻，调味即可。

药膳 9：

组成：龟 1 000 g，芡实、莲各 60 g，料酒 1 匙，精盐、味精各少许。

用法：将龟宰杀，取肉切块，同芡实、莲子共入锅中，加冷水浸没，武火烧开，加入料酒和精盐，改文火慢炖 3 小时，至龟肉酥烂，调入味精即成。每日 2 次，每次 1 小碗，2 日内吃完，连用 6 日为 1 个疗程。

药膳 10：

组成：鲤鱼 1 尾（500 g 左右），大蒜、赤小豆各 50 g。

用法：鱼剖腹去肚，将大蒜和浸泡后的赤小豆装入其腹，不加水及各种调料，文火煮 45 min 后食鱼及赤小豆，每日 1 次。

# 第九章　甲状腺及甲状旁腺疾病

## 第一节　甲状腺肿

单纯性甲状腺肿（Simple goiter）又称为非毒性甲状腺肿（Nontoxic goiter），系由甲状腺非炎性或者非肿瘤性原因阻碍甲状腺激素合成而导致的代偿性甲状腺肿。在通常情况下，本病不伴有甲状腺功能亢进或减退的表现，甲状腺呈弥漫性或多结节性肿，女性更为常见。

目前，在全世界范围仍有近 10 亿人口生活在碘缺乏地区，我国约有 3.7 亿人口生活在这样的地区，其中大约有 3 500 万人患有地方性甲状腺肿。根据该病发病流行情况特征，主要可分为地方性甲状腺肿（Endemic goiter）和散发性甲状腺肿（Sporadic goiter）两种。前者具有地方性特征，流行于离海较远、海拔较高的山区，常为缺碘多引起；后者散发于全国各地，主要是由于先天性甲状腺激素合成障碍或者致甲状腺肿物质等所导致，多发生于青春期、妊娠期、哺乳期和绝经期。

西医病因主要包括合成甲状腺激素原料碘的缺乏，甲状腺激素的需要量增加，甲状腺激素合成、分泌的障碍。另外，高碘、某些遗传缺陷致甲状腺激素合成障碍及 Tg 基因突变等均可影响甲状腺激素的合成障碍。

西医诊断依据：

（1）居住于碘缺乏地区，或具有高碘饮食史，部分患者呈现典型甲状腺肿家族史。

（2）甲状腺肿，但无明显的甲状腺功能异常征象。

（3）血清 $FT_3$、$FT_4$ 一般在正常水平，TSH 无异常。

（4）甲状腺摄碘率正常或增高，但高峰不提前，且能被 $T_3$ 抑制。甲状腺结节出现自主功能时，则不被 $T_1$ 抑制。

（5）放射性核素扫描见弥漫性甲状腺肿，核素分布均匀，少数可呈无功能性结节图像。

（6）缺碘性甲状腺肿者，尿碘排出率明显降低。

西医治疗：

（1）病因治疗：缺碘所致者，应进食含碘丰富的食品，适当补充碘盐。缺碘性甲状腺肿流行地区可采用碘化食盐防治，正常成人（包括青春期）每日需碘约 100μg，1 ~ 10 岁小儿 60 ~ 100μg/d，婴幼儿 35 ~ 40μg/d。但结节性甲状腺肿的成年患者应避免大剂量碘治疗，以免诱发碘甲亢。对于摄入致甲状腺肿物质所致者，停用药物或食物后，甲状腺肿一般可自行消失。

（2）甲状腺激素替代或抑制治疗：早期轻度甲状腺肿，每天服用碘化钾 10 ~ 30 mg，或复方碘口服溶液 3 ~ 5 滴，一般用 3 ~ 6 个月。中度以上甲状腺肿者中度和（或）伴有甲状腺激素分泌不足者可予以甲状腺激素替代，以补充内源性甲状腺激素不足，抑制促甲状腺激素分泌。加服左甲状腺素钠片，每日 25 ~ 100μg，经 6 ~ 12 个月可使腺体缩小或消失，半数患者可获治愈。多发结节型及混合型甲状腺肿可能缩小，但难于完全消失，因结节的形成往往标志着甲状腺肿进入了不可逆阶段。

（3）手术治疗：一般而言，非毒性甲状腺肿无论是散发性还是地方性，不宜行外科手术治疗，但若是腺体过于肿大特别是巨大结节性甲状腺肿，或有并发症者引起压迫症状或疑有癌变者且给予甲状腺激素治疗无效，宜手术治疗。

本病以甲状腺肿为主要临床特征，当属于中医范畴中的"瘿病""瘿瘤"。正如《杂病源流犀烛》中写道："瘿瘤者，气血凝滞，年数深远、渐长渐大之症。何谓瘿？其皮宽，有似樱桃，故名瘿，亦名瘿气、影袋。"既说明了瘿病的特点，也指出了瘿病的发病机制。

## 一、中医病因

1. 情志内伤

愤怒日久使肝气不舒，气机郁滞，肝气失于条达，则津液不得正常输出，聚而成痰，气与痰结于颈前。痰气凝结日久，使血液的运行亦受到障碍而产生血行瘀滞，则可致瘿肿较硬或有结节。《济生方·瘿瘤论治》说："夫瘿瘤者，多由喜怒不节，忧思过度，而成斯疾焉。大抵人之气血，循环一身，常欲无滞留之患，调摄失宜，气滞血凝，为瘿为瘤。"

2. 饮食或水土失宜

饮食失调或居住于高山地区，一则影响脾胃功能，使脾失健运，湿聚而生痰；二是影响气血运行，导致气滞血瘀。《圣济总录·瘿瘤门》提到山区中瘿病发生率更高，"山居多瘿颈，处险而瘿也"。

3. 体质因素

妇女以肝为先天，妇女的经、带、胎、产等皆与肝经气血密切相关，情志、饮食等致病因素损害肝脏的功能，故女性多发。素体阴虚之人，痰气郁久易于化火，加重阴伤，使病情缠绵难愈。

## 二、中医病机

瘿病初期多为气机郁滞，津凝痰聚，以致痰气搏结于颈前，日久会引起血脉瘀阻。情志内伤致肝气失于条达，气机郁滞，导致津液失于输布，易聚而成痰，气滞痰凝，壅结颈前；饮食或水土失宜，导致脾失健运，不能运化水湿，聚而生痰，进而影响气血运行，致气滞、痰凝、血瘀壅结颈前发为瘿病。妇女的经、孕、产、乳等生理特点与肝经气血密切相关，女性易发瘿病。

本病病位为肝脾，与心相关。肝郁导致气滞，脾伤出现气结，气滞则津停，脾虚蕴生痰湿，痰气交阻，血行不畅，最终气、痰、瘀三者合而发瘿。瘿病发病以实证较多，久病可由实证变为虚证，以致最后出现气虚、阴虚等虚实夹杂证。

## 三、中医治疗

1. 气郁痰阻证

症状：颈前肿物质软不痛，颈部觉胀，善叹息，或兼胸胁串痛，病情常随情志而波动，苔薄白，脉弦。

治法：理气舒郁，化痰消瘿。

方药：四海舒郁丸加减。药用青木香、陈皮、海蛤、海带、海藻、昆布、海螵蛸。

加减：胸闷、胁痛者加郁金、香附疏肝理气；咽部不适者加牛蒡子、桔梗、射干等利咽消肿；肝火亢盛、烦躁易怒者加夏枯草、龙胆草等清泻肝火；手指颤抖者加石决明、牡蛎、钩藤平肝息风；胃热内盛者加生石膏、知母以清泻胃热。

2. 痰结血瘀证

症状：颈前肿物按之较硬或有结节，肿块经久不消，食欲缺乏，胸闷，舌质暗或紫，脉弦。

治法：理气化痰，活血消瘿。

方药：海藻玉壶汤加减。药用海藻、昆布、贝母、半夏、青皮、陈皮、当归、川芎、连翘、甘草。

加减：结块较硬及有结节者可酌加黄药子、三棱、莪术、穿山甲、丹参等以增强活血软坚、消瘿散结的作用；胸闷不舒者加郁金、香附疏肝理气；郁久化热而见烦热、舌红、苔黄、脉数者加夏枯草、牡丹皮、玄参以清热泻火；食欲缺乏、便溏者加白术、茯苓、山药健脾益气。

3. 气虚邪聚证

症状：颈部肿大，病程较长，自觉紧缩，咽喉中有异物感，乏力，头痛，畏寒多汗，烦躁易怒，舌淡红，苔薄白，脉浮缓。

治法：发散风邪，调和营卫。

方药：千金内托散。药用黄芪、白芷、厚朴、甘草、茯苓、连翘、人参、当归、芍药、青木香、川芎、防风、金银花。

加减：肝阴亏虚而见胁痛隐隐者，可用一贯煎养肝疏肝；脾胃运化失调而导致的便次增加，大便溏薄者，加白术、薏苡仁、山药、麦芽健运脾胃；虚风内动，手指或是舌体颤抖者，可加入钩藤、白芍平肝息风；肾阴亏虚出现耳鸣、腰酸，可加入龟板、牛膝、菟丝子滋阴补肾；病久耗伤正气者，可加入黄芪、熟地、枸杞子等补益正气，滋养精血。

# 四、其他疗法

1. 基础治疗

（1）中医药膳疗法

①芋头海带粥：芋头 50 g，海带、大米各 100 g，调味品适量。将海带洗净，切细；芋头择净，切为小块；大米淘净，二者同放入锅内，加清水适量煮粥，待熟时调食盐等调味品，再煮 1 ~ 2 沸服食，每日 1 剂，7 日为 1 个疗程，连续 3 ~ 5 个疗程。可健脾消积，适用于甲状腺肿大。

②紫菜萝卜汤：紫菜 15 g，白萝卜 300 g，陈皮 6 g，水煎煮熟，调味服食。每日 2 次。

③海带瘦肉汤：海带 50 g，猪瘦肉 60 g，水煎煮熟，调味服食。

（2）预防：保持精神愉快以防止情志内伤，注意饮食调摄是预防甲状腺肿的两个重要方面。在地方性甲状腺肿好发地区应采用食盐加碘的方法，保证每人每日摄入 100 ~ 200 μg 的碘为宜。经常食用含碘丰富的海产品；同时注意自己的饮食习惯，多种蔬菜混食。患者应在适宜的环境中休息，并做一些适度的运动，避风寒及精神刺激，可有效地预防甲状腺肿的发生。

2. 单方验方

（1）消瘿散

组成：海藻、海带、昆布、海马、海红蛤、石燕、海螵蛸各 30 g。

用法：上药共研为细末，每次服 6 g，每日 2 次。

功效：消痰软坚，散结消瘿。

主治：单纯性甲状腺肿。

（2）二屦散

组成：猪、羊屦各 10 对（去内脂焙干），海藻、海带各 30 g，丁香、木香、琥珀各 20 g，珍珠、磨香各 10 g。

用法：上药为散剂，每服 1.5 g，以热酒送下，药后垂头片刻。

功效：软坚散结，活血消瘿。

主治：地方性甲状腺肿。

（3）点瘿法

组成：水银、鹰粪、绿矾、皂矾、轻粉、鹊粪、硼砂各 3 g，樟脑、冰片各 1.5 g，麝香 0.9 g。

用法：上药共研为细末，针刺瘿瘤上 1 小孔，将药点上 0.3 g，每日 3 次，必有黄水渗出，3 日后便消。

功效：腐蚀，消瘿。

主治：单纯性甲状腺肿。

（4）小金丹

组成：麝香 15 g，木鳖子（去壳去油）、制草乌、枫香脂、五灵脂（醋炒）、地龙各 75 g，乳香（制）、没药（制）、当归（酒炒）各 37.5 g，香墨 6 g，淀粉 7 g，硬脂酸镁、滑石粉各 3.5 g。

用法：将上药制成 1 000 片，口服，每次 2 ~ 3 片，每日 2 次；小儿酌减。

功效：散结消肿，化瘀止痛。

主治：单纯性甲状腺肿。

（5）消瘿丸

组成：白芷、大贝母、乌贼骨、青皮各50 g，夏枯草、海蛤壳、黄药子、法半夏、牡蛎各90 g，威灵仙、山慈姑、枳壳、当归、橘红、昆布、海藻各60 g，川芎30 g，炮山甲15 g。以上各药研末，混匀，水冷为丸。

用法：每次6 g，每日2次，连服3个月为1个疗程。

功效：行气化痰，软坚散结。

主治：单纯性甲状腺肿。

（6）行气活血消瘿汤

组成：海藻、昆布、浙贝、夏枯草各15 g，桃仁、赤芍、当归各10 g，青皮、郁金、枳壳、半夏各15 g。

用法：每日1剂，水煎，每日2次口服，30天为1个疗程。

功效：行气活血，软坚散结。

主治：单纯性甲状腺肿。

（7）吕氏消瘿汤

组成：海藻、昆布、夏枯草、木香、桔梗、玄参、三棱、浙贝母、莪术、生牡蛎、穿山甲。

用法：每日1剂，水煎，每日2次口服，30天为1个疗程。

功效：散结消肿。

主治：单纯性地方性甲状腺肿。

（8）消瘿散（服后饮黄酒）

组成：海藻、海带各50 g，昆布、牡蛎各30 g，青皮、夏枯草各25 g，当归、玄参各20 g，白芷、川芎、香附、没药各15 g，升麻、僵蚕、黄药子、麦门冬各10 g。

用法：诸药研粉，每日3次，每次10 g，服药后饮黄酒少许。

功效：疏肝行气，消肿散结。

（9）消结合剂

组成：橘核、路路通、红藤、丹参、王不留行、皂角刺、白花蛇舌草各15 g，小茴香、三棱、莪术、当归、浙贝母、重楼各10 g。

用法：每日1剂，水煎，分2次口服，30天为1个疗程。

功效：疏肝理气，活血化瘀，软坚散结，化痰散瘿。

主治：单纯性甲状腺肿。

3. 针灸疗法

（1）体针

主穴：阿是穴、合谷、足三里。

配穴：胸闷、气短、泛恶者配内关；吞咽不适配天突；胸胁胀满配太冲。其他随症加减。

操作：患者采取仰卧位，合谷、内关、足三里、太冲等穴可按常规针刺。阿是穴在针刺时可根据不同病情采取不同的针刺方法，若颈部无明显结节肿块，可在相当于人迎穴上、下各0.5寸处，双侧共刺4针；若结节性肿块较大者可采用围刺法——中心刺1针，沿肿块周围成45°角斜刺3～4针，均使针尖刺入肿块，如肿块通过针刺治疗明显缩小，仍需继续治疗，以消失为度。如遇弥漫性肿大者，也可用围刺法治疗，斜刺0.5～0.8寸，留针30 min，中间行针2次，采用捻转运气法。每日或隔日针治1次，10次为1个疗程，若肿块尚未消失，可继续按前法治疗。

（2）灸法

常用穴：膻中、天突、通天、云门、中封、风池、大椎、天府。膻中穴灸7壮，其余各穴各灸18壮。

（3）耳针疗法

耳穴：神门、甲状腺、内分泌，均取双侧。以上穴位可分为两组，交替使用，留针30 min，每隔10 min运针1次。

4. 外用

华南胡椒全株 2 份，野菊花 1 份，上药捣烂后加少许食盐再捣匀，取适量，隔水加热，等待温度适中后外敷于患处，涂药宜稍厚，外用纱布固定。每天换药 1 次。治疗瘿病气郁痰聚，郁久化热。

# 五、名医经验

1. 高天舒经验

高天舒教授认为一部分甲状腺结节的发生和缺碘相关，临床针对结节性甲状腺肿的治疗常以富碘中药软坚散结为主。且认为先天不足、脾胃虚弱者，更易由于情志失节而引发瘿病，故治疗中常配合扶正祛邪。以软坚散结为基本治疗大法，以富碘中药为主，如海藻、昆布、海蛤等。高天舒教授根据瘿病的病机特点，在软坚散结的基础上理气化痰，活血化瘀，常用药物包括半夏、白芥子、陈皮、香附、郁金、王不留行、丹参、桃仁、红花等。疾病后期，耗气伤阴，累及心肾，此时消瘿散结同时必兼顾补益心肾。强调根据患者的不同症状进行加减：情志不舒，肝气郁结，郁久而化火可配合龙胆草、黄芩、知母、青黛、夏枯草等清肝泻火；若肝火上炎扰及心神，配伍龙骨、牡蛎、灵磁石等镇心安神；若伴有明显的胸闷气短，配伍瓜蒌、枳实、香橼、佛手等理气宽中；若伴有双手颤抖明显者，可以配伍天麻、钩藤、龙骨、珍珠母等息风止痉；若肝气郁久化火化热伤及肝阴，配伍枸杞子、白芍、生地、玄参、女贞子、墨旱莲等滋阴柔肝；肝气犯胃，胃气阻滞，配伍柴胡、川芎、陈皮、枳壳、佛手、甘草等理气和中止痛；肝气郁久化热，阳热移于胃，酌加黄连、知母、黄芩、栀子等以清胃泻火；脾胃运化功能失常，大便次数增加或稀便，加白术、茯苓、薏苡仁等健脾止泻；先天不足或久病耗伤正气，脾胃虚弱，酌予白术、太子参、党参、黄芪、茯苓、甘草等益气健脾；心脾两虚，失眠心悸者，配伍酸枣仁、五味子、远志、茯神、龙眼肉等补益心脾安神；肾虚精血不足者，配伍黄芪、熟地、山茱萸、制首乌、鹿角胶等补肾益精。

2. 陈如泉经验

陈如泉教授采用降气化痰消瘿法，常用三子养亲汤加穿山龙、橘叶等药物治疗瘿病，颈前肿大，辨证属痰气瘀阻而无结节者，若甲状腺囊肿又加用瞿麦及薏苡仁。颈前肿大，辨证属痰血瘀阻伴有结节者，以活血化痰消瘿法治之，常选用王不留行、急性子、桃仁等药，并配合鬼箭羽、郁金、猫爪草及浙贝母等，酌加土鳖虫、水蛭或蜣螂等搜剔络脉。

3. 谢春光经验

谢春光教授认为本病临床常见有肝郁气滞、痰气郁结、气血瘀结 3 种证型。同时对患者进行生活方式教育及情志疏导，并强调预防甲状腺肿的发生极为重要。在治疗上，以理气化痰、消瘿散结为基本治法，对于结块质地较硬、瘀血阻络明显者，配合活血软坚之法。以半夏厚朴汤为基础方加减化裁，组成理气化痰、消瘿散结之验方：法半夏、厚朴、茯苓、苏梗、黄芩、栀子、香附、白芥子、浙贝母各 15 g，王不留行、橘核各 20 g，红花 10 g，川芎 15 g。

4. 唐汉钧经验

唐汉钧教授认为甲状腺良性结节的治疗总以疏肝理气化痰软坚为主，同时注重顾护脾胃。将甲状腺结节的论治分为 5 个类型——对于甲状腺腺瘤、甲状腺囊肿、结节性甲状腺肿等无明显自觉症状的患者辨证为气滞痰凝，以理气化痰、软坚消瘿法治之；对于单纯性甲状腺肿、青春期甲状腺肿、更年期伴月经不调的甲状腺肿块患者辨证属肝郁气滞、冲任不调，以疏肝理气调摄冲任之法；对于甲状腺肿、甲状腺腺瘤伴甲亢症状者辨证为气滞痰凝、阴虚内热型，在化痰软坚的基础上配以养阴清热；伴甲状腺功能低下者软坚化痰配以健脾温肾；对于急性甲状腺炎、局部肿痛明显、发病急骤者辨证属于火热内蕴、痰凝气滞证，在健脾理气，化痰散结的基础上，又配合清热消肿、扶正清瘿法治疗；对于甲状腺肿块如甲状腺腺瘤、甲状腺囊肿、结节性甲状腺肿等质较硬久治不愈的患者证属血瘀气滞痰凝型，治以和营活血软坚散结。在用药中，以香附、郁金、柴胡等理气疏肝，抑木扶土，海藻、贝母、婆婆针等软坚散结，健脾取法于四君子汤，用党参、白术、茯苓、黄芪、红枣等，山茱萸、淫羊藿等补肾扶正。诸药合用，攻补兼施，临证每收良效。若患者兼有桥本氏甲状腺炎，在原方基础上加入黄芩、玄参、板蓝根等清热解毒之品。若兼有甲状腺功能亢进者，在原方基础上加生地黄、麦门冬、沙参、玉竹等养阴清热之品。伴有甲状腺功能低下者加入升麻、肉苁蓉、苏梗、赤小豆、防己、木香等温肾健脾、行气化湿之品。

5. 贺支支经验

贺支支教授指出，消瘿必须"肝气顺和，脾气健运，故能无病"。治疗主张用疏肝理气、清肝泻火之法。运用《景岳全书》化肝煎治疗本病，药物组成：陈皮、青皮、白芍、牡丹皮、栀子、泽泻、川贝。此方主治：怒气伤肝，因而气逆动火，致为烦热胁痛、胀满动血等症。意在调整脏腑之间正常的制约关系，从而达到机体阴阳平衡。

6. 吴信受经验

吴信受教授认为本病病因病机在于气滞、血瘀、痰凝，其中肝之疏泄起主导作用。单纯肿大型以气滞为主，合并结节及腺瘤者以痰凝为主，质地硬者以血瘀为主。另外，本病也与正气不足有关。如气血亏虚之人，易致痰瘀内生，结于颈部，形成本病。其次，正气不足还表现于饮食偏嗜，缺碘。治疗时，凡肿块性甲状腺疾病，理气疏肝贯彻始终，而化痰（瘀）散结之品常大剂量使用。另可根据其临床表现，加重养血、益气之品，饮食要求多食含碘食物。常用药物有：黄药子、海藻、昆布、郁金、香附、夏枯草、川贝母、玄参、连翘、生牡蛎、丹参、茯苓等。外用黑布药膏（蜈蚣、五倍子粉等）破瘀软坚；铁箍散膏（天南星、草乌、半夏等）破瘀消肿、解毒散结，加强疗效。

7. 王元浩经验

王元浩运用消瘿汤，夏枯草50 g，柴胡、香附各25 g，昆布、海藻各20 g，海浮石、牡蛎、黄药子各30 g。加减治疗单纯性甲状腺肿，气滞酌加青皮、槟榔、桔梗；血瘀加当归、川芎、丹参；夹热加黄芩、龙胆草、连翘；夹痰加半夏、茯苓、浙贝母；体虚加党参、黄芪、当归。

8. 张金玲经验

张金玲等采用桂枝茯苓丸加味（桂枝、猫爪草各15 g，茯苓、赤芍各12 g，海藻、昆布、皂角刺、川楝子、生地、牡丹皮、桃仁各10 g，甘草6 g）治疗，伴有胸闷、胁痛、善太息者加郁金10 g，香附、柴胡各9 g，枳壳6 g；声音嘶哑者加牛蒡子10 g，射干6 g，马勃5 g；伴有结节者加三棱、莪术、黄药子、肿节风各10 g，露蜂房9 g；阴虚内热者加天门冬、天花粉、玄参各10 g，经临床验证疗效显著。

9. 陈兴安经验

陈兴安运用四海舒郁汤加减（柴胡、昆布、海藻、青木香、陈皮、制香附、黄药子、枳壳、清半夏、厚朴、海螵蛸、海蛤等）治疗地方性甲状腺肿37例，总有效率为86.14%。

10. 黄文智经验

黄文智外用消瘿膏（白芥子、苏子、猫爪草、蜣螂虫、水蛭、香附、冰片等），与凡士林共同调匀为软膏。每晚取适量药膏敷于颈前甲状腺肿处，晨起洗净。连续使用6周为1个疗程。采用甲状腺B超探查测量甲状腺大小。结果显示总有效率为88.19%。

11. 秦树光经验

秦树光等选择经临床确诊的单纯性甲状腺肿患者120例，随机分为五海瘿瘤丸组、左甲状腺素钠组和联合组。五海瘿瘤丸组仅给予五海瘿瘤丸（海带、海藻、海螵蛸、蛤壳、昆布、白芷、木香、海螺、夏枯草、川芎等）；联合组给予左甲状腺素钠的同时给予五海瘿瘤丸，剂量同前两组。连续服用1个月为1个疗程，对照三组在治疗前后甲状腺体积的变化情况。结果三组治疗前甲状腺体积无明显差异，治疗后甲状腺体积均明显缩小，五海瘿瘤九组和左甲状腺素钠组缩小程度相似，联合组较前两组缩小更明显，差异有统计学意义。

# 第二节　甲状腺功能亢进症

甲状腺功能亢进症（Hyperthyroidism）简称甲亢，指甲状腺内或甲状腺外的多种原因引起甲状腺功能增高、分泌激素增多或因甲状腺激素在血循环中水平增高，以致作用于全身的组织和器官，造成机体的神经、循环、消化等各系统兴奋增高和代谢亢进为主要表现的临床综合征。

本病的西医诊断标准如下：有临床高代谢的症状和体征，甲状腺肿和（或）甲状腺结节，血清 $TT_4$、$FT_4$、$TT_3$、$FT_3$ 升高，TSH 降低则诊断成立。$T_3$ 型甲亢时仅有 $TT_3$、$FT_3$ 升高。如果仅血清 TSH 减低，$TT_4$、$FT_4$、$TT_3$、$FT_3$ 正常，为亚临床甲亢。Graves 病所致甲亢可见 TSH 受体抗体（TRAb）升高。

西医治疗包括一般治疗：注意休息；补充足够热量和营养、糖、蛋白质和 B 族维生素；失眠较重者可给予镇静安眠剂；心动过速和房颤者可给予 β 受体阻滞剂。抗甲状腺药物治疗，主要有 MMI 和 PTU，适用于病情轻，甲状腺轻中度肿大的患者。$^{131}$I 治疗适用于成人 Graves 病伴甲状腺肿大 II 度以上、ATD 治疗失败或过敏、甲亢手术术后复发、甲亢性心脏病或甲亢伴其他病因的心脏病、甲亢合并白细胞和血小板减少或全血细胞减少、老年甲亢、甲亢合并糖尿病、毒性多结节性甲状腺肿、自主功能性甲状腺结节合并甲亢。手术治疗适用于中重度甲亢长期药物治疗无效；停药后复发，甲状腺较大；结节性甲状腺肿伴甲亢；自主性高功能腺瘤；疑及与甲状腺癌并存者；儿童甲亢用抗甲状腺药物治疗效果差者；妊娠甲亢需大剂量抗甲状腺药物方能控制症状者可在妊娠中期进行手术治疗。$^{131}$I 和手术治疗都会造成甲减，需权衡甲亢与甲减后果之间的利弊后再行此治疗方案。

甲亢临床上以甲状腺肿、高代谢综合征、突眼等为主要表现，属于中医"瘿病""心悸""内伤发热"等范畴。

# 一、中医病因

### 1. 情志内伤

忧愁思虑或忿郁恼怒日久，使肝气失于条达，气机郁滞，至津液不能正常输布，凝聚成痰，气滞痰凝，壅结颈前，则形成瘿病。正如《济生方·瘿病论治》说："夫瘿瘤者，多由喜怒不节，忧思过度，而成斯疾焉。"《诸病源候论·瘿病》说："瘿者，忧患气结所生。"

### 2. 饮食及水土失宜

饮食失调或居住在高山地区，水土失宜，一是影响脾胃的功能，使脾失健运，不能运化水湿，聚而生痰；二是影响气血的正常运行，导致气滞、痰凝、血瘀颈前而发为瘿病。《杂病源流犀烛》中指出："西北方依山聚涧之民，食溪谷之水，受冷毒之气，其间妇女，往往生结囊如瘿。"《诸病源候论·瘿病》云："饮沙水""诸山水黑土中"容易发生瘿病。均说明瘿病的发生与饮食及水土因素有密切的关系。

### 3. 体质因素

素体阴虚之人，痰气郁滞之后易于化火，使伤阴更加严重。女性的经、孕、产、乳等生理特点与肝经气血有着密切的关系，常可因情志、饮食的致病因素引起气滞痰结，久则产生瘀血。

# 二、中医病机

气滞、痰凝、血瘀是本病的基本病机。初期多为气机郁滞，津凝痰聚，以致痰气搏结于颈前，日久会引起血脉瘀阻，进而气、痰、瘀三者合而为患。情志内伤致肝气失于条达，气机郁滞，导致津液失于输布，易聚而成痰，气滞痰凝，壅结颈前；饮食或水土失宜，导致脾失健运，不能运化水湿，聚而生痰，进而影响气血运行，致气滞、痰凝、血瘀壅结颈前发为瘿病。妇女的经、孕、产、乳生理特点与肝经气血密切相关，素体阴虚之人易发瘿病。

甲亢的病变部位主要在肝肾，与心有关。心失所养，见心悸，脉数；阴虚无以敛阳，见怕热汗出；肝火犯胃，胃火旺盛，则能食善饥；阴血不足，筋肉失养，则见形瘦；气、痰、瘀壅结颈前，加之肝经郁火上炎而致颈粗；血虚无以濡养筋脉，阴虚无以制阳，阳亢化风，肝风内动，故见手部震颤。本病以阴虚为本，相火旺盛为标。本病的病理性质早期以实证居多，后期久病由实致虚而致虚实夹杂。

# 三、中医治疗

### 1. 肝气郁结证

症状：多由情志因素引起，甲状腺不肿或微肿，烦躁易怒或情志消沉，口苦口干，胁痛目胀，舌质红，苔薄腻，脉弦或弦细。

治法：疏肝理气。

方药：柴胡疏肝散加减。药用柴胡、枳实、芍药、陈皮、当归、天花粉、香附、木香等。

加减：若咽部不适者，可加牛蒡子、桔梗、木蝴蝶；胸闷气憋者，可加瓜蒌、枳壳。

2. 肝火旺盛证

症状：甲状腺肿大，一般柔软光滑，烦热，容易出汗，性情急躁易怒，眼球突出，手指颤抖，面部烘热，口苦，舌质红，苔薄黄，脉弦数。

治法：清肝泻火，消瘿散结。

方药：栀子清肝汤加减。药用柴胡、栀子、牡丹皮、当归、白芍、牛蒡子、生牡蛎、浙贝母、玄参。

加减：手指颤抖者，加石决明、钩藤、天麻；肝火旺盛，烦躁易怒者，可加龙胆草、黄芩、青黛、夏枯草；兼见胃热内盛而多食易饥者，加石膏、知母。

3. 心肝阴虚证

症状：甲状腺肿大，质软，心悸不宁，心烦少寐，易出汗，手指颤动，眼干，目眩，舌质红，舌体颤动，苔少，脉弦细数。

治法：滋阴降火，宁心柔肝。

方药：知柏地黄丸合酸枣仁汤加减。药用知母、黄檗、生地、沙参、玄参、麦门冬、天门冬、山茱萸、炙甘草、酸枣仁。

加减：阴虚风动，手指及舌体颤抖者，加钩藤、鳖甲、白芍；肾阴亏虚而见耳鸣、腰膝酸软者，加龟板、牛膝、女贞子、桑寄生。

4. 气阴两虚证

症状：甲状腺肿大不明显，神疲乏力，气促多汗，口干咽燥，五心烦热，心悸失眠，形体消瘦，健忘，大便溏薄，舌红，苔薄白，脉细或虚数。

治法：益气养阴，宁心安神。

方药：天王补心丹加减。药用柏子仁、酸枣仁、麦门冬、天门冬、生地、当归、人参、玄参、丹参、桔梗、朱砂、五味子、远志、茯苓。

加减：闭经者，加益母草、生地黄、当归；水肿者，加茯苓皮、大腹皮。

## 四、其他疗法

1. 中药药膳

（1）酸枣仁饮：炒酸枣仁、百合各 15 g，莲子心 3 g，水煎代茶饮。适用于阴虚火旺、心烦不寐的甲亢患者。

（2）黄花菜汤：黄花菜 50 g，甘草 3 g，白芍、郁金、合欢花、柏子仁、陈皮各 6 g，水煎服。适用于甲亢患者忧愁不乐、痰气不清者。

（3）乌鸡汤：乌鸡 1 只，党参、黄芪各 30 g。慢火炖烂，食肉喝汤。适用于气血两虚、阴血不足之潮热、盗汗、月经不调、贫血、头晕眼花者。

（4）党参桂圆粥：党参、桂圆肉、糯米各 30 g，红枣 10 枚，煮粥常服。有滋补强壮、安神补血、健脾开胃、益气之功。适用于心悸、失眠、健忘、虚劳羸弱、贫血、白细胞减少的患者。

（5）黑豆粥：黑豆 50 g，浮小麦 30 g，大枣 5 枚，水煎服。适用于病后虚弱、汗出过多者。

（6）鲫鱼粥：鲫鱼 1 条（去鳞、鳃及内脏），用纱袋装，糯米 50 g，共煮粥食用。用于甲亢患者脾胃虚弱、食欲不振、水肿者。

（7）猪肾栗子粥：猪腰子 1 个，栗子肉 30 g（捣碎），枸杞子 15 g，大米 50 g。煮粥常食有健脾养胃、补肾强身之效。适用于甲亢患者肝肾不足、腰膝酸软无力者。

（8）参芪牛肉汤：牛肉 200 g，黄芪、党参、山药、浮小麦各 30 g。慢火煮至肉烂，食肉喝汤。适用于身体虚弱、不思饮食、气虚自汗者。

2. 中成药

甲亢灵片（煅龙骨、煅牡蛎、山药、旱莲草、丹参各 15 g）。

用法：糖衣片，每片 0.25 g（含量相当于生药 5 g）。每次 7 片，每日 3 次。

功效：活血化瘀，软坚散结。主治：甲亢伴甲状腺肿大。

3. 中药外敷

甲状腺肿明显者，可用瘿瘤膏外敷，药用麝香 10 g，冰片 15 g，三七、延胡索各 60 g，血竭 40 g，沉香 20 g，松香 35 g，桃仁、杏仁、火麻仁各 50 g，香油 550 mL，制成膏剂备用。每次取适量外敷双侧甲状腺部位，每日 1 次，可起到软坚散结消瘿之功效。

4. 针刺疗法

采用迎随补泻法，顺着经气流注的方向依此进针，留针 15 ~ 20 min。每日 1 次，7 天为 1 个疗程。

主穴：内关、风池、中脘、太渊、合谷、神门、太溪、太冲、关元等。

配穴：肝俞、肾俞、水突、足三里、三阴交、内庭等。

5. 耳针疗法

取神门，主治急躁易怒、烦躁不安；取交感，主治多汗、烦躁易怒；取肾上腺，主治心悸、健忘、失眠；取皮质下，主治心悸、失眠、心律不齐、自汗；取胃，主治多食易饥；取肝，主治多食易饥、急躁易怒；取胆区，主治失眠多梦。

# 五、名医经验

1. 高天舒经验

高天舒教授经过长期的临床实践经验认为，甲亢首先在于先天禀赋不足，素体气血不足，肝肾阴亏，加之外界环境影响，七情所伤，渐成气机郁滞津液不行之势，最后凝而为痰；气滞日久，则血行涩滞，聚而生瘀；或气郁化火，炼液成痰，痰阻血行而成瘀；或因精神紧张、劳累过度，以致气阴耗损，气虚血行无力停而为瘀；素体阴虚则虚火内生，灼津炼液而为痰，终因痰阻、血瘀互结于颈前而成此病。高教授认为甲亢临床辨证主要分为两型，肝郁火旺型和气阴两虚型。肝郁火旺型乃忿郁恼怒或忧虑，使气机郁滞或痰气壅结，气郁化火而致，治以清泻肝火、疏肝养阴。方用龙胆泻肝汤加减，去原方中车前子、泽泻，以防止枯燥渗利更加伤阴；用生地、百合、知母养阴，使祛邪而不伤正。气阴两虚型乃病程较长，或素体虚弱之人或邪实日久则化火伤津而致，治以益气养阴，宁心柔肝，消瘿散结。方用《温病条辨》三甲复脉汤加减，去原方中麻仁，以防止其滑肠；另加薏苡仁、白术以益气健脾。胁痛隐者加沙参、川楝子养肝疏肝。手指及舌体颤抖者，加钩藤、白芍平肝息风。大便稀溏、便次增加者加白术、薏苡仁健运脾胃。耳鸣、腰膝酸软者酌加桑寄生、牛膝、菟丝子滋补肾阴。病久正气伤耗、精血不足而见消瘦乏力，妇女月经量少或经闭，可酌加柏子仁、桑葚等补益正气，滋养精血。同时，高教授遵循《内经》中"春夏养阳，秋冬养阴"理论指导，并结合患者的体质，采用夏病冬治的方法治疗甲状腺功能亢进症。借助时令闭藏、秋冬阴气运用滋阴药物，促进人体阴精化生，培植真阴，以达阴生阳制的目的，避免春夏阴虚火旺病变复发，或减轻病情。夏病冬治，可明显提高甲亢治疗效果，降低复发率。高教授善于运用中药穴位外敷疗法治疗甲状腺功能亢进症。对于肝郁化火型而导致甲状腺肿大明显者，采用清热泻火、消瘿散结之中药穴位外敷，如连翘、夏枯草、蒲公英等，使肿大的甲状腺缩小，达到临床治疗的目的。

2. 陈如泉经验

陈如泉教授治疗甲亢属气阴两虚者，常见双眼干涩、眼胀、乏力及自汗、盗汗等，常以女贞子、枸杞子、桑葚、五味子等配合大剂量黄芪、二至丸及八珍汤加减而用。若症见视物不清、重影及畏光流泪，陈教授治以疏肝祛风退翳常用药如刺蒺藜、茺蔚子、青葙子、决明子、车前子，又常根据病情加减用药，目珠明显突出者，用水蛭、浙贝母、泽泻等；眼突日久难治者，重用黄芪或少量使用制马钱子；病涉及眼睑，如上睑退缩者，用钩藤、僵蚕；上睑下垂者，选黄芪、葛根；眼睑水肿者，择防风、蝉蜕而用。

3. 赵进喜经验

赵进喜教授根据《内经》《伤寒论》等相关理论，将人体分为太阳体质、阳明体质、少阳体质、厥阴体质、太阴体质、少阴体质，即"三阴三阳体质学说"，提出甲状腺功能亢进症多发生于少阳体质及厥阴体质。少阳体质之人平素性格悲观敏感，可分为气郁、痰郁、郁热、肝气郁结之人，即逍遥散证、温胆汤证、小柴胡汤证、大柴胡汤证。厥阴体质之人多性急易怒，控制情绪能力差，可分为阳亢肝旺、阴虚肝旺、阳虚肝旺。即一贯煎证、天麻钩藤饮证、潜阳汤证。赵进喜教授认为本病总的病机特点为本虚标实，虚实夹杂，本虚包括阴虚、气虚、气阴两虚、阴阳两虚，标实包括肝火、胃火、肝郁、阳亢、痰火、痰湿、痰瘀。

4. 李赛美经验

李赛美教授将甲亢分为初期、中期和后期，总结概括出疾病的病程发展特点，并据此分期辨证施治，体现了已病防变的治未病思想。初期多实，以阳明热证为主，治以清泄阳明之热、肝胃之火，方用白虎加人参汤加减以治邪实；中期虚实并见，以痰凝血瘀为主，治以涤痰化瘀，软坚散结，佐以益气养阴，方用消瘰丸加夏枯草、猫爪草、山慈菇等为基础方加减治疗，并佐以柴胡、白芍等疏肝之品，标本兼治；后期虚中夹实，以脾虚痰凝或肾阳不足为主，治以疏肝健脾，化痰散结，方用柴芍六君汤或理中汤等加减，以扶助正气，调理善后。

5. 程益春经验

程益春教授治疗本病，重视引经药的运用，本病病关心、肝、脾、胃，而尤以肝脾为要。故组方时常加用柴胡、青皮、陈皮、赤芍之品，既能疏肝脾之气，又能引诸药入肝脾之经，符合"一药多用"原则。同时，重视养心安神，本病的发生发展与情志失调关系密切，并且多伴有烦躁不宁、心中悸动或心慌易惊等心脏并发症，调心安神有助于情志恢复平衡，并兼治疗心脏并发症。程教授常选用龙骨、珍珠母、酸枣仁、茯神、丹参、连翘等具有镇惊安神或养心安神或清心安神之品以辅助治疗甲亢。

6. 廖世煌经验

廖世煌教授对甲亢性突眼的治疗经验：甲亢性突眼为球后结缔组织增生，充血水肿所致，患者往往伴有眼睛发胀、发红、视蒙，如无脾虚症状者，为肝胆湿热，郁而化火夹风所致，治当清肝利胆兼祛风，宜四逆散合龙胆泻肝汤加白蒺藜、牛蒡子、夏枯草、牡丹皮；若视力模糊不清者，加白蒺藜、木贼草、谷精草、密蒙花。若兼有脾虚便溏，胃纳不佳，四肢倦怠，舌淡红，苔白者，宜清肝扶脾，用小柴胡汤合当归芍药散加夏枯草、青葙子。对于白细胞下降的治疗经验：当患者由于本病病理变化或用抗甲状素西药引起的副作用而出现不同程度的白细胞下降，表现为体倦乏力、头晕目眩、面色苍黄、容易感冒、脉细弱等，宜减少西药用量，并加服补肾健脾中药，方用金匮肾气丸加黄芪、菟丝子、补骨脂、杜仲等；偏肾阴虚宜杞菊地黄汤加上述补肾药及太子参等。

# 第三节　甲状腺功能减退症

甲状腺功能减退症（Hypothyroidism）简称甲减，是由各种原因导致的低甲状腺激素血症或甲状腺激素抵抗而引起的全身性低代谢综合征。

甲减患病率为 0.8% ~ 1.0%。本病根据病位可分为 4 类：由甲状腺腺体本身病变引起的甲减称为原发性甲状腺功能减退症（Primary hypothyroidism）；由垂体疾病引起的 TSH 分泌减少，称为继发性甲状腺功能减退症（Secondary hypothyroidism）；由下丘脑疾病引起的 TRH 分泌减少，称为三发性甲状腺功能减退症（Tertiary hypothyroidism）；由于甲状腺激素在外周组织发挥作用缺陷，称为甲状腺激素抵抗综合征（Syndrome of Resistance to Thyroid Hormone）。本节重点介绍成人原发性甲减。如果血清 TSH 增高，$FT_4$ 减低，原发性甲减诊断成立；如果仅血清 TSH 增高，$FT_4$ 正常，为亚临床甲减；如果血清 TSH 正常，$FT_4$ 减低，考虑继发性甲减或三发性甲减，需做 TRH 兴奋试验来区分。

本病的西医治疗主要为激素替代治疗，左甲状腺激素片（L-$T_4$）是首选药物，初始剂量宜个体化，小剂量开始。一般初始剂量为 25 ~ 50μg/d，每 2 ~ 3 周增加 12.5μg/d，直至达到最佳疗效。老年患者，初始剂量为 12.5 ~ 25.0μg/d，每 4 ~ 6 周增加 12.5μg/d，避免诱发和加重冠心病。对于亚临床甲减的治疗问题一直存在争论。美国甲状腺学会、美国临床内分泌医师学会和美国内分泌学会达成以下共识：TSH > 10 mIU/L，主张给予 L-$T_4$ 治疗；TSH 处于 4 ~ 10 mIU/L 之间，不主张给予 L-$T_4$ 治疗，定期监测 TSH 的变化。TSH 处于 4 ~ 10 mIU/L 伴 TPOAb 阳性者易发展成临床甲减。黏液性水肿昏迷的患者可采用左甲状腺素与糖皮质激素联合治疗。

甲减主要表现为脏腑不足、气血亏虚、元气匮乏，故当属"虚劳"范畴。甲减由甲状腺次全切除或放射性碘治疗后引起者，当属"虚损"范畴。黏液性水肿明显者，又可归属于《灵枢·水胀篇》的"肤胀"之列。

# 一、中医病因

（1）情志内伤：情志失调，肝气郁结，疏泄失司，肝气犯脾，脾气不足，气血生化乏源。《素问·阴阳应象大论》指出，"怒伤肝"，"喜伤心"，"思伤脾"，"忧伤肺"，"恐伤肾"。《诊家四要》云："曲运神机则劳心，尽心谋虑则劳肝，意外过思则劳脾，遇事而忧则劳肺，色欲过度则劳肾。"

（2）劳倦过度：《素问·宣明五气篇》提出的"五劳所伤"，即久视、久卧、久立、久行、久坐，可损伤脏腑功能，导致脏腑功能虚损。另外，房事不节，恣情纵欲，耗损真阴，也可形成虚劳。

（3）饮食不节：饮食不节包括暴饮暴食，饥饱失常，嗜欲偏食及水土失宜。暴饮暴食损伤脾胃，脏腑气血失于濡养；或长期饥饿，生化无源；嗜欲偏食及水土失宜，损伤形脏，即《素问·生气通天论》所说的"阴之所生，本在五味；阴之五宫，伤在五味"。

（4）起居失常：长期起居失常，如长期深夜工作，常易导致形气损伤。

（5）手术损伤：甲状腺手术或放射性碘治疗均伤及正气，损伤气血，导致脏腑功能，尤其是脾肾功能不足。

（6）药毒及环境毒邪：药物及环境毒邪也能导致脏腑受损，脾肾亏虚。

（7）年老体衰：甲减在老年人群中患病率较高。年老体衰，肾中精气及命门之火不足，最终导致肾阴阳俱衰。

# 二、中医病机

本病的基本病机为脾肾阳气衰微，阳气不运，气化失司，导致痰浊、水湿、瘀血等阴邪留滞，同这些病理产物又可导致气机不畅，气机阻滞，二者互为因果。脾肾为先后天之本，脾主肌肉，人体肌肉的壮实与否和脾胃的运化功能相关，若脾主肌肉功能减退，常出现肌无力、感觉障碍、手足麻木、肌肉疼痛或痉挛等症状；脾主统血，有赖于脾气的固摄，若脾不统血，则可出现贫血及女性月经过多等症状。肾主骨生髓，脑为髓之海，元神之府，"肾者主水，受五脏六腑之精而藏之"，若肾藏精功能减退，会出现健忘、脱发、性欲低下等肾虚表现。脾肾阳气衰微，阳气不运，气化失司，导致痰浊、水湿、瘀血等阴邪留滞，同这些病理产物又可导致气机不畅，气机阻滞，二者互为因果。脾肾阳虚，气化不足，痰浊、水湿内停，还可导致心阳不足。脾肾阳虚，气滞血瘀，痰浊内停，蒙蔽心窍，可变生神昏窍闭之证。

本病病位在脾肾，与心相关。病理性质以气虚及阳虚为本，气滞、痰浊、水湿、瘀血为标，然脾肾虚损贯穿始终。甲减患者常伴肌无力、感觉障碍、手足麻木、肌肉疼痛或痉挛，为脾主肌肉功能减退，甲减伴贫血及月经过多为脾不生血，脾不统血的表现。此外，甲减患者的健忘、脱发、性欲低下均为肾主骨生髓，脑为髓之海，元神之府，肾主藏精功能减退的表现。脾肾阳衰，阳气不运，气化失司，导致痰浊、水湿、瘀血等病理产物留滞，同这些阴邪又可导致气机阻滞，二者互为因果。脾肾阳虚，还可导致心阳不足而见心动过缓，心音低钝，脉沉缓，心脏增大，心包积液，也是脾肾阳虚，气化不足，痰浊、水湿内停的表现。脾肾阳虚，气滞血瘀，痰浊内停，蒙蔽心窍，而致神昏窍闭之证，相当于黏液性水肿昏迷。

# 三、中医治疗

1. 中气不足，气血两虚证

症状：神疲乏力，少气懒言，反应迟钝，健忘，面色萎黄，纳呆，便溏或便秘，手足不温，月经减少或闭经，或月经过多，舌淡，舌体大，质嫩，边有齿痕，苔薄白，脉细弱。

治法：补中益气，健脾养血。

方药：补中益气汤，八珍汤。药用红参、炙黄芪、当归、炙甘草、白术、柴胡、熟地、白芍、川芎。

加减：肢冷明显者，加淫羊藿、巴戟天；脘腹胀满者，加砂仁、厚朴；月经减少者可适当加大熟地及当归用量；月经过多者可加三七粉、蒲黄炭等；如合并有胁胀、颈前不适可合用四逆散。

2. 脾肾阳虚证

症状：形寒肢冷，腰膝酸软，面色无华，纳呆，腹胀，便秘，健忘，脱发，颜面及下肢水肿，皮肤粗糙，男子阳痿，女子月经不调，舌质淡，舌体大，苔薄白或薄腻，脉沉迟无力。

治法：补中益气，温阳补肾。

方药：红参、炙黄芪、白术、炙甘草、当归、柴胡、茯苓、泽泻、制附子、肉桂、淫羊藿、巴戟天、熟地、山茱萸、菟丝子、山药、鹿角霜。

加减：恶心厌食明显者，加砂仁、白豆蔻、神曲、麦芽；颜面及四肢肿胀较重者，加车前子、泽兰、益母草等，或合用真武汤、五苓散；伴有胸闷心悸气短，动则加重，下肢肿甚，小便短少者，为水饮凌心，可用真武汤和生脉散加减；伴见颈前肿大，质地坚韧，皮肤粗糙，甚则脱屑者，为瘀血痹阻，新血不生，肌肤失养，可合用桃红四物汤、血府逐瘀汤或合用大黄䗪虫丸。

3. 肾阳虚衰证

症状：形寒肢冷，精神萎靡，动作迟缓，表情淡漠，反应迟钝，面色苍白，毛发稀疏，性欲减退，月经不调，体温偏低，舌淡体胖，脉沉缓无力。

治法：填精补肾，温助肾阳。

方药：右归丸，斑龙丸。药用熟地、山药、山茱萸、当归、鹿角胶、菟丝子、肉桂、枸杞子、附子、杜仲、补骨脂。

加减：阳虚畏寒明显者，肉桂易桂枝；性功能减退者，可加巴戟天、阳起石；兼有水肿者，可加泽泻、茯苓；大便秘结者，加肉苁蓉、黄精，生地易熟地；颈前肿大者，可加鳖甲、牡蛎、浙贝母。

4. 心肾阳虚证

症状：形寒肢冷，心悸，面色苍白，动作迟缓，胸闷胸痛，舌淡暗，少苔，脉沉迟微弱，或结代。

治法：温补心肾，益心复脉。

方药：金匮肾气丸合复脉汤加减。药用附子、肉桂、红参、黄芪、生地、当归、川芎、白芍、五味子、麦门冬、炙甘草。

加减：心动过缓者，加麻黄、细辛；头昏乏力甚者，加升麻、柴胡；水邪上泛者，加茯苓、泽泻、干姜、车前子。

5. 阳气衰微，痰浊闭窍证

症状：嗜睡，神昏，四肢厥冷，呼吸低微，肢体水肿，舌淡，舌体胖大，苔白腻，脉微欲绝。常见于黏液性水肿昏迷者。

治法：回阳救逆，益气固脱。

方药：鼻饲人参四逆汤，苏和香丸，静滴参附注射液。患者清醒后，改为口服。药用附子、红参、干姜、炙甘草、肉桂等。

加减：若见唇面指端发绀者，可加丹参、赤芍、红花、川芎等活血之品。

## 四、其他疗法

1. 基础治疗

（1）调整生活方式

①饮食有节：首先要不过饥致使气血生化乏源而五脏六腑四肢百骸失养，不过饱而使脾胃纳运不及日久受损；其次要寒温适中，忌助阴泄阳；根据季节时令、环境气候、个人体质的不同调节饮食。还应谨守五味，清淡少油腻、温软少冷硬，三餐定时；同时也要注意避免食用致甲状腺肿的食物如卷心菜，大豆等。另外，注意摄入多种维生素、微量元素如钙、铁、锌、硒等。

②劳逸结合，健康起居：切忌烦劳忧思，应知劳逸结合。同时也应戒除恼怒忧郁，否则心情忧郁，气机滞结，当升不升，当降不降，或郁结在气，或郁结在血则致病。生活规律应该贯穿在生活的每个细节和每时每刻，无论四季日夜都要有规律，顺应时节合乎自然。

③心理治疗的重要作用：除患者本人应注重精神调畅，医者也应同情关心鼓励患者，与之亲切交谈，帮助其改善不良情绪，矫正不良生活方式和行为方式，树立战胜疾病的信心。

（2）中医药膳疗法

①鹿肉 250 g，洗净切片，肉苁蓉 30 g（浸酒，去皮切片），共煮熟加生姜、葱、盐、酒调味后食用。有温补肾阳作用。

②羊肉适量，加肉桂、蔻仁、茴香、生姜、酒等调料煮熟食用。有温补脾肾作用。

③羊肉羹：羊肝、羊肚、羊肾、羊心、羊肺各 1 具，胡椒 50 g，陈皮、良姜各 6 g；苹果 2 个，葱白 5 根。先用慢火将羊肚以外原料共煮熟，再入羊肚内，缝合肚口，再煮至熟，入五味调料吃肉饮汤，有补肾作用。

④凉拌海蜇头：海蜇头 250 g，酱油、香油、醋、姜末、葱花、味精各适量。将海蜇头粗洗 1 遍，冷水浸泡 4 ~ 6 h，捞出，洗净，滤干，切小块，盛碗，加酱油、香油、醋、姜末、葱花、味精拌匀。佐餐食。功效化痰利水，软坚散结，降压。

2. 单方验方

（1）加味金匮肾气汤

常用药物：肉桂、制附片、补骨脂、淫羊藿、巴戟天、山茱萸各 10 g，山药 30 g，茯苓 15 g，泽泻 10 g，牡丹皮 6 g，当归 10 g，炙甘草 6 g。

用法：每日 1 剂，加水煎煮，分 2 次服用。2 个月为 1 个疗程。

功效：补肾温阳，养阴活血。

主治：原发性甲状腺功能减退症。

（2）益气温阳汤

常用药物：黄芪、白术、山药各 30 g，茯苓、当归、山茱萸各 10 g，肉桂、制附片各 6 g，补骨脂、淫羊藿、巴戟天、红参、枸杞子、鹿角霜各 10 g，牡丹皮 6 g。

用法：每日 1 剂，加水 300 mL，煎 1 h，取汁分 2 次服用，1 个月为 1 个疗程，共服用 2 个月。

功效：益气健脾，补肾温阳。

主治：原发性甲状腺功能减退症。

（3）愈甲汤

常用药物：党参 20 g，炙黄芪 60 g，生地、熟地各 15 g，仙茅 20 g，淫羊藿、巴戟天各 10 g，茯苓 20 g，炮山甲、川芎各 10 g。

用法：每日 1 剂，煎 2 汁，早晚 2 次分服，1 个月为 1 个疗程，治疗 3 个疗程后观察治疗效果。

功效：益气养阴，温阳活血。

主治：成年型甲状腺性甲状腺功能减退症。

（4）参芪附桂汤

常用药物：人参 10 g，黄芪 20 g，熟附子 6 g，桂枝 10 g，甘草 6 g。

用法：每日 1 剂，水煎服，早晚各服 1 次，2 个月为 1 个疗程。

功效：益气温阳，健脾补肾。

主治：甲状腺功能减退性心脏病。

（5）附桂八味汤。

常用药物：熟附子、肉桂各 9 g，红参、肉苁蓉、熟地黄各 15 g，山茱萸、山药、茯苓各 20 g，淫羊藿 12 g。

用法：水煎服，每日 1 剂。

功效：健脾化湿，温补肾阳。

主治：继发性甲状腺功能减退症。

（6）鹿附二仙汤

常用药物：鹿角胶 10 g（烊化），制附子 6 ~ 10 g（久煎），仙茅 10 g，淫羊藿 10 ~ 15 g，熟地黄 15 g，菟丝子 10 g，黄芪 10 ~ 30 g，当归、茯苓、泽泻、白术各 10 g。

用法：每日 1 剂，按常规煎取浓汁 250 mL，分 2 次温服。2 个月 1 个疗程，一般观察 2 个疗程。

功效：温补脾肾，益气养血，利水渗湿。

主治：甲状腺功能减退症。

（7）补肾填精方

常用药物：何首乌 50 g，黄芪 30 g，熟地黄 25 g，淫羊藿、菟丝子、仙茅、肉桂各 10 g，党参 20 g。

用法：每日 1 剂，水煎，早晚各 1 次。

功效：温肾填精，益气健脾。

主治：甲状腺功能减退症。

（8）二仙温肾汤

常用药物：党参 10 ～ 30 g，黄芪 15 ～ 30 g，仙茅 9 g，淫羊藿 9 ～ 15 g，菟丝子、熟地各 9 ～ 12 g。

用法：每日 1 剂，分 2 次煎服，先单纯中药治疗 2 ～ 4 个月，再用中药合甲状腺片小剂量 30 mg/d、60 mg/d，连 1 ～ 2 个月。

功效：助阳，温肾，益气。

主治：甲状腺功能减退症。

（9）甘草人参汤

常用药物：甘草 20 g，人参 10 g。

用法：每日 1 剂，文火炖煎，取汁 250 mL，早晚 2 次分服。30 日后改为隔日 1 剂，人参改为每剂 20 g，2 个月为 1 个疗程。同时服用甲状腺片：第 1 周 15 mg/ 次，晨 1 次顿服；第 2 周 30 mg/ 次，晨 1 次顿服，以后每周递增 15 mg，连用 2 个月。一般 1 个疗程即基本治愈，少数疗效欠佳者，可在疗程结束后间隔 1 个月，再行第 2 个疗程。

功效：大补元气。

主治：甲状腺功能减退症。

（10）加味参附汤

常用药物：人参、熟附子、桂枝各 10 g，黄芪、甘草各 20 g。

用法：每日 1 剂，水煎服，早晚各服 1 次，连服 4 周为 1 个疗程。

功效：益气温阳。

主治：甲减性心脏病。

（11）复方温补汤

常用药物：制附子、干姜各 10 g，茯苓、白术、淫羊藿、当归、生地、熟地、白芍各 15 g，黄芪、山茱萸各 20 g。

用法：水煎服，每日 1 剂，疗程为 2 个月。

功效：温补脾肾，益气养血，行水消肿。

主治：甲状腺功能减退症。

（12）膏方：温阳化浊膏

方药：人参 90 g，黄芪 300 g，制附子 60 g，肉桂 30 g，杜仲 150 g，补骨脂 120 g，淫羊藿、菟丝子、肉苁蓉、巴戟天各 150 g，紫河车 90 g，熟地黄 300 g，枸杞子、黄精各 150 g，当归 120 g，白芥子 300 g，石菖蒲 180 g，青皮 90 g，陈皮 120 g，薏苡仁、白术各 150 g，苍术 90 g，茯苓、川芎、赤芍、神曲各 150 g，红景天 60 g，灵芝 90 g，阿胶 180 g，鹿角胶 150 g。

煎服法：上药除阿胶、鹿角胶外，其余药物加水煎煮 3 次，滤汁去渣，合并滤液，加热浓缩为清膏，再将阿胶、鹿角胶加适量黄酒浸泡后隔水炖烊，冲入清膏和匀，最后加蜂蜜 300 g 收膏即成，每次 15 ～ 20 g，每日 2 次，开水调服。

加减：心阳虚证明显者，加桂枝、薤白等；脾阳虚证明显者加干姜、砂仁等；阴虚证明显者去附子、肉桂，加生地黄、山茱萸、麦门冬、龟甲等；水湿证明显者加猪苓、泽泻、冬瓜皮等；痰浊证明显者去附子，加半夏、莱菔子等；血瘀证明显者加丹参、桃仁、红花等。

3. 针刺

（1）体针疗法

主穴：内关、合谷、关元、足三里、三阴交，均双侧取穴。以上穴位可分为内关、三阴交与合谷、气海、足三里两组，交替使用，每日或隔日1次。

配穴：肾俞、命门、脾俞、胃俞、阳陵泉、风池，留针时间宜15～20 min，其间行针2～3次。

（2）耳针疗法

取穴：神门、交感、肾上腺、内分泌、肾，均取双侧。以上穴位可分为两组，交替使用，留针30 min，每隔10 min运针1次。

4. 灸法

取穴：大椎、肺俞、脾俞、肾俞、膈俞等。

操作方法：首先让患者俯卧于治疗床上，嘱患者舒适体位，身心放松。将市售鲜姜切成厚0.3 cm、直径3 cm左右的圆形片共9个，并用针扎上数孔，分别置于患者大椎穴、肺俞、脾俞、膈俞、肾俞。将直径2 cm、高2 cm锥形艾炷置于以上9个腧穴，艾炷不宜疏松，以免燃烧时艾灰散落灼伤患者皮肤。用已经燃着的线香将9个艾炷相继点燃，令艾炷缓慢燃烧。当艾炷将要燃尽，患者自觉有烧灼感时，用镊子轻轻夹取艾炷放入盛有水的烧杯中予以熄灭。将另1个艾炷迅速置于姜片上继续点燃，以免时间过长穴位局部温热刺激减弱，如此每穴反复施灸4个，以患者穴区有较强的温热感，并泛发红晕为度，1周2次，10次为1个疗程。

功效：振奋阳气，调和气血，温补肺肾，健脾除湿。为提高疗效，配合针刺人迎穴、扶突穴、局部阿是穴等，针刺深度0.5～0.8寸为度，行平补平泻手法，起到疏通局部气血、消瘀化痰、通经散结之功。

# 五、名医经验

1. 高天舒经验

高天舒教授将甲减分肝郁、脾虚、肾虚三期论治。初期因情志不遂、郁怒伤肝，肝郁及脾为甲减初期的病机。此期治宜疏肝解郁，方用逍遥散加减。脾虚明显者，合用参苓白术散加减；兼胸胁胀痛者，加合欢皮、郁金；兼颈前肿大者，加陈皮、夏枯草、牡蛎等。中期多归因于忧思过度、劳神太过、损伤脾气、脾气虚弱日久导致脾阳虚弱，脾阳虚弱、气血不足是甲减中期的病机，此期治宜温阳健脾，补气生血，方用补中益气汤加味。如心血不足者，加远志、熟地黄、茯神、龙眼肉；气血亏虚者合八珍汤加减。高教授还配伍活血（川芎、牡丹皮、王不留行）、化痰（川贝母、陈皮）、祛湿（苍术、泽泻、薏苡仁）、消瘿（三棱、莪术、夏枯草、牡蛎）等药。因脾阳根于肾阳，可少佐肉桂、仙茅、杜仲、菟丝子等温肾助阳之品。后期多因脾阳虚，累及肾阳，或失治误治损伤肾精，肾阳虚衰、水湿内停是甲减后期的病机，此期治宜温肾健脾，通阳利水，方用金匮肾气丸合防己黄芪汤、五皮饮加减。湿阻气滞可加厚朴、木香；上身肿甚而喘者合越婢加术汤或葶苈大枣泻肺汤。心肾阳虚者兼见心悸怔忡、胸闷憋痛，倦怠嗜卧，面白唇紫，小便不利，舌淡暗或青紫、苔白滑，脉沉微，治宜温通心阳，补肾益气，方用金匮肾气丸合苓桂术甘汤加减；胸闷憋痛明显者，加瓜蒌、薤白、川芎、延胡索等；形寒肢冷者加淫羊藿；神倦乏力重者加生黄芪。另外，高教授根据张景岳"善补阳者，必于阴中求阳"之说，多选用阴阳两补之肉苁蓉、黄精、枸杞子等。在温补肾阳为主的组方中，配伍滋补肾阴之品，以防温燥伤阴。高教授在亚临床甲减的治疗上经验颇丰，他指出，脾胃在五脏中占据总揽全局的地位，脾气健旺、脾气恒升则脾善不病，他脏亦健，诸经诸症可解。故从"脾虚致劳、劳而致减"立法，取补中益气汤为治疗亚甲减。认为甲减为亚甲减之甚，亚甲减为甲减之始，甲减患者可以经治疗而过渡到亚甲减状态，亚甲减患者若失治则可进展为甲减。

2. 路志正经验

路志正教授治疗本病，重视以肾为本，但与心、肝、脾等五脏相关的整体观念。路老认为，因肾为一身之本，肾阳是人体诸阳之本，因此本病关键当以肾为本，肝郁不疏常是起因和源头，情志失调亦加重病患；而后天之本脾胃功能最赖肾阳温煦和鼓动，脾虚水湿最易兼；心为君主之官，属火，心肾相交，水火相济则心君方宁，如肾虚下元不足，则心神难定。故路老解郁常取柴胡疏肝散、逍遥丸、四逆散之义；补脾和胃多用四君子汤、平胃散、黄芪建中汤之神；养心宁神处以归脾汤、温胆汤、生脉饮之精妙。且主张本病治宜"平、和、温、柔"之品，即药性平、药力和、药味温、药势柔，绝不主张大辛大热、温补峻剂的长期过量使用，否则最常见劫阴损阳、蕴毒伤正之流弊，而终致后患无穷。

3. 林兰经验

林兰教授认为，甲状腺功能减退症是由于助肾生阳功能不足，致使肾阳不足，从而导致脾阳、心阳亏虚，并可发展为阴阳两虚，最终至阳气衰竭。林老强调，在本病治疗时应先补阳，以澄本清源，阳气得复，方可进一步针对兼证施治。如兼气血亏虚，则补其气血；兼见痰湿血瘀者，则化痰利湿、活血祛瘀。阳气复、血行畅、水湿祛后，再可疏通气机，恢复其助肝疏泄之机。阳气复，则气血津液才能正常运行，痰湿血瘀可祛，助肾生阳和助肝疏泄之机才能生生不息。

4. 谢春光经验

谢春光教授认为该病主要以机体功能减退为主，肾虚是其主要病因，其中肾精不足是其根本，肾阳不足则是其关键。病变可涉及心脾两脏，临床上以脾肾阳虚、阴阳两虚以及气血亏虚证型多见，亦可夹痰浊、瘀血及水湿内停。治疗上应抓住疾病的本质，分清矛盾主次，以温补脾肾为主，针对患者的临床表现，可兼以化痰、利湿、祛瘀等法，均可获得满意的疗效。

# 第四节　亚急性甲状腺炎

亚急性甲状腺炎（Subacute thyroiditis）又被称为 de Quervain 甲状腺炎，肉芽肿性甲状腺炎，巨细胞性甲状腺炎及转移性甲状腺炎。

本病根据其病理表现可分为亚急性肉芽肿性和亚急性淋巴细胞性甲状腺炎两种，多见于中青年女性，女性发病高于男性，男女发病比为 1 :（3 ~ 6），好发年龄在 30 ~ 50 岁。本病预后良好，可自行缓解，约 10% 的患者发生永久性甲状腺功能减退，少数病例可发展为慢性淋巴细胞性甲状腺炎或毒性弥漫性甲状腺肿。

本病的自然病程一般分为甲亢期、甲减期以及恢复期。本病病因不清，一般认为是由病毒感染引起的甲状腺炎性病变，常见的病原物为腮腺炎病毒、柯萨奇病毒、流感病毒、埃可病毒及腺病毒等。西医诊断：①甲状腺肿大、疼痛及放射痛、质地硬、触压痛，常伴有上呼吸道感染症状和体征。②血沉加快，常大于 40 ~ 50 mm/h，多为一过性甲亢。③甲状腺摄 $^{131}$I 率降低。④ TGAb 及 TPOAb 等甲状腺抗体滴度可见一过性轻度升高或正常。⑤甲状腺活检见特征性多核巨细胞或肉芽肿样改变。

本病西医没有特异的治疗方法，治疗目的在于消除症状及纠正甲状腺功能异常状态。症状轻微者不需特殊处理；症状较重者可以适当休息，给予水杨酸制剂或非甾体类消炎镇痛药口服治疗。阿司匹林 0.5 ~ 1.0 mg 或吲哚美辛 25 mg，每日 3 ~ 4 次，疗程约 2 周。全身症状较重，持续高热，甲状腺肿大，压痛明显者，经水杨酸或非甾体消炎药 24 ~ 48 h 无效时，可采用糖皮质激素治疗。首选泼尼松 20 ~ 40 mg/d，在治疗后数小时即可出现疼痛缓解，甲状腺肿大开始缩小，触诊阴性后，甲状腺超声显示受累甲状腺回声减低区缩小，可减量 5 ~ 10 mg，后如病情无反复可减量 2.5 ~ 5.0 mg/ 周，疗程维持 2 ~ 3 个月。停药后部分患者可能反复，再次用药仍然有效；亦可合用非甾体类消炎镇痛剂，不但可消除疼痛，还可减少反复。严重的反复发作的疼痛，其他治疗均无效时，可考虑是否行手术切除。甲亢时，病情一般较轻，不需服用抗甲状腺药物治疗或放射性碘治疗，有些患者可给予小剂量普萘洛尔控制症状。甲减期短暂且无症状，一般不需要使用甲状腺激素替代治疗，症状明显的可用甲状腺激素替代治疗，症状好转可逐渐减量至停用，永久性甲减者需长期服用。

本病属于中医"瘿病""瘿痛""痛瘿"范畴。

## 一、中医病因

（1）外感病邪：风温、风热客于肺胃，内有肝郁胃热，夹痰蕴结，积热上扰，以致痰气交凝，郁而化热；风热毒邪蕴结，气血壅滞发为瘿痛。

（2）情志因素：情志内伤是瘿痛发病的主要内因之一。《济生方·瘿瘤论治》曰："夫瘿瘤者，多由喜怒不节，忧思过度，而成斯疾焉。大抵人之气血，循环一身，常欲无滞留之患，调摄失宜，气凝血滞，为瘿为瘤。"情志久郁不舒，加之素体气虚，卫表不固，热毒之邪乘虚入侵，热毒壅盛，气滞血瘀，故而产生结块疼痛。

## 二、中医病机

本病基本病机为热毒壅盛，气滞、痰凝、血瘀结颈前。热盛阴伤，阴虚火旺可以表现为甲亢。久则阴损及于阳，而致阴阳两虚或阳气不足表现为甲减。病变初起，风温、风热客于肺胃，肝郁胃热，积热上扰，夹痰蕴结，以致痰气交凝，郁而化热；风热毒邪蕴结，气血壅滞发为瘿痛。情志久郁不舒，加之素体气虚，卫表不固，热毒之邪乘虚而入，热毒壅盛，气滞血瘀，故而产生结块疼痛。

本病的病位在颈前，累及肝、脾、肾、心。本病初期多为邪实，后期则为正虚。

## 三、中医治疗

1. 风热犯卫证

症状：发热，微恶风寒，咽干，颈部疼痛，口渴喜冷饮，咳嗽，痰黏而少，头痛，周身酸楚，倦怠乏力，舌红，苔黄，脉浮数。

治法：疏风清热，辛凉解表。

方药：银翘散加减。金银花、连翘、板蓝根、蒲公英、牛蒡子、薄荷、芦根、竹叶、炒杏仁、桔梗。

加减：无汗加荆芥、防风、葛根；高热不退、舌红苔黄、便秘加生石膏、黄芩、知母、大黄；口渴、咽干痛甚加玄参、生地黄、麦门冬；甲状腺肿痛严重加浙贝母、牡丹皮、赤芍、皂角刺。

2. 热毒炽盛证

症状：高热不退，汗出而热不解，恶寒甚或寒战，头身疼痛，颈前肿痛，转侧不利，口渴喜饮，舌红或红绛少津，苔黄或黄燥，脉弦而数。

治法：清热解毒，散结止痛。

方药：牛蒡解肌汤合清瘟败毒饮加减。

牛蒡子、黄连、板蓝根、蒲公英、生石膏、连翘、薄荷、牡丹皮、生地黄、玄参、栀子、石斛、夏枯草、桔梗、竹叶、浙贝母、马勃。

3. 肝郁化火证

症状：颈前肿痛，结块较硬，咽喉干痛，心悸心烦，失眠多梦，头晕目眩，双手细颤，遇恼怒而诸症加重，大便干，舌红少苔或苔薄黄，脉弦数。

治法：疏肝清热，化痰消肿。

方药：龙胆泻肝汤加减。柴胡、薄荷、白芍、当归、川芎、牛蒡子、栀子、黄连、龙胆草、连翘、生地黄、天花粉、玄参、浙贝母、夏枯草、白蒺藜、生龙骨、生牡蛎。

4. 脾肾阳虚证

症状：瘿肿痛减，或只肿不痛，倦怠乏力，喜静多寐，声音低沉，懒言，畏寒肢冷，食纳减少，毛发干枯或稀疏，肢体虚浮，性欲减退，女子月经稀少或闭经，男子阳痿，舌体胖大质淡，苔薄或薄腻，脉沉细。

治法：健脾益气，温肾助阳。

方药：金匮肾气丸合真武汤加减。熟附子、桂枝、干姜、黄芪、白术、山药、茯苓皮、泽泻、山茱萸、鹿角胶、五味子、熟地黄、当归、丹参、炙甘草。

5. 中气不足证

症状：神疲乏力，少气懒言，反应迟钝，健忘，面色萎黄，纳呆，便溏或便秘，手足不温，月经减少或闭经，或月经过多，舌淡，舌体大、质嫩，边有齿痕，苔薄白，脉细弱。

治法：补中益气，健脾养血。

方药：补中益气汤，八珍汤。红参、炙黄芪、当归、炙甘草、白术、柴胡、熟地、白芍、川芎。

6. 阳虚痰凝证

症状：甲状腺肿胀隐痛反复发作，病程较长，或甲状腺肿硬，疼痛不甚，可伴面色㿠白，形体畏寒，手足不温，舌质淡、苔薄白或白腻，脉沉紧。

治法：温阳化痰，消肿散结。

方药：阳和汤加减。熟地黄、鹿角片、白芥子、麻黄、当归、党参、茯苓、干姜、肉桂。

# 四、其他疗法

1. 单方验方

（1）清热解毒消瘿汤

常用药物：黄连 10 g，黄芩 12 g，金银花、连翘各 15 g，牛蒡子 12 g，玄参 15 g，夏枯草 30 g，板蓝根 15 g，海藻 10 g，昆布 15 g，蚤休 10 g，浙贝母 15 g，僵蚕 10 g，马勃 6 g，甘草 8 g。

功效：清热解毒，化痰软坚，散邪消瘿。

用法：每日 1 剂，水煎分早晚 2 次服。

主治：亚急性甲状腺炎。

（2）黄芩消甲汤

常用药物：黄芩、牛蒡子各 15 g，柴胡 12 g，蒲公英 15 g，赤芍 10 g，海藻 12 g，虎杖 15 g，郁金 20 g，胆南星 10 g，丹参 20 g，陈皮、炙甘草各 15 g。

用法：每日 1 剂，水煎后得药液 300 mL，每日 12 次，连服 4 周。

主治：亚急性甲状腺炎之肝火炽盛。

（3）宁心汤

常用药物：黄连（酒炒）5 g，柴胡 10 g，当归 10 ~ 12 g，生地、龙骨、牡蛎各 10 ~ 15 g，栀子 6 ~ 10 g，珍珠母 20 ~ 30 g。

主治：清肝泻火，安神定志。

用法：1 剂煎煮成 400 mL 药液，每次 100 mL，每天 4 次。

主治：亚急性甲状腺炎。

（4）清肝消瘿汤

常用药物：柴胡 10 g，枳壳、香附各 15 g，重楼、紫花地丁各 20 g，天门冬 15 g，浙贝母、赤芍各 20 g，玄参、莪术各 15 g，甘草 10 g。

主治：疏肝理气，清热解毒，消肿止痛。

用法：2 日 1 剂，每日服 3 次，2 个月为 1 个疗程。

主治：亚急性甲状腺炎。

（5）新瘿片

常用药物：牛黄、田七等。

功效：清热解毒，活血化瘀，消肿散结。

主治：亚急性甲状腺炎伴剧烈疼痛。

（6）亚甲散

常用药物：栀子、牡丹皮、海藻、昆布各 15 g，陈皮、柴胡各 12 g，木香、芍药、法半夏各 9 g，甘草 6 g。

用法：每日 1 剂，分 2 次温服。

功效：理气舒郁，化痰消瘿，兼以清泻肝火。

主治：亚急性甲状腺炎。

（7）柴胡牛蒡汤

常用药物：柴胡 10 g，牛蒡子 12 g，板蓝根、蒲公英各 15 g，连翘 12 g，黄芩 10 g，金荞麦 12 g，羌活 6 g，天花粉 15 g，玄参 12 g，赤芍 10 g，夏枯草 12 g。

功效：清热解毒，疏肝理气。

主治：亚急性甲状腺炎伴甲亢。

2. 针灸治疗

体针：早期辨证为肝郁化火，气滞血瘀经络，辨证当在肝胃二经，取人迎、足三里、太冲、阳陵泉针刺以泻肝火、化瘀散结。后期为心脾两虚，肾阳不足，病在心、脾、肾三经，故取内关、神门、足三里、三阴交、肾俞。

耳针：局部肿痛明显者可加用针刺耳穴神门、交感。

3. 敷贴法

（1）甲肿巴布贴（辽宁中医药大学附属医院）：外敷于甲状腺肿大并有疼痛处可减轻症状。适用于肝火炽盛的亚甲炎。

（2）黄连膏外敷（湖北中医药大学附属医院）：柴胡，黄芩，延胡索，川楝子，制乳没，制南星，土贝母，天葵子等。功效：清热泻火，散结止痛。

（3）如意金黄散、大青膏、消瘿膏（大黄、黄檗、夏枯草、南星、浙贝母）等外敷于肿大的甲状腺处，消肿止痛。

# 五、名医经验

1. 冯建华经验

冯建华教授认为亚甲炎当为风温、疫毒之邪夹痰夹瘀侵入肺内，壅滞于颈前，日久化火耗气伤阴。在疾病初期治疗偏表以清热解毒、利咽散肿为主；疾病中期治疗侧重理气解郁、化痰散结；疾病后期则以调整气血阴阳平衡为侧重，往往临床症状改善明显。冯教授重视验方和成药的运用。冯教授认为，除了汤剂外，应该辅以验方和成药，才能取得更好的临床疗效。如临证时根据患者的证型和病情需要，应用消瘰丸解毒散结；丹栀逍遥丸疏肝理脾兼清郁热。提倡内治与外治相结合，如在用内服药治疗的同时，常配合外治方法以增强消瘿散结之功，以如意金黄散、大青膏、消瘿膏等外敷于肿大的甲状腺处。

2. 何炎燊经验

何炎燊老中医认为本病多属风热之邪侵袭脉络，肝郁化火，血瘀痰结，治宜辛凉祛风，苦寒清热，凉血除痰。方用加味丹栀逍遥散。药用柴胡、赤芍、当归须、茯苓、薄荷、牡丹皮、栀子、玄参、浙贝母、瓜蒌、海藻、夏枯草等。

3. 蔡炳勤经验

蔡炳勤教授认为，亚急性甲状腺炎的治疗应以六经及经络辨证为基础，甲状腺为任、督二脉所系，亦为少阳、阳明经所络，故起病少阳、阳明先受邪，表现有颈部经络行走方向的疼痛及甲状腺的肿大、疼痛，阳明经受邪重则高热、不恶寒，少阳经受邪重则往来寒热、口苦咽干，另有起病出现表证、项背疼痛者，此为太阳经受邪。一般起病初期均有三阳经受邪表现，但需辨别以何经受邪为主，治疗以清热解表化痰为法，方剂选用小柴胡汤、柴葛解肌汤等，以柴葛解肌汤的应用较广。

4. 姜兆俊经验

姜兆俊老中医注重阴虚内热在发病中作用，认为亚甲炎急性期可分为热毒内结和阴虚内热两个证型，进行辨证论治。对热毒内结型以疏肝清胃、散风透邪为治疗原则，选用柴胡、夏枯草、黄连、知母、生石膏、金银花、连翘、大青叶、板蓝根、薄荷、牛蒡子等药物。阴虚内热型在应用上述药物基础上加用青蒿、鳖甲、地骨皮、玄参、生地黄等药物滋阴清热，诸药配合使热毒得清，疾病痊愈。姜兆俊在临床上常常重用虎杖、雷公藤两味药。理论基于亚甲炎的病程比一般炎症要长，病因中的"热毒"不同于一般感染中的"火热之毒"，认为亚甲炎病因可能为"风湿热毒"。用药时除疏肝清热、解毒散结外，还要祛风除湿，这样才能将病因完全消除，减少复发。

# 第十章　肾上腺疾病

肾上腺疾病主要包括肾上腺增生、肾上腺肿瘤、肾上腺萎缩及发育不全等，从功能角度可分为功能性疾病和无功能性疾病。功能异常疾病常见有库欣综合征、原发性醛固酮增多症、嗜铬细胞瘤、肾上腺皮质功能减退症等。其中库欣综合征为可引起高皮质醇血症为特征的临床综合征，主要表现为向心性肥胖、高血压、继发性糖尿病和骨质疏松等。原发性醛固酮增多症可引起高血压。低血钾等。嗜铬细胞瘤可引起阵发性或持续性高血压及代谢紊乱症。肾上腺皮质功能减退症可引起电解质紊乱、乏力等症状。故肾上腺疾病的及时诊断及治疗对患者非常重要，若不能及时诊治，可导致严重的后果。随着医疗知识与技术的发展，肾上腺疾病的检出率越来越高，而其治疗方法仍多为激素替代治疗或手术治疗。激素替代治疗虽然有效，但副作用较大，若能通过联合中药治疗，尽量减少激素的用量及副作用，患者将有较大的获益。中医古籍对本章所述的疾病并无相应病名，根据其临床症状与体征特点，本病多属"积聚""癥瘕""眩晕""虚劳"等范畴。

## 第一节　慢性肾上腺皮质功能减退症

慢性肾上腺皮质功能减退症，是由各种原因导致肾上腺皮质激素分泌不足所致。按病因分为原发性和继发性，继发性由下丘脑 – 垂体病变引起，治疗上主要通过治疗原发病灶而改善肾上腺皮质功能减退的症状，在此章节不加以赘述，详细内容参见下丘脑及垂体疾病篇章。本章仅叙述原发性肾上腺皮质功能减退症（Chronic adrenocortical hypofunction），又称阿狄森氏病（Addison），本病是由于双侧肾上腺绝大部分被毁所致。

近年来，原发性慢性肾上腺皮质功能减退症的年发病率有抬头的趋势。本病多见于成年人，大多20 ~ 50 岁，老年和幼年者较少见，且在自身免疫性 Addison 病中女性与男性之比约为 3 ∶ 1，女性患者稍多于男性患者。

原发性慢性肾上腺皮质功能减退症的病因与发病机制比较明确。主要病因有以下几种。

（1）感染：①结核菌感染：肾上腺结核为本病常见病因，常先有或同时有其他部位结核病灶如肺、肾、肠等。病理过程表现为肾上腺被上皮样肉芽肿及干酪样坏死病变所代替，继而出现纤维化病变，肾上腺钙化常见。②真菌感染：肾上腺真菌感染的病理过程与结核菌感染性者相近。③巨细胞病毒感染：坏死性肾上腺炎常由此病毒引起。④脑膜炎球菌感染 严重脑膜炎球菌感染可引起急性肾上腺皮质功能减退症。⑤艾滋病后期：可伴有肾上腺皮质功能减退，多为隐匿性，只有一部分可以出现明显临床表现。

（2）自身免疫性肾上腺炎：表现为两侧肾上腺皮质被毁，呈纤维化，伴淋巴细胞、浆细胞、单核细胞浸润，髓质一般不受损坏，大多数患者血中可检出抗肾上腺的自身抗体。一般发于女性的近半数患者伴有其他器官特异性自身免疫病，称为自身免疫性多内分泌腺体综合征（Autoimmune polyendocrine syndrome，APS），其中 APS Ⅰ型见于儿童，主要表现为肾上腺功能减退，甲状旁腺功能减退及黏膜皮肤白念珠菌病，卵巢功能低下，偶见慢性活动性肝炎、恶性贫血，此综合征呈常染色体隐性遗传；APS II型见于成人，主要表现为肾上腺功能减退、自身免疫性甲状腺疾病（慢性淋巴细胞性甲状腺炎、甲状腺功能减退症、Graves病）、1型糖尿病，呈显性遗传。而单一性自身免疫性肾上腺炎多见于男性。

（3）其他较少病因：恶性肿瘤转移，淋巴瘤，白血病浸润，淀粉样变性，双侧肾上腺切除，放射治疗破坏，肾上腺酶系抑制药如美替拉酮、酮康唑或细胞毒性药物如米托坦的长期应用，血管栓塞等。另外，肾上腺脑白质营养不良症为先天性疾病，可伴有神经损害。在我国结核是主要的病因，占60% ~ 80%，国外则以自身免疫性损害为首要病因。21世纪，因为获得性免疫缺陷综合征的流行和恶性肿瘤患者存活期的延长，所以这类病因引起的Addison病也越来越多见。

原发性慢性肾上腺皮质功能减退症的临床表现最具特征性的为全身皮肤黏膜色素加深，在皮肤暴露部位、易摩擦部位、乳晕、瘢痕等处尤为明显，黏膜色素沉着见于齿龈、舌部、颊黏膜等处，这是因为垂体ACTH、黑素细胞刺激素分泌增多所致。

其他症状不具有明显的特征性，但也作为诊断该病的重要参考：

（1）心血管系统症状：表现为头晕眼花，血压降低，有时低于80/50 mmHg，收缩压很少大于110 mmHg，部分患者可呈立位性低血压而昏倒（直立性昏厥）。心音低钝，心界叩诊不大或心脏缩小。另外，有高血压病史的患者，此时血压可降至正常，且对原来的降压治疗更为敏感。

（2）肌肉、神经、精神系统症状：肌肉无力是主要症状之一，常由于软弱无力导致明显疲乏，并逐渐加重，大多数患者以疲乏无力为主诉就诊。此外，常出现情绪淡漠、疲劳等症状，重者嗜睡、意识模糊，甚则出现精神失常。

（3）消化系统症状：最常见、最早出现的症状之一是食欲减退、厌食，少数患者时有嗜咸食，可能与体内失钠有关。时有腹痛，位于上腹部，多为隐痛，与消化性溃疡导致的腹痛相似。出现恶心、呕吐、腹泻时提示病情加重，这也是肾上腺危象的征兆。

（4）代谢障碍：糖异生作用减弱，肝糖原损耗，可发生低血糖症状。

（5）泌尿系症状：主要是肾的排泄能力减弱，在大量饮水后可出现稀释性低血钠症；糖皮质激素缺乏及血容量不足时，抗利尿激素的释放增多，也是造成低血钠的原因。

（6）其他症状：女性月经失调，过早停经。男性多有性功能减退。男女毛发均可减少，缺乏光泽，枯燥易脱，分布稀疏，第二性征正常。若病因是肾上腺结核，病灶活跃且伴有其他脏器活动性结核者，有较明显的低热、盗汗、体质虚弱、消瘦等症状。

（7）肾上腺皮质危象：危象为本病急骤加重的表现。常发生于感染、创伤、手术、分娩、过劳、大量出汗、呕吐、腹泻、失水或突然中断肾上腺皮质激素替代治疗等应激情况下。表现为恶心、呕吐、腹痛或腹泻、严重脱水、血压降低、心率快、脉细弱、精神失常，常有高热、低血糖症、低血钠症，血钾值可高可低。

对于原发性慢性肾上腺皮质功能减退症，需通过详细的病史、较典型的临床表现和相关实验室检查来诊断，如血液生化、血常规、激素检查、影像学检查，诊断本病时需要与一些慢性消耗性疾病相鉴别。最具诊断价值者为ACTH兴奋试验，本病患者体内ACTH储备功能低下，而非本病患者，经ACTH兴奋后，血、尿皮质类固醇明显上升（有时需连续兴奋2 ~ 3天）。

本病的治疗主要分为基础治疗、病因治疗、肾上腺危象治疗、外科手术或其他应激治疗。基础治疗时，应首先确诊本病，向已确诊的患者进行宣教，使患者明确疾病性质，应终身使用肾上腺皮质激素，主要使用糖皮质激素替代治疗，用药时根据患者的身高、体重、性别等个人因素制订个体化的治疗方案。病因治疗时，根据引起本病发生的不同病因应给予具有针对性、有效性的相应治疗。发生肾上腺危象时需积极抢救，迅速地补充液体，立即静脉注射糖皮质激素，积极治疗感染及其他诱因。

糖皮质激素是治疗本病的首选药物，但长期服用有明显的不良反应，主要包括免疫功能下降、感染、骨质疏松、肥胖等。经研究发现，中医对本病有较深刻的认识，且其对疾病整体调节、辨证论治是优势，临床结合中医药治疗本病疗效明显，副作用小，有独特优势。

# 一、中医病因

祖国医学无"原发性慢性肾上腺皮质功能减退症"病名，对本病也未见系统论述。但结合此病证候表现的特点，发现与中医学中的"黑疸""虚劳""女劳疸"等疾病有类似之处。《黄帝内经》中首先论述了黑色归于肾的理论、"肾色黑，宜食辛"；"肾合黑色"；"心气喘满，色黑，肾气不衡"；"北方黑色，入通于肾，开窍于二阴，藏精于肾，故病在膝。其味咸，其类水"。故黑为肾之主色，是因肾气衰败，不能温煦肌表，可见肌肤发黑。仲景在《金匮要略·黄疸病脉证并治》中已明确提出："黄家日晡所发热，而反恶寒，此为女劳得之。膀胱急，少腹满，身尽黄，额上黑，足下热，因作黑疸。其腹胀如水状，大便必黑，时溏，此女劳之病，非水也。腹满者难治"；"目青面黑，心中如捣蒜……皮肤爪甲不仁"。指出"女劳疸"与"黑疸"皆有"身黄、消瘦、额上黑"等症。随后，各代医家继续丰满了"黑疸"证候，除了额上黑之外，还可见舌黑、指黑，甚至周身皮肤晦暗如烟熏。中医学认为其发病是由于肾气受伐，肾阳不足，命门火衰及气虚血瘀所致。阿狄森氏病在临床上以全身虚弱、乏力肢软、食欲缺乏、消瘦、皮肤变黑等症为主要表现，从症状上分析，应属于中医学"黑疸""虚劳"等病之范畴。由此追溯，可见祖国医学对于慢性肾上腺皮质功能减退症的认识也是源远流长的。

本病属内伤范畴，"黑者羸肾""肾气过损、女劳黑疸"，究其病因，是先天肾气羸弱和（或）后天肾气过损，所以，从肾论治成为治疗本病之大法。本病病因虽复杂，但通过中医辨证论治，审证求因，基本上可将病因归纳为以下5类：先天禀赋不足、外感六淫、烦劳过度、饮食不节、大病后失于调理。分述如下。

1. 禀赋不足

其人禀赋虚弱，体质不佳，如父母体虚，先天缺陷，胎元失养，孕育不足等，均可导致五脏阴阳气血俱损，发为本病。

2. 外感六淫

外感六淫，迁延失治，外感六淫之邪气与体内正气相争，正邪相搏于表，此阶段是疾病初期，若及时诊治通常可以阻断病邪由外传内，但由于失治、误治等原因，正虚邪陷，以致精气损伤，变证丛生，从而导致本病的发生。

3. 烦劳过度

烦劳过度，因劳致虚，日久成损，尤以劳神过度及恣情纵欲较为多见。忧郁思虑，积思不解，所欲未遂等劳伤心神，易使心失所养，脾失健运，心脾损伤，气血亏虚成疾。早婚多育、房事不节、频犯手淫等，易使精气亏虚，肾气不足，久则阴阳亏损成疾。

4. 饮食不节

平素饮食不节，暴饮暴食，饥饱不调，脾胃受损，使后天化源匮乏，先天之精失后天气血所养，则肾精不足，脏腑气血阴阳日渐衰退虚弱而致病。

5. 瘥后失调

大病久病失治调护不当，迁延不愈，或初愈后失于调理，以致脏气损伤，或热病日久耗伤阴血，或瘀血内结，新血不生，或痨虫久留，耗伤正气，久则五脏受损，累积于肾，而成本病。

# 二、中医病机

可从"虚劳""黑疸"等方面，结合皮肤色素沉着、乏力、淡漠、头晕眼花等证候表现探讨本病的中医病机。

1. 肾阳亏虚

肾阳不足，机体失于阳气之温煦，皮肤经脉失养，可见面部黧黑，倦怠无力，畏寒肢冷，腰膝酸软，阳痿不举，舌质紫暗，舌苔薄白，脉沉细弱。本证为阿狄森氏病的基本证候，每一个病例几乎均见有本证之中的某些表现，随其他证候表现明显而归属于其他诸证。

2. 脾肾两虚

脾肾两虚，脾虚湿困，清阳不生，浊阴不降，气血津液生化无源，可见面色无华，头昏神疲乏力，纳呆脘腹胀满，间或恶心呕吐，大便次频质溏，形体消瘦软弱；脾在体为肌，脾气虚弱，肌肉失养，故见四肢色黯欠温，腰腿酸软无力。久病失治，累及于肾，肾阳虚衰，阳气不振，火不暖土，可见畏寒肢冷，腹泻、腰酸，肤色黧黑，舌质淡暗，苔薄，脉沉濡细。本证以肠胃为主要表现，常以食欲不振为早期症状，较重者可伴有腹痛、恶心欲吐，易误诊为消化道溃疡等消化系统疾病。另外，此病后期常出现低血压、色素沉着症。

### 3. 肝肾阴虚

肝肾阴虚，肝肾精津不足，阴虚不能制阳，阳气偏亢，灼伤阴津，肌肤失于濡润，可见面色晦暗，午后两颧发赤，目眶黧黑，皮肤干燥色枯，发枯不泽或脱发，形体消瘦，潮热盗汗，失眠多梦，舌质暗红或红、少苔，脉沉细弦涩。本证常系肾上腺结核患者的临床表现，在肾上腺区 X 线片上常可发现钙化阴影，可作为本病系结核性的有力佐证。

### 4. 气血亏虚

全身气血两亏常常在脾肾阳虚的基础上形成，尤以气虚之表现明显，如头昏神疲，肢软无力，心悸气促，食欲缺乏、消瘦，舌淡，苔白，脉沉。血亏系由营养不良所致，由于气为血帅，气行则血行，气虚失于推动，加之血虚，易血行瘀滞，故气血亏虚日久，易夹杂瘀血为病，可见肤黧干燥，面黑欠华，发枯稀疏，舌质暗或有瘀点，舌下脉络曲张，苔薄，脉沉细涩。

### 5. 阴竭阳脱

阴阳离绝，阳气离散，阴液不固，阳脱则四肢厥冷，大汗淋漓，如珠如油，气息微弱，口张，舌质淡，脉微欲绝。阴竭则肌肤干瘪，眼眶深陷，汗出身热，烦躁昏谵，唇干齿燥，舌质干红，脉虚数或疾。本证大都属肾上腺危象，需要及时抢救。

综上所述，本病病位在肾，与肝、脾关系密切，涉及心、肺，脏腑虚损是本病的基本病机，早期以元气不足为主，气虚推动无力，引起血脉瘀滞，故气虚血瘀始终贯穿于本病的各种证之中，相兼为病，使病情趋于复杂严重。若病变进一步发展，总趋势是气血阴阳虚损日益加重，终至阴阳而危及生命。无论先天不足，外感疴疾，或内伤烦劳，大病体虚，其损均在肾，影响元阴元阳。如为肾阳虚衰，则不能温煦血脉，以致经行不畅，瘀浊外露；如为肾精失藏，精衰则肾阳不振，致使阴寒内盛，寒则凝滞，血气失运，脉络瘀阻。肾阴肾阳虚衰，则导致其他脏腑和全身虚弱，冲任失调，而现诸证。

# 三、中医治疗

李东垣《脾胃论》有云：" 血不自生，须得生阳气之药，血自旺矣。" 黄芪、人参、党参、白术等药，为常选用的益气（进而生血）之药。故治疗气血亏虚，补血需兼以补气。

张景岳《景岳全书·新八方略》言：" 善补阳者，必于阴中求阳，则阳得阴助而生化无穷：善补阴者，必于阳中求阴，则阴得阳升而泉源不竭。" 在补阴补阳中，除了阴虚应补阴，阳虚需补阳之外。但须注意 " 阴阳互根 " 的特性。张景岳所制滋肾阴的左归丸及温肾阳的右归丸正体现了这一治疗原则。

目前全国对于该病拟方用药各有不同，无统一标准，普遍被认可的辨证分型大致可分为如下几类。

### 1. 肾阳亏虚

症状：面部黧黑，两手晦暗，精神不振，倦怠无力，少气懒言，畏寒肢冷，腰膝酸软，阳痿不举，下肢水肿，舌质紫暗，舌苔薄白，脉沉细弱。

治法：温肾壮阳，化气行水。

方药：右归丸加减。丹参、鹿角胶、菟丝子、甘草、附子、山茱萸、熟地黄、山药、茯苓、补骨脂、杜仲、肉桂。

加减：形寒肢冷，阳虚明显者加巴戟天、菟丝子、肉苁蓉、淫羊藿、仙茅；下肢水肿者加苍术、藿香、糯稻根；腰痛酸楚者加蜈蚣、乌梢蛇；性欲减退者加鹿茸、淫羊藿。

方中附子、肉桂、补骨脂加血肉有情之鹿角胶，均属温补肾阳、填精补髓之类；熟地、山茱萸、山药、菟丝子、杜仲，均为滋阴益肾，意味 " 阴中求阳 "；茯苓淡渗利湿；丹参养血活血；甘草调和诸药。

2. 脾肾两虚

症状：面色黧黑无华，头昏神疲乏力，纳呆，脘腹胀满，间或恶心呕吐，大便次频质溏，形体消瘦软弱，四肢色黧欠温，腰腿酸软无力。舌质淡暗，苔薄，脉沉濡细。

治法：健脾助运，温肾壮阳。

方药：补中益气汤加减。黄芪、鸡血藤、白术、党参、当归、鸡内金、山茱萸、肉苁蓉、甘草。

加减：阳虚明显者加附子、肉桂；恶心呕吐加半夏、竹茹、陈皮；呃逆者加柿蒂、旋覆花；腹胀者加枳壳、川厚朴、香橼、佛手；腹痛者加延胡索、川楝子；腹泻者加砂仁、升麻、肉豆蔻、补骨脂；瘀血征象明显者，加红花、丹参；食欲缺乏者加麦芽、神曲、山楂。

方中以四君子汤健运中焦脾胃复其气血生化之功，助运化而调气机；肉苁蓉温肾助阳；山茱萸滋阴填精；当归、鸡血藤养血活血；鸡内金健脾养胃。

3. 肝肾阴虚

症状：周身皮肤黧黑，以面部、齿龈、乳头、手纹等处为甚，午后两颧发赤，低热或手足心发热，皮肤干燥色枯，发枯不泽或脱发，形体明显消瘦，精神萎靡不振，间或烦躁易怒，夜间潮热盗汗，失眠多梦，头晕目花，软弱无力。男子可见遗精，女子月经紊乱或闭经。舌质暗红或红少津，舌苔薄少，脉弦细或细数。

治法：滋肾柔肝，养血化瘀。

方药：六味地黄丸合四物汤加减。熟地、牡丹皮、山茱萸、山药、黄精、茯神、赤芍、当归尾、鸡血藤。

加减：低热不退者加青蒿、鳖甲、地骨皮；食欲不振者加麦芽、山楂、砂仁；盗汗者加浮小麦、煅牡蛎；遗精者加用金锁固精丸；头晕目眩者加天麻、青葙子、蔓荆子；烦躁心悸者加磁石、五味子；结核病灶加重者加黄精、白及、冬虫夏草；失眠多梦者加蚕沙、酸枣仁、合欢花；腰酸膝软者加杜仲、牛膝。

方中重用熟地、黄精滋补肝肾之真阴；山茱萸补肝肾而涩精；山药滋阴补脾；牡丹皮、赤芍、鸡血藤、当归尾补血养血，活血化瘀；茯神养心安神。

4. 气血两亏

症状：气血两亏，头昏神疲，肢软无力，心悸气促，食欲缺乏、消瘦，肤黧干燥，面黑欠华，发枯稀疏，四肢颤动，汗多，男子阳痿，女子经少。舌淡暗，苔薄白，脉沉细迟。

治法：温阳补气，养血活血，兼以化瘀。

方药：十全大补汤加减。黄芪、龙眼肉、鹿衔草、鸡血藤、党参、熟地、当归、川芎、白芍、何首乌、桂枝、生蒲黄、甘草。

加减：血瘀重者加红花、三七等；气虚明显者以红参易党参；阳虚明显者加附子、肉桂、菟丝子；血虚明显者加阿胶、丹参；脘痞腹胀者加半夏、厚朴、砂仁；大便稀溏者去熟地黄，加山药、芡实；心悸失眠者加酸枣仁、龙齿、黄连；郁郁寡欢者加香附、合欢皮、郁金；月经量少者加益母草、桑寄生。

方中用参、芪补脾益气；归、芍、地滋养心肝，加川芎入血分以行气，则归、地补而不滞；用生蒲黄、鸡血藤、鹿衔草养血活血以养血化瘀；桂枝以温肾助阳；何首乌以增填精补髓之功；甘草为使，调和诸药。

5. 阴竭阳脱

症状：阴竭则肌肤干瘪，眼眶深陷，汗出身热，烦躁昏谵，唇干齿燥，舌质干红，脉虚数或疾。阳脱则四肢厥冷，大汗淋漓，如珠如油，气息微弱，舌质淡，脉微欲绝。严重时出现厥脱、昏迷。

治法：益气救阴，回阳固脱。

方药：阴竭者用生脉散加减；阳脱者用四味回阳地黄饮或附子加龙骨牡蛎汤加减。

其他疗法：

1. 中成药

（1）甘草流浸膏，每日 15 ～ 30 mL，分 3 次服用，逐渐增加至每日 45 ～ 60 mL，也可每日 80 mL，分 4 次服，后增加至每日 160 mL，分 4 次服。

（2）十全大补丸：温补气血，每次 6 ～ 9 g，每日 2 次，适于气血亏虚偏虚寒者。

（3）人参养荣丸：养血安神，每次 6 ～ 9 g，每日 2 次，适用于气血不足，惊悸、失眠、健忘等症。

（4）河车大造丸：滋补气血，每次 6 ～ 9 g，每日 2 次，适用于虚劳损伤，腰酸腿软，骨蒸潮热等症。

（5）金匮肾气丸：温补肾阳，每次 6 ~ 9 g，每日 2 次，适用于肾阳不足，腰膝冷痛等症。

（6）济生肾气丸：温补肾阳，利水消肿，每次 6 ~ 9 g，每日 2 次，适用于肾虚水肿者。

（7）六味地黄丸：滋阴补肾，每次 6 ~ 9 g，每日 2 次，适用于肝肾阴虚者。

（8）大补阴丸：滋阴降火，每次 6 ~ 9 g，每日 2 次，适用于肝肾阴虚，虚火上炎，骨蒸潮热者。

2. 针灸

（1）温针灸。

取穴：关元、气海、命门、肾俞。

操作：上穴均取用补法，得气后在针上加艾灸 20 min，每月 1 次，12 次为 1 个疗程。

（2）体针。

取穴：双侧足三里、脾俞、肾俞。

操作：上穴均用补法，得气后留针 20 min，促使气血恢复。

（3）耳针。

取穴：取耳穴肝、脾、肾、皮质下。

操作：留针 20 min 或埋线治疗，也可使用王不留行进行耳穴压籽治疗。

3. 推拿按摩

取穴：中脘、鸠尾、气海、天枢、肝、脾俞、肾俞、足三里、内关等穴。

操作：用一指禅、推、摸、按、揉、拿等手法。

4. 药膳

（1）甘草汤（《临床食疗手册》）：单味甘草 20 ~ 40 g，煎汤服用，每天口服 20 ~ 40 mL。与肾上腺皮质激素合用有协同作用，有潴钠排钾作用，有利于纠正低血钠和低血压，但服用过量可致水肿和高血压。

（2）猪肾粥（《临床食疗手册》）：将猪肾切碎后和粳米同煮，或用猪腰花汤和粳米汤煮粥。有补肾气，益精髓之功。患者如阳虚明显，亦可用羊肾煮粥，以温补肾阳。

（3）韭子粥（《临床食疗手册》）：韭菜籽 10 g，粳米 50 g，盐少许，加水 500 mL，煮粥食，适于阳虚者，可温补脾肾，壮阳固精，且可增强免疫力。

5. 气功

在疾病治疗过程中，辅以自我气功治疗，对增强患者体质是有益的，可选择练习内养功、八段锦等功法。

# 五、名医经验

1. 任继学经验

任继学教授认为肾上腺皮质功能减退症因肾上腺皮质激素分泌不足，临床表现为虚弱、疲乏、厌食、腹泻等一系列功能衰退的症状，中医将其归属于虚劳范畴。患者幼年起病，系因先天禀赋薄弱，真元亏损，遵《内经》"劳者温之""精不足者，补之以味"之旨，任继学教授以填精补肾、燮理阴阳法治疗该病，组方以善用血肉有情之品为特点，并配合成药龟灵集补肾壮阳，取得了良好效果。

2. 王三虎经验

第四军医大学王三虎教授临床强调辨病论治，对黑疸病有系统的认识，治疗上也收到良好疗效，将其对黑疸病的认识与经验总结。对黑疸病病因病机及病程转归的认识汉代张仲景于《金匮要略》中首次提出黑疸病名，即黑疸、谷疸、酒疸、女劳疸，以硝石矾石散主之。

3. 杨震经验

杨震主任医师从事内科疾病50载，曾师从于著名中医老专家王新午、麻瑞亭两位先生。临床勤求古训、博采众方，在对黑疸的辨治中，倡导元代医家朱丹溪《相火论》的观点，提出"五火十法"诊治思想，应用临床疗效显著。应用"相火虚衰"理论辨治黑疸。

# 第二节　库欣综合征

库欣综合征（Cushing syndrome）又称皮质醇增多症，为各种病因造成肾上腺分泌过多糖皮质激素（主要是皮质醇）所致病症的总称，其中最多见者为垂体促肾上腺皮质激素（ACTH）分泌亢进所引起的临床类，称为库欣病（Cushing disease）。本病主要病因有以下几点。

（1）依赖 ACTH 的库欣综合征，包括：①库欣病：指垂体 ACTH 分泌过多，伴肾上腺皮质增生。垂体多有微腺瘤，少数为大腺瘤，也有未能发现肿瘤者；②异位 ACTH 综合征：系垂体以外肿瘤分泌大量 ACTH，伴肾上腺皮质增生。

（2）不依赖 ACTH 的库欣综合征，包括：①肾上腺皮质腺瘤；②肾上腺皮质癌；③不依赖 ACTH 的双侧肾上腺小结节性增生，可伴或不伴 Carney 综合征；④不依赖 ACTH 的双侧肾上腺大结节性增生。

库欣综合征的临床表现：①典型病例表现为向心性肥胖、满月脸、多血质、紫纹等，多为库欣病、肾上腺腺瘤、异位 ACTH 综合征中的缓进。②主要特征为体重减轻、高血压、水肿、低血钾性碱中毒，由于癌肿所致重症，病情严重，进展迅速，摄食减少。③早期病例以高血压为主，肥胖，全身情况较好，尿游离皮质醇明显增高。④以并发症为主就诊者，如心衰、脑卒中、病理性骨折、精神症状或肺部感染等，年龄较大，库欣综合征易被忽略。⑤周期性或间歇性：机制不清，病情难明，一部分病例可能为垂体性或异位 ACTH 性。

有典型症状体征者，从外观即可做出诊断，但早期的以及不典型病例，特征性症状不明显或未被重视，而以某一系统症状就医者易于漏诊。目前主要为根据不同的病因进行对症的治疗。对于有肿瘤或增生引起的应尽早行手术切除，术后采用激素替代治疗，对于不能手术或病情较轻者可选择放疗，或选择影响神经递质的药物做辅助治疗。

## 一、中医病因

本病属于中医"水肿""痰湿""湿热""虚劳"等范畴，中医认为，本病系因情志不遂，肝失条达，肝郁脾虚，湿热内生；或气郁化火，烧灼津血，日久成瘀所致。《丹溪心法·六郁》中指出："气血冲和，万病不生，一有拂郁，诸病生焉。"

1. 情志内伤

情志不遂，恼怒伤肝，肝气郁结，郁而化火，疏泄失常。忧思伤脾或肝气犯脾，脾失健运，蕴湿生痰，久而化热，形成痰热互结。

2. 素体阴虚

素体阴虚，肝血不足，肾阴亏虚，虚火内炽，复加情志刺激，肝郁化火，暗耗阴血，互为因果，形成肝肾双亏。

3. 外感六淫内侵

六淫病邪侵入人体可导致多种疾病，一方面消耗人体正气，另一方面又可由此产生新的病理产物，共同致病。湿邪与邪热是六淫中造成本病的主要原因。湿邪内侵，内阻中焦，脾失运化，肝气郁滞；热为阳邪，消耗津液，伤及肝肾，均可引发本病。

## 二、中医病机

本病的主要病因是肾上腺分泌皮质醇过多所致，肾上腺在中医理论中是为肾所主，且本病常由下丘脑 CRH 或垂体 ACTH 之过度刺激所致，脑在中医也系肾生髓所荣，故病机主要涉及肾脏。

肾主藏精，精者，精微之极，具有量少而效宏之特性。激素乃阴津，具有精之特征，当归藏于肾。今激素过剩，致使肾精壅聚，失其布输调整，而成肾实。肾精壅聚过多，精血同源，精壅则血瘀，而可见股腹之紫纹斑斑。日以连续投给激素的方法，制作"激素性瘀血"的病态模，也是精壅而血瘀之变。肾主生殖，精壅则可致使毫毛丛生、女子有男性化倾向，且精壅不运而致妇女经少，经闭，男子也可阳痿不育。肾实之证，既可使"下焦壅闭"（《景岳全书》）、"前后不通"（《内经》），大便干燥秘结，又可使水湿内聚而发为胖肿，如喻昌曰："肾司开阖，阴太盛则关门常阖，水不通而为肿。"导致痰湿内聚而致向心性肥胖。肾精既壅，痰湿又聚，气机被郁，郁而化火，且肾阳亢奋，相火偏旺，成为邪火，《内经》曰："郁则少火变壮火。"壮火食气，邪火遂为元气之贼。一旦肾精壅聚日久，阴盛则阳衰，且痰湿蕴结又阻遏气机，而致肾阳不足。脾阳日衰，导致脾肾阳虚，若邪火又灼津耗阴，则可致使阴阳两虚。

医源性皮质醇增多症者，若系使用 ACTH，其促使肾上腺皮质增生，可呈肾精壅聚，痰湿蕴积之象；若使用肾上腺皮质激素，则导致肾上腺皮质萎缩，早期尚呈痰湿蕴积、相火偏旺之症，后期撤药之后则为脾肾阳虚之候多见。

此外，有多位医家认为本病的主要病机是肝失条达，郁而化火，出现气火亢盛为主，多表现为肝郁、脾虚、肾虚，三者之中又常相互兼夹，互为因果，形成复杂的病机。表现为烦躁失眠、颜面潮红、皮肤痤疮、血压升高等症。肝气太过，克伐脾土，脾不健运，蕴湿生痰出痰湿之征，表现为体形肥胖、面色垢浊、恶心呕吐、全身乏力。素体阴虚，复加肝郁不舒，易从火化，引动相火，暗耗阴精，烧灼血液，久则成瘀，出现皮下瘀斑或紫纹，病久阴损及阳，导致肾阴阳双亏，出现性欲减退，男子阳痿，女子闭经，骨质不坚，抗病能力下降。

# 三、中医治疗

1. 肝肾阴虚，肝阳上亢证

症状：向心性肥胖，面色绯红，头胀痛，胸闷心烦，夜寐梦多，口干咽燥，腰膝酸软，大便秘结，男子遗精，女子经少或闭经，舌红少津，苔少，脉弦数。

治法：滋补肝肾，平肝潜阳。

方药：镇肝熄风汤加减。药用龙骨、牡蛎、牛膝、龟板、玄参、天门冬、白芍、茵陈、钩藤、牡丹皮、川楝子、甘草。

方中龟板、玄参、天门冬、白芍滋养肝肾之阴；牛膝归肝肾之经，以引血下行，并有补益肝肾之效；龙骨、牡蛎以降逆潜阳；茵陈、川楝子清泻肝阳之有余；再合钩藤、牡丹皮以凉肝潜阳。

2. 脾虚不运，湿热内盛证

症状：脸如满月，腹大如牛，体胖肢肿，口苦咽干，大便不爽，小便短赤，外阴瘙痒，带下黄稠，皮肤菲薄伴感染，苔黄腻，脉滑数。

治法：健脾益气，清利湿热。

方药：黄连温胆汤合茵陈蒿汤加减。药用茯苓、竹茹、茵陈、陈皮、枳实、黄连、半夏、山栀子、生大黄、薏苡仁。

方中以陈皮、茯苓健脾渗湿、行气燥湿；半夏、竹茹、枳实清化痰热除烦；茵陈善清利湿热；黄连、山栀子通利三焦，导湿下行，引湿热从小便出；以生大黄下泄湿热瘀滞；加薏苡仁以健脾利湿。

3. 脾肾两虚，痰湿内阻证

症状：体胖肢肿，头晕耳鸣，腰膝酸软，脘腹胀满，纳谷不香，月经不调，带下如注。苔白腻，脉沉细。

治法：健脾补肾，化痰利湿。

方药：真武汤合六君子汤加减。药用附子、人参、茯苓、白术、陈皮、半夏、干姜、泽泻、甘草。

方中用附子之大辛大热，温肾暖土，以助阳气；白术健脾燥湿，扶脾运化；茯苓甘淡渗利，健脾渗湿，以利水湿；人参健脾益气，陈皮、半夏以行气燥湿化痰；加用干姜以温助脾阳；加泽泻，加强利湿消肿之力。

4. 肺郁不宣，湿热壅塞证

症状：向心性肥胖，遍身肿胀，咽干痰少，大便秘结，汗出不爽，月经涩少。苔薄，脉沉细。

治法：宣肺理气，清利湿热。

方药：三仁汤加减。药用杏仁、白豆蔻、薏苡仁、滑石、通草、竹叶、半夏、厚朴、甘草。

方中以杏仁宣利上焦肺气，肺主一身之气，气化则湿亦化；白豆蔻芳香化湿，行气宽中；薏苡仁甘淡性寒，渗利湿热而健脾；再合滑石、通草、竹叶甘寒淡渗，增强利湿清热之功；以半夏、厚朴行气化湿、散结除痞。诸药相合，三仁相伍，宣上畅中渗下，使气畅、湿行、热清，脾气健旺，三焦通畅。

5. 脾虚胃热，腹气不通证

症状：肥胖多食，消谷善饥，面色红润，口干舌燥，皮肤菲薄，四肢瘦小，向心性肥胖，肢体水肿，大便秘结。舌质红，苔黄燥，脉弦有力。

治法：健脾和胃，行气除满。

方药：枳实消痞丸加减。药用人参、半夏曲、白术、茯苓、麦芽、枳实、黄连、大黄、厚朴。

方中用人参扶正健脾；白术、茯苓以健脾行气；半夏曲辛温散结和胃；麦芽健胃顺气；黄连清热和胃，去干姜之辛热；再合枳实行气通腑；厚朴行气除满；可加大黄通腑。全方有消有补，共奏行气通腑之效。

## 四、其他疗法：

1. 针刺

早期可取章门、脾俞、期门等穴，用泻法。中晚期可针肾俞、脾俞、中脘、足三里、三阴交等穴，用补法。耳针可取垂体、脑点、内分泌、肝、肾、脾、膀胱等穴，每次选 3 ~ 5 穴，强针刺激，留针 20 min，每日 1 次，10 次为 1 个疗程。

2. 推拿、按摩

可选期门、章门、日月、膻中、背部膀胱经的腧穴，用一指推、摩、按、揉等手法。

3. 气功

在本病治疗过程中，可辅助自我气功治疗，可选练五禽戏、内养功等功法。

4. 药膳

（1）芹菜粥：芹菜 60 g，粳米 50 ~ 100 g，加水 600 mL 煮粥服食。适用于肝阳上亢、脸面潮红、头昏脑涨者。具有平肝潜阳的作用。

（2）菊花粥：陈粳米 50 g，冰糖少许，加水 500 mL，煮开至米汤稠时，加入菊花 10 g，文火煮片刻即可服食。具有疏风清热、清肝明目、降压降脂作用。

（3）葛根粉粥：葛根粉 30 g，粳米 50 g（浸 1 夜），入砂锅加水 500 mL，煮粥服食。具有养胃、清热生津和降压作用。适用于库欣综合征伴高血压或糖尿病者。

## 五、名医经验

1. 丁济南经验

丁济南老中医从肺郁论治皮质醇增多症。丁氏认为该病属实证，病理机制是肺郁，主因为肺郁不宣，湿蕴不泄。治则以开膜理、宣肺气为主，佐理气、清热、化湿、活血、调经之法，对肾上腺皮质功能紊乱及双侧肾上腺结节性增生引起的皮质醇增多症取得良好效果。其基本方为：青橘叶、蛇果草各18 g，桑叶、桑皮各 9 ~ 15 g，桔梗、制香附、广木香、泽兰、丹参各 9 g，蝉蜕 6 g，甘草 3 g。水煎服，平均疗程 6 ~ 12个月。

2. 薛芳经验

薛芳用大承气汤加味：大黄、芒硝（冲服）、厚朴、枳实各 6 g，生何首乌、龙胆草、黄精各 15 g。水煎服，1 日 1 剂。治疗 6 例皮质醇增多症兼有糖代谢紊乱（5 例肾上腺皮质增生、1 例右侧肾上腺皮质腺瘤，排除真性糖尿病）收到满意疗效。服药 20 ~ 80 剂皆得到恢复。证明该方对类固醇性糖代谢紊乱确有调节、改善和治疗作用。这对于减少或消除皮质醇增多症因糖代谢紊乱合并糖尿病昏迷导致死亡等不良后果有一定积极意义。余文华亦报道用大承气汤加味治疗 1 例由肾上腺皮质功能亢进引起的皮质醇增多症疗效满意。认为本病与《内经》所载"肾实证"颇为相似。这一时期，中医对本病的认识和治疗尚不统一，也不完善，亦未涉及医源性皮质醇增多症。但从总体上已取得了一些临床进展，并逐渐深入，对中药作用的部位、环节、机制等开始进行初步的探讨。

3. 潘文奎经验

潘文奎对皮质醇增多症的中医辨证施治做出比较全面的阐述。潘氏根据病机分为 4 种：①肾精壅聚，治以泄浊泻肾，方用大承气汤。②相火偏旺，治以滋阴清肾，方用龙胆泻肝汤加黄精。③肝郁痰蕴，治以疏肝利肾，方用五苓散、青原汤与逍遥散合参。④脾肾阳虚，治以温肾分消，方用真武汤、桂附八味丸与苓桂术甘汤或桂枝茯苓丸化裁。本证以肾实证及阴虚火旺证居多，在药物筛选上，制大黄、知母、黄檗、龙胆草、生地黄、黄精、泽泻、茯苓、柴胡等为常用药。潘氏提出医源性皮质醇增多症初起多见阴虚火旺，久则向阳虚演变，但均有肾实之征兆的观点，对该病的治疗具有里程碑的意义。

4. 邹文森经验

邹文森专门对医源性皮质醇增多症进行深入研究，提出应将本病称为"医源性皮质醇过多症"。中医分为两个基本证：肝肾阴虚证和脾肾阳虚证。分别选用六味地黄丸与金匮肾气丸治疗。通过187例病例的（阴虚135例，阳虚52例）临床治疗观察，证实长期服用六味地黄丸对长期应用皮质醇类药物患者具有控制高血压、高血糖和减缓出现向心性肥胖的作用。从而验证了六味地黄丸具有对抗长期使用糖皮质激素引起的肾上腺和胸腺功能减退，甚至有对抗腺体萎缩的药理作用。有扶正固本，维护内分泌功能的作用。这一成果对深入探讨中医治疗激素毒副作用具有深远意义。

# 第三节　原发性醛固酮增多症

原发性醛固酮增多症（Primary aldosteronism）简称原醛症，是由肾上腺皮质病变（多为腺瘤，少数为增生及家族遗传）致醛固酮分泌增多并导致水、钠潴留及体液容量扩增继而血压升高并抑制肾素－血管紧张素系统所致。近年发现在高血压患者中原发性醛固酮增多症患病率占10%左右。临床表现以高血压、低血钾、肌无力、周期性瘫痪、高血钠、尿pH值呈中性或偏碱性、血浆及尿醛固酮增高、血浆肾素活性及血管紧张素Ⅱ降低为主。

本病肾上腺皮质腺瘤是其主要病因，占原醛症病因的65%～80%，其次为增生，再次为癌症（醛固酮癌），异位醛固酮分泌性腺瘤或腺癌引起者极罕见。醛固酮瘤的根治方法为手术切除，对于不能手术的采用螺内酯治疗。但长期的螺内酯治疗可引起男子乳腺发育、阳痿、女子月经不调等不良反应，可选用其他保钾利尿剂如氨苯蝶啶片或阿米洛利或特异性醛固酮抑制剂依普列酮。对于病因为家族遗传性的可采用地塞米松或氢化可的松治疗。

## 一、中医病因

从原醛症的临床表现上看，属中医的"痿证""痉证""痹证""眩晕""头痛""肝风""消渴"等范畴，《素问·至真要大论》云："诸风掉眩，皆属于肝……诸痉项强，皆属于湿。"《素问·生气通天论》："因于湿，首如裹，湿热不攘，大筋软短，小筋弛长，软短为拘，弛长为痿。"张子和认为"痿病无寒"。《灵枢·海论》曰："髓海不足，则脑转耳鸣，胫酸眩冒。"《证治汇补·眩晕》云："以肝上连目系而应于风，故眩为肝风，然亦有因火、因痰、因虚、因暑、因湿者。"中医认为本病病因为肝肾亏损，精血不足，不能荣养筋脉，夹有湿热内蕴。

1. 湿热内蕴

感受外来湿邪，郁久化热；或平素嗜食膏粱厚味，生湿化热形成湿热之体，湿热内盛，湿热浸淫经脉，营卫运行受阻，或郁遏生热，或痰热内停，蕴湿积热，肝经湿热瘀阻。

2. 禀赋不足

先天不足，素体多病，导致肾精受损，筋脉失于濡养；脑为髓海，精血不足，发为眩晕。

3. 久病房劳

先天不足，素体多病，导致肾精受损。脑为髓海，发为眩晕，或久病体虚，或房劳太过，伤及肝肾，精损难复；或劳役太过而伤肾，耗损阴精，肾水亏虚，筋脉失于灌溉濡养。

## 二、中医病机

中医认为肝肾不足、水不涵木，易致上实下虚、肝阳上亢之症，出现头痛、眩晕；肾藏精而开窍于耳，肾精损伤，髓海空虚，出现头晕、耳鸣；肝肾久亏，精血耗损，筋骨肌脉失去濡养而致四肢乃至全身肌肉乏力；肝阳虚弱，血不养筋，有时还可出现风动抽搐；湿热内蕴引起者，因湿为阴邪，其性重浊滞腻，与热相合，胶着不去，故病情缠绵难愈；湿蒙清阳，故头晕、头胀；湿热拥塞清窍，则耳鸣作响；湿热浸淫经脉，气血阻滞，筋脉弛缓而成痿。本病为本虚标实之证，本虚为肝肾阴虚，标实为湿热中阻。有证候回顾性研究显示本病主要证素为血瘀、痰、脾虚、气虚、肾虚，以虚实夹杂为主。

# 三、中医治疗

目前对原发性醛固酮增多症的辨证分型，多参照中医"眩晕""痿证"分论治，但本病亦有其独特的病因病机及临床表现，总结近几年的临床报道，现分如下。

1. 肝肾阴虚

症状：目眩耳鸣，遗精盗汗，下肢痉软无力，腰膝酸软，不能久立，舌红少苔，脉细数。

治法：补益肝肾，滋阴清热。

方药：六味地黄丸合杜仲秦艽汤（《现代中西医临床内分泌病学》）加减。药用熟地黄、山茱萸、山药、泽泻、茯苓、牡丹皮、杜仲、秦艽、天麻、防己、乳香、没药、红花、威灵仙、桂枝。

加减：若阴虚火旺，症见五心烦热，潮热颧红，可加鳖甲、龟板、知母、黄檗、牡丹皮、地骨皮等；若遗精滑泄者，可加芡实、莲须、桑螵蛸等；若失眠多梦健忘，加阿胶、鸡子黄、酸枣仁、柏子仁等交通心肾，养心安神。

2. 肝阳上亢

症状：眩晕耳鸣，头晕且胀，每因烦劳或恼怒而头晕、头痛加剧，面时潮红，急躁易怒，少寐多梦，口苦，舌质红，苔黄，脉弦。

治法：平肝潜阳，滋养肝肾。

方药：天麻钩藤饮合独活寄生汤加减。药用天麻、钩藤、石决明、栀子、黄芩、川牛膝、杜仲、益母草、桑寄生、夜交藤、茯神、独活、细辛、秦艽、茯苓、人参、甘草、当归、芍药、生地黄。

加减：若肝火上炎，口苦目赤，烦躁易怒者，加龙胆草、牡丹皮、夏枯草；若肝肾阴虚较甚，目涩耳鸣，腰膝酸软，舌红少苔，脉弦细数者，可加枸杞子、何首乌、生地、麦门冬、玄参；若见目赤便秘加大黄、芒硝。

3. 肝经湿热

症状：双下肢沉重软弱无力，肌肉麻木不仁，或阵发性肌肉痉挛，眩晕，头痛加重，胸闷，纳呆，口苦，口黏腻，喜温饮，小便频数或尿频、尿急，尿道灼热疼痛，腰痛拒按，带下量多色黄，舌红，苔黄腻，脉弦数。

治法：清热利湿，通筋活络。

方药：龙胆泻肝汤合四妙散加减。药用龙胆草、柴胡、栀子、泽泻、当归、黄连、生地黄、苍术、黄檗。

加减：肢体痹着，隐隐作痛者加丹参、桃仁、路路通；湿热中阻，胸闷纳呆者加陈皮、白扁豆、砂仁；尿频、尿急及湿热带下可改用白头翁汤合导赤散或八正散。

4. 心肾阳虚

症状：心慌心悸，呼吸喘促，胸闷，失眠健忘，头昏头痛，腰膝酸软，四肢软弱无力，甚至瘫痪，小便清长，夜尿多，口渴欲饮，舌淡，苔薄白，脉虚弱无力或中有间歇。

治法：温补心肾以通阳。

方药：金匮肾气丸加减。药用熟地黄、怀山药、山茱萸、牡丹皮、桂枝、熟附子、桂枝、泽泻、茯苓。

加减：肾阳虚明显者加肉桂；夜尿多，烦渴多饮，饮后不舒可加五苓散；心悸、脉结代明显者可用炙甘草汤加减。

5. 气血两虚，经脉闭阻

症状：四肢无力，肌肉麻木不仁，四肢不温，面色萎黄无华，舌质淡，脉细弱无力。

治法：益气补血，活血通络。

方药：黄芪桂枝五物汤加减。药用生黄芪、党参、鸡血藤、生姜、大枣、桑枝、白术、白芍、茯苓、地龙、当归、桂枝。

加减：唇黯、舌紫黯者加川芎、红花、桃仁；腰痛者加川续断、杜仲、怀牛膝；失眠心悸者可改用归脾汤。

# 四、其他疗法

1. 耳尖放血疗法

适应证：肝阳上亢证。

操作：①让患者选择舒适的体位，以坐位为佳。②取穴：取单侧耳轮顶端的耳尖穴（耳尖穴在耳郭的上方，当折耳向前，耳郭上方的尖端处）。③先用手指按摩耳郭使其充血。④消毒。⑤医者左手固定耳郭，右手持一次性采血针对准穴位迅速刺入 1 ～ 2 mm 深，随即出针。⑥放血：现轻轻挤压针孔周围的耳郭，使其自然出血，然后用酒精棉球吸取血滴。出血量一般根据患者病、体质而定。每次放血 5 ～ 10 滴，每滴如黄豆大小，直径约 5 mm。共治疗 7 个疗程：一般是隔日 1 次，每周 3 次，12 次为 1 个疗程。初次治疗取双侧耳尖放血，以后两耳隔次交替操作。

技术要点：①针刺前要先对患者的耳郭进行揉按，使其充血。②注意进针的深度，以刺入 1 ～ 2 mm 深为宜，以不穿透软骨膜为度。③每侧放血 5 ～ 10 滴，每滴如黄豆大小，直径约 5 mm。④合并有血糖高患者，血糖控制正常，才施本法。

2. 耳穴疗法

取穴：肾、交感、皮质下、心、肝。配穴：耳背的心、肝、肾。

操作：耳穴贴压药丸，贴压在上述耳穴之上。每周治疗 3 次，或每日 1 次。嘱患者每日自行按压各耳穴 3 ～ 5 次。

适应证：眩晕（肝阳上亢证）。

治疗：滋阴潜阳，平肝清热。

耳穴降压药丸的制作：丹参、地龙各 10 g，用 100 mL 85% 乙醇浸泡 10 天。过滤去渣，每 100 mL 浸泡液中加冰片 1 g。再放大小适中成熟的草决明，浸泡 10 天，备用，把胶布剪成 0.8 cm×0.8 cm；放一粒药浸草决明于中央。

# 五、名医经验

1. 李卫祥经验

李卫祥对 32 例原发性醛固酮增多症的患者，用滋阴益气方联合螺内酯治疗，观察 2 周后，所有患者血压、24 h 尿量、血钾浓度、尿醛固酮均恢复至正常，血浆醛固酮水平接近正常。原发性醛固酮增多症属中医"消渴""眩晕""痿证"范畴，以肝肾不足、脾气亏虚为主要病理基础，上实下虚为其主要病机。肝肾阴虚，水不涵木，肝阳虚越，故可见头目眩晕；中土无制，脾不主四肢，筋脉失养，日久发为肉痿，肢体乏力；阴虚内热则口渴多饮；肾气亏虚无以约束小便则多尿；心脉失养则心悸。滋阴益气方药物组成以六味地黄丸的基础上加入黄芪、北沙参、鸡血藤、白芍、百合、五味子。其中六味地黄丸滋阴潜阳，黄芪、北沙参健脾益气养阴，鸡血、白芍和血通络，百合、五味子宁心安神。

2. 赵玲经验

赵玲对 107 例肾上腺疾病患者进行回顾性分析，运用频数统计和证数统计方法对患者的症状、证候进行分析。结果显示纳入的肾上腺疾病患者中，原发性醛固酮增多症以虚实夹杂为主，虚证主要表现为气虚、脾虚、肾虚，实证主要有血瘀、痰、湿、气滞等，主要证素为血瘀、痰、脾虚、气虚、肾虚。以气虚＋痰＋血瘀证最为多见，其次为脾虚＋肾虚＋血瘀。

3. 冯秀娟经验

冯秀娟观察原发性醛固酮增多症患者采用中药汤剂结合西药螺内酯治疗的临床效果。方法：选取 70 例原发性醛固酮增多症患者，随机分为两组各 35 例，对照组治疗给予螺内酯；治疗组给予中药汤剂建瓴汤加螺内酯。结果为治疗组与对照组总有效率分别为 94.29% 和 74.29%，两组比较有显著差异（$P<0.05$）。结论：中药汤剂结合螺内酯治疗原发性醛固酮患者疗效优于单纯螺内酯治疗。

# 第十一章　针灸推拿科常见疾病与治疗

## 第一节　不寐

　　不寐，又称失眠，古代尚有"不得眠""不得卧""目不瞑"等称，是指经常性睡眠不佳，以初睡即难入寐，或睡中多梦易醒，醒后难以再睡，或时寐时醒，甚至彻夜不能入睡等为主症的病证。

　　寐，卧也（《说文解字》）。不寐，即不得卧。《伤寒六书》中说："阳盛阴虚，则昼夜不得眠，盖夜以阴为主，阴气盛则目闭而卧安，若阴为阳所胜，故终夜烦扰而不得眠也。"

　　不寐的证情不一，如《杂病源流犀烛》所举，"有通宵不寐者，有寐即惊醒者，有喘不得卧者，有虚劳烦热不寐者，有肝虚惊悸不寐者，有方卧即大声鼾睡，少倾即醒者"，均属不寐范畴。

　　历代医家对不寐论述颇多，总结了不寐的发病规律及治疗方法。如《杂病源流犀烛》中说："劳心之人多不寐，年高之人多不寐，痰多之人多不寐，虚烦之人多不寐二有劳心胆冷，夜卧不寐者，有癫狂病发，火盛痰壅不寐者，有伤寒吐下后，虚烦不寐者，有心胆惧怯，触事易惊，梦多不祥，虚烦不寐者，有失志抑郁，痰诞沃心，怔忡不寐者。"总之，不寐的病因较多，病机复杂，古人积累了丰富的治疗经验。

　　西医学的神经官能症、高血压、更年期综合征及某些精神病引起的失眠，均可参考本篇的论述进行辨证论治。

## 一、病因病机

### （一）心脾两虚

　　多由用脑过度，暗耗心血，思虑伤脾，气血化源不足；或久病体虚，产后、年老体衰等，俱可导致心脾亏损，气血不足，心失所养而致不寐。

### （二）心虚胆怯

　　多由暴受惊恐，情绪紧张，损伤心气，胆失决断之权；或素体虚弱，心胆素虚，胆小慎微，稍遇精神刺激，辄易心神不宁而致不寐。

### （三）心肝血虚

　　多由久病、产后、年老体衰、肝血不足，导致心血亦虚，心失血养，心神不宁而致不寐。

### （四）心肾阴虚

　　多由劳神过度，暗耗心阴，久病及肾，肾阴亦虚；或为阴虚体质，真阴不足，不能上济于心，心阴亦亏；或因禀赋不足，久病、年老体衰，积渐而致心肾阴虚，水火不济，心肾失交而致不寐亦有以心阴虚为主，心失所养，虚火内扰心神而致不寐。

### （五）肝火扰心

　　多由情志所伤，怒伤肝气，肝郁化火，木（肝）火（心）通明，上扰心神，神不守舍而致不寐。

## （六）痰热扰心

多由饮食不节，过食肥甘厚味，内酿痰热；或肝火、胆热、肺热炼津为痰，内壅痰火，痰火（热）扰心，心神不宁而致不寐。

# 二、诊断要点

具有经常性的失眠，表现为初睡即难入寐：或睡中多梦易醒，醒后难以再睡，或时寐时醒，或彻夜不能入睡等主症者。多数患者常有精神刺激、思虑过度、情绪紧张等诱发因素。临床应排除其他疾病所致的暂时性的失眠症状［这类暂时的失眠症状，应以治原发病为主，病愈而寐自安（如各种剧烈疼痛造成的不寐）］，或仅作兼证处理，酌加安神之品。

# 三、针灸治疗

## （一）毫针法

处方一：太阳、三阴交、神门

操作：每日 1 次，时间选在上午为宜，留针 30 min，6 次为 1 疗程，休息 3 日。

处方二：心俞、脾俞。

操作：每日 1 次，留针 30 min，10 次为 1 疗程，休息 1 日。

处方三：风府、风池、四神聪、大椎、合谷、涌泉。

操作：每日 1 次，留针 30 min，10 次为 1 疗程，休息 3 日。

## （二）耳针法

处方：脾、心、肝、皮质下、交感、神门。

操作：用毫针刺入后施以较强的捻转手法，并在留针过程中间歇行针。每日 1 次，10 次为 1 疗程。

## （三）头针法

处方：运动区、感觉区、足运感区。

操作：用 2 寸长毫针，以 30 度角刺入帽状腱膜后，横卧针身，快速捻针，并在留针过程中间歇行针。每日 1 次，10 次为 1 疗程。

## （四）电项针法

处方：风池、颈夹脊。

操作：将导线同侧上下连接，正极在上，负极在下，选疏波，通电 30 min，每日 1 次，6 次后休息 1 日，治疗时间必须选在上午。

## （五）皮肤针法

处方：脊柱两旁（0.5 ~ 1.5 寸），骶部及头颞区。

操作：用皮肤针轻叩，使局部皮肤潮红即可，每日或隔日 1 次。

## （六）灸法

处方：头维、攒竹、中冲、劳宫、内关、间使、神门。

操作：用拇指、食指捏紧药线，外露 0.1 ~ 0.2 寸，点燃线头（勿用明火烧灼），以拇、食指的屈伸动作，将线头稳准地按压在穴位上，即起以产生灼热感为度。10 次为 1 疗程。

## （七）皮内针法

处方：三阴交。

操作：消毒后以持针器夹住皮内针针柄，右侧针尖向上，左侧针尖向下，迅速沿皮下刺入，患者无不适感即用胶布固定，留针 3 日。

## （八）穴位贴敷法

处方：涌泉。

操作：取朱砂 3 ~ 5 g 研末，用籼糊均匀黏附于白布上，外敷涌泉穴，用胶布固定，睡前贴敷。

## 四、推拿治疗

处方：印堂、神庭、太阳、睛明、攒竹、风池、肩井、心俞、神门、气海、关元。

操作：患者仰卧位，先用轻快的一指禅推法或揉法从印堂至神庭，从印堂向两侧沿眉弓至太阳，沿眼眶周围，以及从印堂沿鼻两侧向下经过迎香沿颧骨再至两耳前各往返操作3次。在治疗过程中以印堂、神庭、睛明、攒竹、太阳为重点。再沿上述部位用双手抹法治疗，往返进行，抹时配合按太阳、睛明。最后用摩法施于腹部，配合按揉中脘、气海、关元等穴。患者坐位，以轻柔的拿法拿风池、肩井各10～15次。

## 五、辨证论治

**（一）心脾两虚**

主证：睡眠不深，多梦易醒、伴见心悸健忘，头晕神疲，面色不华，倦怠，食欲缺乏，舌质淡，苔薄白，脉细弱。

治法：补养心脾，益气生血。

方药：归脾汤加减。

党参18 g，黄芪15 g，白术、当归各12 g，远志6 g，茯苓12 g，龙眼肉10 g，酸枣仁15 g，合欢皮12 g，大枣5枚。水煎服。

加减：多梦易醒，可酌加生龙骨、夜交藤、珍珠母等安神之品。

**（二）心虚胆怯**

主证：失眠多梦，易惊醒，甚则胆怯心悸，彻夜难寐。伴见遇事善惊，气短倦怠，舌质淡，苔薄白，脉细弦无力，或两寸偏弱。

治法：益气镇惊，安神定志

方药：安神定志丸

人参、龙齿、茯苓、茯神、石菖蒲。

加减：彻夜难寐，可酌加珍珠母、灵磁石、生牡蛎等镇心安神之品；若遇惊。恐发病，可酌加琥珀、合欢皮、浮小麦、五味子等安神定志；若心悸甚，可酌加丹参、枣仁、炙甘草等养心安悸。

**（三）心肝血虚**

主证：虚烦不寐，或睡易醒，时寐时醒。伴见心悸，头晕目眩，面色萎黄，或有盗汗，口咽干燥，舌质淡白，脉细虚弦。

治法：养血安神。

方药：酸枣仁汤。

酸枣仁、知母、川芎、茯苓、甘草。

加减：血虚甚，可酌加当归、阿胶、枸杞子补养阴血；睡中易醒，可酌加柏子仁、夜交藤、枣皮等安神之品；若兼阴虚血燥内扰，酌加丹参、生地、白芍等养阴凉血之品。

**（四）心肾阴虚**

主证：五心烦热，难以入寐，时寐时醒，甚至彻夜难寐。伴见心悸，头晕，耳鸣，健忘，腰酸，口干，梦遗，舌红少苔，脉细数。

治法：滋阴补肾，清心安神。

方药：黄连阿胶汤加减。

黄连10 g，黄芩12 g，生地黄、白芍各15 g，阿胶12 g（烊化），龟板25 g，柏子仁15 g，麦冬12 g，甘草6 g。水煎服。

加减：若心烦躁扰，难以入寐，酌加生地、丹参等清心安神之品；若肾阴虚甚，酌加熟地、知母、枣皮、夜交藤等滋肾安神之品，亦可合交泰丸（黄连、肉桂），引火归源，若以心阴虚为主者，亦可用天王补心丹随证加减

### （五）肝火扰心

主证：心烦躁扰不安，难以入寐，甚至彻夜不寐。伴见神情兴奋，急躁易怒，口渴口苦，小便黄赤，大便秘结，舌红苔黄，脉弦数，两寸偏旺。

治法：凉肝泻火，清心安神。

方药：龙胆泻肝汤加减。

龙胆草 12 g，栀子 10 g，黄芩 12 g，柴胡 10 g，泽泻 10 g，当归 9 g，生地黄 115 g，龙齿 30 g，甘草 6 g。水煎服。

加减：若彻夜不寐，可加灵磁石、龙齿、珍珠母等重镇安神药；若兼肝郁气滞的胸闷、善太息，可酌加郁金、枳壳、合欢皮、夜交藤等解郁安神之品。若以心火偏亢者，亦可用朱砂安神丸合栀子豉汤加减治疗。

### （六）痰热扰心

主证：心烦不寐，或睡眠不深，时寐时醒。伴见胸闷，咳嗽多痰，痰色黄稠，口苦目眩，厌食，头晕，舌边尖红，苔黄腻，脉滑数。

治法：清化热痰，安神定志。

方药：温胆汤加减。

法夏 12 g，陈皮 6 g，枳实 12 g，竹茹 12 g，茯苓 12 g，黄连 10 g，栀子 12 g，珍珠母 30 g，甘草 6 g 水煎服。

加减：若痰食阻滞者，可加山楂 15 g、莱菔子 12 g、布渣叶 12 g；若大便秘结者，加大黄 12 g。

## 六、预后预防

### （一）预后

不寐一证，虽分心脾两虚，阴虚火旺，心肾不交，血虚肝郁，心胆气虚，痰热上扰，胃气不和等若干类型，但总不外于两方面，一为邪盛，一为正虚，如张仲景所说：一由邪气之神，则以祛邪为主，邪去则正安，治疗效果较好，病程较短。如《景岳全书》所说："邪居神室，卧必不宁，若药已对症，则一上入咽，群邪顿退，盗贼甫去，民即得安。"若属久病，思虑，劳伤致五脏受损，营阴不足，特别是虚实夹杂，正虚邪实，正虚难以骤复，邪实不能速去，病情易于反复，治疗欠理想，个别预后差，一般均预后良好。

### （二）预防调护

1. 注意精神调摄，病人必须清除紧张情绪，戒烦恼，心情舒畅，睡前少谈话，少思虑，避免烟酒茶等刺激物品。

2. 注意生活规律，适当体力锻炼，每日若有适当的体育锻炼和体力劳动，可以促进身心健康，平时注意保持良好生活规律，按时作息，养成良好睡眠习惯。

3. 医护人员应多做病人思想工作，解除疑虑，可获得良好效果，古人尚有睡法，指导睡眠，"睡不厌蜷，觉不厌舒，蜷者，曲膝蜷腹，以左右肋侧卧，修养家所谓狮子眠是也，如此则气海深满，丹田常暖，肾水易生，益人多宏"（《寿世保元》）。

# 第二节　神经衰弱

神经衰弱指脑功能活动长期过度紧张，从而产生的精神活动能力减弱。主要特征是精神易兴奋、脑力减退和体力疲乏，伴有各种躯体不适感和睡眠障碍，这些症状不是继发于躯体疾病、脑器质性疾病或其他精神疾病。本病多见于 16 ～ 40 岁的青壮年，且以脑力劳动者占大多数。本病属中医学"健忘""虚劳"等范畴。

## 一、病因病机

本病的发病原因，常常不是单一因素，而是多数致病因素相互影响、相互作用的结果，多是因患者的神经活动遭受急性或慢性的刺激而处于持续的和过度的紧张状态所导致的、主要病理变化是大脑皮质

内抑制过程的弱化，影响到对皮质下自主神经中枢的控制减弱、

## 二、诊断要点

### （一）临床表现

神经衰弱的临床表现多种多样，几乎涉及所有的器官系统常见的症状有以下几个方面：

1. 兴奋性增高

表现为失眠、头痛、容易激动，烦躁易怒，易笑易哭，过度紧张不安，或无名的恐惧。

2. 衰弱性增高

表现为注意力减弱，不能持久集中注意力，记忆力减退，尤以对近事记忆减退特别明显，精神不振或嗜睡。

3. 自主神经功能障碍

表现为内脏及皮肤的敏感性增高：病人感到心慌、胸闷、气短、易出汗；消化功能障碍：食欲不振、消化不良、便秘、腹泻、腹胀；性功能障碍：阳痿、遗精、早泄及妇女月经不调；患者疑心自己患多种疾病。

### （二）至少有下述症状中的三项

衰弱症状、情绪症状、兴奋症状、紧张性疼痛、睡眠障碍：病程至少3个月以上，并能排除躯体疾病、脑器质性疾病或精神病所合并的神经衰弱症状，即可诊断为神经衰弱。

## 三、针灸治疗

### （一）毫针法

处方一：百会、风池、天柱、脑空、脾俞、肾俞、三阴交。

操作：针刺天柱、风池、脑空时针入1～1.5寸，局部重胀显者佳，针感应向前额方向感传，留针30 min，每日1次，10次为1疗程（此法适宜于心脾两虚型）。

处方二：百会、安眠、神门、足三里、三阴交、心俞、肾俞、太溪。

操作：百会穴向后沿皮刺1寸，得气后行捻转手法，使胀感向头顶四周放散；安眠穴直刺1.2寸，得气后行小幅度、高频率捻转手法，以酸胀感放散到后头部为度；余穴皆施补法，留针30 min，每日1次，7次为1疗程（此法适宜于心肾不交型）。

处方三：内关、三阴交、太冲。

操作：患者取仰卧位，常规消毒后，内关直刺1.5寸，三阴交直刺2.5寸，太冲直刺1寸，使每个穴位均有强烈的酸、胀、麻及触电样的感觉，留针40 min，每10 min行针1次。每日1次，7次为1疗程（此法适宜于肝气郁结型）。

处方四：足三里、大椎、心俞、肝俞、肾俞、内关、神门、三阴交、气海、关元。

操作：局部常规消毒后，采用补虚泻实的手法。每次2～3穴，每日1次，5日为1疗程，休息2日再作下一疗程。

### （二）耳针法

处方一：皮质下、神门、交感、脾、心、肾、枕。

操作：多用埋针法或压丸法，嘱咐病人每天按压3次，每次每穴按压1 min左右，尤其是午睡或夜晚睡眠前按压1次，使耳部稍有胀感即可。

处方二：耳尖、神门、心、皮质下、枕、利眠区、神经衰弱点。

操作：选择适合穴位大小的半个绿豆，以光滑面对准穴位，用胶布贴紧并稍加压力，使患者感到酸、麻、胀或发热，患者每日按摩耳穴3～5次，以耳郭发热为宜。3～5日贴换1次，6次为1疗程。

### （三）穴位注射法

处方：心俞、厥阴俞、脾俞、肾俞、足三里。

操作：选用10%的葡萄糖、维生素 $B_1$、维生素 $B_{12}$、胎盘注射液、当归注射液，每次选取1～2穴，每穴注射药液2 mL，隔日治疗1次，10次为1疗程。

**（四）头针法**

处方：由双眼内眦直上，与发际相交处之交点，再由鼻梁正中直上头部取 1 点，使其与前 2 点成一个等边三角形。

操作：用 32 号毫针以 15 度夹角沿头皮与骨膜间快速进针 1 cm，稍作捻转，留针 1 小时，中间捻转 2 ~ 3 次。每日 1 次，10 次为 1 疗程。

**（五）皮肤针法**

处方：背部夹脊穴、头颈项、头颞部及手厥阴、手少阴、足太阴、足少阴经四肢相应穴区。

操作：以轻度手法叩刺，使局部有红晕为度。隔日 1 次，10 次为 1 疗程。

**（六）电兴奋疗法**

处方：太阳、阳白、头维。

操作：用 2 ~ 3 伏的弱感应电流，双电极置于两侧太阳穴上，放稳后即通电。然后将电极向双侧阳白至头维穴移动。此法在 4 ~ 5 秒内完成。再稍加刺激量，按上述穴位走 1 次，可进行 3 ~ 4 次。

**（七）三棱针法**

处方：太阳、阳白、中冲。

操作：局部皮肤常规消毒后，用三棱针点刺以上穴位，使出血 1 ~ 2 滴。隔日 1 次，5 次为 1 疗程。

**（八）灸法**

处方：神门、百会、足三里、心俞、脾俞、三阴交、安眠。

操作：用艾条悬灸以上诸穴，每次 20 min，每日 1 ~ 2 次。7 日为 1 疗程。

## 四、推拿治疗

处方：印堂、神庭、睛明、攒竹、太阳、角孙、风池、肩井、迎香、鱼腰。

操作：先用一指禅推法或揉法，从印堂开始向上至神庭，往返 5 ~ 6 次。再从印堂向两侧沿眉弓至太阳穴往返 5 ~ 6 次。然后用一指禅推法沿眼眶周围治疗，往返 3 ~ 4 次，再从印堂沿鼻两侧向下经迎香沿颧骨，至两耳前，往返 2 ~ 3 次。治疗过程中以印堂、神庭、睛明、攒竹、太阳为重点。沿上述治疗部位用双手抹法治疗，往返 5 ~ 6 次，抹时配合按睛明、鱼腰，用扫散法在头两侧胆经循行部位治疗，配合按角孙。从头顶开始用五指拿法，到枕骨下部转用三指拿法，配合按、拿两侧肩井穴。时间约为 10 min。每日 1 次，10 次为 1 疗程。

## 五、预防调护

（1）治疗本病应分辨虚实，辨明病位。

（2）对病程已久的患者，必要时多种方法交替使用，延长治疗间隔时间和疗程。

（3）根据发病原因和患者个性特征，帮助患者消除不良情绪，增强信心。

# 第三节　郁证

郁证是以心情抑郁、情绪不宁、胸部满闷、胁肋胀满，或易怒易哭，或咽中如有异物哽塞等为主要临床表现的一类病证。本病主要是因情志内伤，肝失疏泄，脾失健运，心神失养，脏腑阴阳气血失调所致。

西医学的神经官能症、癔症、焦虑症及围绝经期综合征等均属于本病范畴。

## 一、辨证

本病以精神抑郁善忧，情绪不宁或易怒易哭为主要症状。根据病因可分为肝气郁结、气郁化火、痰气郁结、心神惑乱、心脾两虚和肝肾亏虚型。

1. 肝气郁结

胸胁胀满，脘闷嗳气，不思饮食，大便不调，脉弦。

2. 气郁化火

性情急躁易怒，口苦而干，或头痛、目赤、耳鸣，或嘈杂吐酸，大便秘结，舌红，苔黄，脉弦数。

3. 痰气郁结

咽中如有物哽塞，吞之不下，咯之不出，苔白腻，脉弦滑。

4. 心神惑乱

精神恍惚，心神不宁，多疑易惊，悲忧善哭，喜怒无常，或手舞足蹈等，舌淡，脉弦。

5. 心脾两虚

多思善疑，头晕神疲，心悸胆怯，失眠健忘，食欲缺乏，面色不华，舌淡，脉细。

6. 肝肾亏虚

眩晕耳鸣，目干畏光，心悸不安，五心烦热，盗汗，口咽干燥，舌干少津，脉细数。

## 二、治疗

### （一）针灸治疗

治则：调神理气，疏肝解郁。以督脉及手足厥阴、手少阴经穴位为主。

主穴：水沟、内关、神门、太冲。

配穴：肝气郁结者，加曲泉、膻中、期门；气郁化火者，加行间、侠溪、外关；痰气郁结者，加丰隆、阴陵泉、天突、廉泉；心神惑乱者，加通里、心俞、三阴交、太溪；心脾两虚者，加心俞、脾俞、足三里、三阴交；肝肾亏虚者，加太溪、三阴交、肝俞、肾俞。

操作：水沟、太冲用泻法，内关、神门用平补平泻法。配穴按虚补实泻法操作。

方义：脑为元神之府，督脉入络脑，水沟可醒脑调神；心藏神，神门为心经原穴，内关为心包经络穴，二穴可调理心神而安神定志；内关又可宽胸理气，太冲可疏肝解郁。

### （二）推拿治疗

治则：理气安神解郁。以督脉及膀胱经穴位为主。

取穴：心俞、厥阴俞、肝俞、脾俞、印堂、太阳、百会、膻中、章门、期门等。

手法：㨰法、一指禅推法、按揉法、分推法、抹法、拿法、擦法等。

操作：患者取俯卧位，于背部脊柱两侧膀胱经施以㨰法；于心俞、厥阴俞、肝俞、脾俞施以一指禅推法；再沿心俞至脾俞一线施以擦法，以透热为度。患者取仰卧位，于膻中、章门、期门穴施以按揉法；沿膻中至两肋施以分推法。患者取坐位，于印堂至神庭、印堂至太阳、沿两眼眶呈"∞"字形，依次施以一指禅推法，再依次施以双手抹法，各往返 5 ~ 6 遍；于印堂、太阳、百会穴施以按揉法。头顶至风池及肩井施以拿法。

### （三）其他治疗

1. 耳针

选神门、心、交感、肝、脾。毫针刺，留针 15 min，或揿针埋藏，或王不留行贴压。

2. 穴位注射

选心俞、膻中。用丹参注射液，每穴每次 0.3 ~ 0.5 mL，每日 1 次。

# 第四节　癫狂

癫狂是以精神错乱、言行失常为主要症状的一种疾病。癫证以沉默痴呆、语无伦次、忧郁苦闷、静而多喜为特征；狂证以喧扰不宁、躁妄打骂、哭笑无常、动而多怒为特征。癫属阴、狂属阳，两者病情可相互转化，故统称癫狂。癫狂主要是由于七情内伤、痰气上扰、气血凝滞，使机体阴阳平衡失调，不能互相维系，以致阴盛于下，阳亢于上，心神被扰，神明逆乱所致。

西医学的精神分裂症、狂躁性精神病、抑郁性精神病、反应性精神病、围绝经期精神病等均属本病范畴。

## 一、辨证

本病以精神错乱、言行失常为主要症状。根据表现症状不同分为癫证和狂证。癫证属阴多呆静，狂证属阳多躁动。

1. 癫证

沉默痴呆，精神抑郁，表情淡漠，或喃喃自语，语无伦次，或时悲时喜，哭笑无常，不知秽洁，不知饮食，舌苔薄腻，脉弦细或弦滑。

2. 狂证

始则性情急躁，头痛失眠，面红目赤，两目怒视等症；继则妄言责骂，不分亲疏，或毁物伤人，力过寻常，虽数日不食，仍精神不倦，舌质红绛，苔黄腻，脉弦滑。

# 二、治疗

**（一）针灸治疗**

1. 癫证

治则：涤痰开窍，宁心安神。取背俞穴为主，佐以手少阴、足阳明经穴位。

主穴：肝俞、脾俞、心俞、神门、丰隆。

配穴：痰气郁结加膻中、太冲；心脾两虚加三阴交、大陵；不思饮食加足三里、中脘；心悸易惊加内关。

操作：毫针刺，痰气郁结可用泻法，心脾两虚用补法。

方义：病因痰气郁结、蒙蔽心窍所致，故取肝俞以疏肝解郁，脾俞以健脾化痰，心俞以宁心开窍，神门以醒神宁心，丰隆以涤痰化浊，痰气消散，癫证自愈。

2. 狂证

治则：清心豁痰。以任脉、督脉、手厥阴和足少阴经穴位为主。

主穴：大椎、风府、内关、丰隆、印堂、水沟。

配穴：痰火上扰加劳宫；火盛伤阴加大钟。

操作：毫针刺，用泻法。

方义：本病由痰火扰心所致，取大椎、水沟能清热醒神，风府、印堂醒脑宁神，内关、丰隆祛痰开窍、宁心安神。

**（二）推拿治疗**

治则：理气化痰，宁心安神。取背俞穴为主。适用于稳定期患者，应有家属陪同，并配合心理及语言治疗。

取穴：心俞、厥阴俞、肝俞、脾俞、印堂、太阳、百会、膻中、内关、章门、期门等。

手法：滚法、一指禅推法、按揉法、分推法、抹法、拿法、擦法等。

操作：患者取俯卧位，于背部脊柱两侧膀胱经施以滚法；于心俞、厥阴俞、肝俞、脾俞施以一指禅推法；再沿心俞至脾俞一线施以擦法，以透热为度。患者取仰卧位，于膻中、章门、期门穴施以按揉法；沿膻中至两胁施以分推法。患者取坐位，于印堂至神庭、印堂至太阳、沿两眼眶呈"∞"字形，依次施以一指禅推法，再依次施以双手抹法，各往返5～6遍；于印堂、太阳、百会穴施以按揉法。头顶至风池、颈项、肩井及双上肢分别施以拿法；于内关、合谷穴施以按揉法。

**（三）其他治疗**

1. 水针

选心俞、巨阙、间使、足三里、三阴交穴，每次选用1～2穴，用25～50 mg氯丙嗪注射液，每日注射1次，各穴交替使用。本法适用于狂证。热重加大椎、百会，狂怒加太冲、支沟。

2. 耳针

选心、皮质下、肾、枕、额、神门。毫针刺，每次选用3～4穴，留针30 min。癫证用轻刺激，狂证用强刺激。

3. 头针

选运动区、感觉区、足运感区。用1.5寸毫针沿皮刺入，左右捻转1 min，留针20～30 min。

4. 电针

水沟、百会、大椎、风府透哑门。每次选用一组穴，针后接通电针仪治疗15～20 min。

# 参考文献

［1］何裕民. 中医学导论［M］. 北京：人民卫生出版社，2012.

［2］侯瑞祥. 实用中医内科临证手册［M］. 北京：中国中医药出版社，2013.

［3］瞿岳云. 疑难病症中医辨证［M］. 北京：人民卫生出版社，2010.

［4］冷方南. 中医内科临床治疗学［M］. 北京：人民军医出版社，2013.

［5］李乃彦. 中医内科临证辑要［M］. 北京：中国中医药出版社，2013.

［6］田德禄，蔡淦. 中医内科学供中医类中西医结合等专业用［M］. 上海：上海科学技术出版社，2013.

［7］王建. 中医药学概论［M］. 北京：人民卫生出版社，2011.

［8］王琦. 中医学八论［M］. 北京：中国中医药出版社，2012.

［9］王新月. 中医内科临床技能实训［M］. 北京：人民卫生出版社，2013.

［10］林慧光，杜建. 历代中医临床医论选［M］. 北京：中国中医药出版社，2012.

［11］陶汉华. 中医内科临证诊疗备要［M］. 北京：中国医药科技出版社，2013.

［12］郭长青，刘乃刚，曹榕娟. 针灸穴位全真图解（第2版）［M］. 北京：化学工业出版社，2014.

［13］高希言，邵素菊. 针灸临床学［M］. 郑州：河南科学技术出版社，2014.

［14］余曙光，郭义. 实验针灸学［M］. 上海：上海科学技术出版社，2014.

［15］李鲜，张玉峰，吴秀霞. 肝胆脾胃病中西医诊疗进展［M］. 郑州：郑州大学出版社，2014.

［16］张伯臾. 中医内科学［M］. 上海：上海科学技术出版社，2016.

［17］周仲瑛. 中医内科学［M］. 北京：中国中医药出版社，2013.

［18］段逸山，王庆其. 中医名言通解［M］. 长沙：湖南科学技术出版社，2018.

［19］岑泽波. 中医伤科学［M］. 上海：上海科学技术出版社，2018.

［20］彭胜权，林培政. 温病［M］. 北京：人民卫生出版社，2011.

［21］李梅. 中医六大名著［M］. 北京：光明日报出版社，2013.

［22］李德新. 中医基础理论［M］. 北京：人民卫生出版社，2011.

［23］衣运玲，姜军作，战丽彬，等. 针灸治疗功能性便秘选穴思路分析［J］. 中国中医药信息杂志，2013，20(10)：107-108.